Judith Ludwig

Pomiar 3D geometrii powierzchni i asymetrii twarzy

Judith Ludwig

Pomiar 3D geometrii powierzchni i asymetrii twarzy

Obiektywna metoda ilościowego pomiaru trójwymiarowej powierzchni twarzy i jej asymetrii

Wydawnictwo Bezkresy Wiedzy

Cover image: www.ingimage.com

Publisher:
Wydawnictwo Bezkresy Wiedzy
is a trademark of
International Book Market Service Ltd., member of OmniScriptum Publishing Group
17 Meldrum Street, Beau Bassin 71504, Mauritius

Printed at: see last page
ISBN: 978-620-2-44731-7

Zugl. / Approved by: Monachium, TU, Diss., 2010

Pomiar 3D geometrii powierzchni i asymetrii twarzy

Dla moich rodziców, Roberta i Karin,
moich braci Piotr i Jan

&

dla mojej rodziny Hubert i Vincenz

Spis treści

"Jakie to smutne!" zamordował Doriana Gray'a, z oczami nadal przytwierdzonymi do jego własnego portretu. "Jakie to smutne! Starzeję się, strasznie i okropnie. Ale ten obrazek pozostanie zawsze młody. Nigdy nie będzie starszy niż w tym konkretnym dniu czerwca... Gdyby było tylko odwrotnie! Gdybym to ja miał być zawsze młody, a obrazek miałby się zestarzeć! Za to - za to - oddałbym wszystko! Tak, nie ma nic na całym świecie, czego bym nie dał! Oddałbym za to swoją duszę!"

Oscar Wilde
(z "The Picture of Dorian Gray")

Część 1: Wprowadzenie

W pracy tej zajmiemy się studiami i teoriami współczesnych badań naukowych nad pięknem i atrakcyjnością. Temat ten jest podejmowany w psychologii społecznej i rozwojowej, jak również w psychologii poznawczej, w literaturze medycznej, a zwłaszcza w biologii i psychologii ewolucyjnej.

Dlaczego w ogóle istnieje takie zainteresowanie pięknem? Wiedza o pozytywnych konsekwencjach w zachowaniach społecznych innych z pewnością odgrywa dużą rolę w tym, dlaczego tak duży nacisk kładzie się na piękno: Piękno przypisuje się użyteczności społecznej. Platoniczna jedność dobra i piękna jest do dziś bardzo nowoczesna. Pomocność, kara, związki i kariera - wszystko to rzekomo zależy od tego, czy posiadasz piękno, czy nie. Ponieważ ci, którzy są piękni, często są również uważani za dobrych. Fakt, że w ostatnich dziesięcioleciach badania naukowe coraz częściej zajmują się tą kwestią, odzwierciedla jedynie rosnące znaczenie piękna i atrakcyjności w naszym społeczeństwie. We współczesnej literaturze naukowej trwają intensywne prace nad wyjaśnieniem tego, co i dlaczego znajdujemy coś pięknego. W rezultacie piękno składa się z cech symetrii, przeciętności (w sensie prototypowości), dzieciństwa i dojrzałości, młodości i ekspresji.

Pojęcia piękna i atrakcyjności często nie są od siebie ściśle oddzielone. W większości przypadków piękno jest prawdopodobnie rozumiane bardziej jako atrakcyjność seksualna, w której badane są zewnętrzne cechy pięknej osoby. W badaniach Cunninghama ([1]"Measuring the physical in physical *attractiveness*: quasi experiments on the sociobiology of female facial *beauty*"), Cunningham[2] ("Their ideas of *beauty* are, on the whole, the same as ours: Spójność i zmienność w międzykulturowym postrzeganiu kobiecej *atrakcyjności* fizycznej") i Swaddle[3] ("Asymetria i *atrakcyjność* twarzy ludzkiej: symetria nie zawsze może być *piękna*"), terminy "atrakcyjność i piękno" są nawet wymienione obok siebie w tytule i nie są wyraźnie rozdzielone, co prowadzi do pomieszania terminów.

---

[1]Cunningham MR: Pomiar atrakcyjności fizycznej: quasi-doświadczenia na temat socjobiolgii kobiecego piękna twarzy. Journal of Personality and Social Psychology 50 (1986) 925-935
[2]Cunningham MR et al..: "Ich wyobrażenia o pięknie są, ogólnie rzecz biorąc, takie same jak nasze": Spójność i zmienność w międzykulturowym postrzeganiu fizycznej atrakcyjności kobiet. Journal of Personality and Social Psychology 68 (1995) 261-279
[3]Swaddle JP, Cuthill IC: Asymetria i atrakcyjność ludzkiej twarzy: symetria nie zawsze może być piękna. Postępowanie Royal Society of London: Seria B, 261 (1995) 111-116

W badaniach Thornhill[4] i Rodos[5] jeden z nich używa terminu "atrakcyjność", drugi "piękno" w tytule, przy czym przedmiot badań jest taki sam (Thornhill ("*Atrakcyjność twarzy*") i Thornhill ("*Piękno* twarzy ludzkiej: średnia, symetria i odporność na pasożyty"); Rodos ("Czy średnie konfiguracje twarzy są *atrakcyjne* tylko ze względu na ich symetrię?") i Rodos ("Symetria twarzy i postrzeganie *piękna*")).
Inne badania, np. Cross[6] ("Wiek, płeć, rasa i postrzeganie kobiecego *piękna*"), Grammer[7] ("Estetyka darwinowska: selekcja płci i biologia *piękna*") i Iliffe[8] ("Badanie preferencji *urody*") mówią o pięknie, inne (np. Jones[9]: "Kryteria *atrakcyjności* twarzy w pięciu populacjach") mówią o atrakcyjności. W tym ostatnim badaniu Jonesa, wielonarodowi uczestnicy badania zostali poproszeni o ocenę "najpiękniejszej" twarzy (portugalskiej), "najatrakcyjniejszej" (amerykańskiej), "najlepszej" (plemię Indian Ache) i "najładniejszej" (plemię Indian Hiwi), tak aby to, co Jones twierdzi, że zostało zrozumiane przez atrakcyjność, nie było lub nie mogło być sformułowane w jednolity sposób językowy.
Mieszanie terminów w tytule może być również częściowo wytłumaczone tym, że chcesz mieć jak najwięcej słów kluczowych w tytule różnych wyszukiwarek, aby zwiększyć prawdopodobieństwo trafień w trakcie procesu wyszukiwania. Z drugiej jednak strony, w badaniu Jonesa widać wyraźnie, na przykład, że same terminy nie są wyraźnie rozdzielone. Piękny i atrakcyjny wydaje się sugerować to samo dla badaczy.

---

[4]Thornhill R et al..: Atrakcyjność twarzy. Trendy w naukach poznawczych 3 (1999) 452-460), Thornhill R et al..: Piękno ludzkiej twarzy: Średnia, symetria i odporność na pasożyty. Natura ludzka 4 (1993) 237-269

[5]Rhodes G et al..: Czy przeciętne konfiguracje twarzy są atrakcyjne tylko ze względu na ich symetrię? Nauki psychologiczne 10 (1999) 52-58
Rhodes G, Proffitt F, Grady JM, Sumich A: Symetria twarzy i postrzeganie piękna. Biuletyn Psychologiczny i Przegląd 5 (1998) 659-669

[6]Krzyż JF, Krzyż J: Wiek, płeć, rasa i postrzeganie piękna twarzy. Psychologia rozwojowa 5 (1971) 433-439

[7]Grammer K et al..: Darwinian Aesthetics: Selekcja seksualna i biologia piękna. Przegląd biologiczny 78 (2003) 385-407

[8]Iliffe AH: Badanie preferencji w zakresie kobiecego piękna. British Journal of Psychology 51 (1960) 267-273

[9]Jones D, Hill K: Kryteria atrakcyjności twarzy w pięciu populacjach. Natura ludzka 4 (1993) 271-296

Badania omawiane w niniejszym artykule dotyczą głównie pytań: Jakie cechy są uznawane za piękne? Jak komponuje się piękno? Czy istnieją pewne elementy, które można zmierzyć? Dlaczego ludzie reagują na piękno?
W tym dokumencie omówimy, jak te rzeczy są mierzone i przez kogo. W jaki sposób można wykorzystać oceny piękności w badaniach, jakie kryteria są do tego stosowane i jak wykorzystywane są wyniki?
Na pytanie "dlaczego?", niektóre teorie uważają, że znalazły związek pomiędzy pięknem i kondycją fizyczną lub dobrymi genami. Poprzez tę medialnie rozprzestrzeniającą się myśl, że jesteśmy już ewolucyjnie nastawieni na preferowanie pięknych ludzi, wygląd zewnętrzny jawi się jeszcze bardziej jako skaza i jako powierzchnia, która zawsze musi być poprawiona. Pragnienie kosmetycznego polepszenia własnego wyglądu również rośnie w społeczeństwie. Od kilkudziesięciu lat nowe techniki chirurgiczne umożliwiają również dokonywanie "wyrazistych" korekt twarzy i ciała w najprawdziwszym tego słowa znaczeniu. Ze względu na społeczny składnik bycia pięknym, powiedzenie Appius Claudius Caecus, które stało się przysłowiem: "Każdy jest architektem własnego szczęścia" (lat.: Fabrum esse suae quemque fortunae) nabiera zupełnie nowego wymiaru. Nie wydaje się, aby w demokratycznym, samostanawiającym się społeczeństwie mogło dojść do sytuacji, w której znajdziemy się w niekorzystnej (lub uprzywilejowanej) sytuacji, na przykład w zawodowych obszarach życia, z powodu zewnętrznych pozorów, które mają niewiele wspólnego z wynikami. Chirurgia plastyczna sprawia wrażenie, że może skorygować niesprawiedliwy rozkład piękna.
W dyskusji musimy jednak zadać sobie również pytanie, co dokładnie motywuje ludzi do "upiększania się". Głównie jest to poszukiwanie własnej tożsamości i uwagi.

1.1 Przegląd badań

Rozpoczniemy od krótkiego przeglądu badań i omawianych teorii.
Iliffe rozpoczął od badania "Badanie preferencji w zakresie kobiecego piękna",[10]w którym najpiękniejsza twarz miała być wybrana za pomocą ankiety w gazecie i przy wsparciu brytyjskich czytelników. Mając ponad 10000 uczestników, był w stanie przyciągnąć do siebie

[10]Iliffe AH: Badanie preferencji w zakresie kobiecego piękna. British Journal of Psychology 51 (1960) 267-273

bardzo dużą liczbę osób. W swoim opracowaniu "Wiek, płeć, rasa i postrzeganie piękna twarzy" Cross jako[11] jeden z pierwszych zajął się pytaniem, czy przynależność do różnych ras również odgrywa rolę w preferencjach dotyczących urody.
W swoim opracowaniu "Kryteria atrakcyjności twarzy w pięciu populacjach" Jones jako jedyny zbadał[12] również zupełnie nietknięte kultury, takie jak te Indian Ache i Hiwi w regionie Amazonii, w celu zbadania wpływu kulturowego.
W "Różnice płci w preferencjach mężczyzn: hipotezy ewolucyjne sprawdzone w 37 kulturach" Buss zapytał następnie wiele[13] narodowości o swoje preferencje.
Oprócz tych głównych badań międzykulturowych, o których mowa powyżej, istnieje wiele innych badań, które badają różny wpływ symetrii i uśredniania na postrzeganie atrakcyjności. Od czasów starożytnych symetria była uważana za ważną cechę piękna zarówno dla twarzy, jak i ciała, i logiczne jest, że obecnie podejmowane są próby naukowego zbadania tego przy użyciu dzisiejszych, lepszych technicznie metod.
W tym kontekście należy wymienić między innymi Judith Langlois, Dave'a Perretta, Giliana Rhodesa, Todda K. Shackelforda i Michaela R. Cunninghama.
Judith Langlois jest profesorem psychologii na Uniwersytecie Teksańskim w Austin i pracuje nad problemem średnich a symetrii, np. w badaniach "Atrakcyjne twarze są tylko przeciętne"[14] i "Co jest przeciętne a co nie jest przeciętne w atrakcyjnych twarzach?[15]w którym miała sztucznie wygenerowane twarze ocenione za ich atrakcyjność. Jako jedna z pierwszych zbadała, czy nawet małe dzieci mają pewne preferencje estetyczne dotyczące pewnych twarzy, jak np. w omawianym tu badaniu "Preferencje niemowląt dotyczące atrakcyjnych twarzy: podstawy czy stereotyp[16]?
Dave Perrett uważa, że symetria odgrywa główną rolę w postrzeganiu atrakcyjności. Jego badania na Uniwersytecie St Andrews można przeczytać na jego stronie internetowej http://www.perceptionlab.com.

---

[11]Krzyż JF, Krzyż J: Wiek, płeć, rasa i postrzeganie piękna twarzy. Psychologia rozwojowa 5 (1997) 433-439
[12]Jones D, Hill K: Kryteria atrakcyjności twarzy w pięciu populacjach. Natura ludzka 4 (1993) 271-296
[13]Buss DM: Różnice płciowe w preferencjach ludzkich kolegów: Hipotezy ewolucyjne testowane w 37 kulturach. Nauki o zachowaniu i mózgu 12 (1989) 1-49
[14]Langlois JH, Roggman LA: Atrakcyjne twarze są tylko przeciętne. Nauki psychologiczne 1 (1990) 115-121
[15]Langlois JH et al..: Co jest przeciętne, a co nie jest przeciętne w atrakcyjnych twarzach. Nauki psychologiczne 5 (1994) 214-220
[16]Langlois JH et al..: Upodobania niemowląt do atrakcyjnych twarzy: rudimenty czy stereotypy? Psychologia rozwojowa 23 (1987) 363-369

Gilian Rhodes, profesor psychologii na Uniwersytecie Zachodniej Australii,[17] również badał w "Czy przeciętne konfiguracje twarzy są atrakcyjne tylko ze względu na ich symetrię"[18] i "Symetria twarzy i postrzeganie piękna", czy przeciętna jest atrakcyjna ze względu na zwiększoną symetrię i poszedł o krok dalej w swoim badaniu "Czy przeciętna twarz uśredniona i symetria sygnalizuje zdrowie"[19], pytając, czy wzrost symetrii wskazuje na zdrowie. Shackelford, profesor psychologii na Uniwersytecie Oakland, zapytał odwrotnie: "Asymetria twarzy jako wskaźnik psychologicznego, emocjonalnego i fizjologicznego dystresu"[20]. Cunningham jest profesorem Uniwersytetu w Louisville/Kentucky na Wydziale Kommunikacji i leitetu dort das Social Communications Laboratory. W przypadku, gdy dyskwalifikacja nie jest dostępna, można ją wykorzystać w różnych sytuacjach. "Pomiar fizyczności w atrakcyjności fizycznej: quasi-eksperymenty nad socjobiologią piękna kobiecej twarzy"[21], "Ich wyobrażenia o pięknie są, ogólnie rzecz biorąc, takie same jak nasze: spójność i zmienność w międzykulturowym postrzeganiu fizycznej atrakcyjności kobiecej"[22] oraz "Czego chcą kobiety? Facialmetric assessment of multiple motives in the perception of male physical attractiveness"[23] ist eine Auswahl seiner Studien, die in dieser Arbeit besprochen werden sollen. Randy Thornhill, profesor biologii, jest głównym zwolennikiem teorii, że symetria twarzy jest wyrazem dobrych genów lub dobrego układu odpornościowego (m.in. w badaniach

---

[17]Rhodes G et al..: Symetria twarzy i postrzeganie piękna. Biuletyn Psychologiczny i Przegląd 5 (1998) 659-669

[18]Rhodes G et al..: Czy przeciętne konfiguracje twarzy są atrakcyjne tylko ze względu na ich symetrię? Nauki psychologiczne 10 (1999) 52-58

[19]Rhodes G et al..: Czy uśrednianie twarzy i symetria sygnalizują zdrowie? Ewolucja i ludzkie zachowanie 22 (2001) 31-46

[20]Shackelford TK, Larsen RJ: Asymetria twarzy jako wskaźnik stresu psychologicznego, emocjonalnego i fizjologicznego. Journal of Personality and Social Psychology 72 (1997) 456-466

[21]Cunningham MR: Pomiar atrakcyjności fizycznej: quasi-doświadczenia w zakresie socjobiologii piękna kobiecej twarzy. Journal of Personality and Social Psychology 50 (1986) 925-935

[22]Cunningham MR et al..: "Ich wyobrażenia o pięknie są, ogólnie rzecz biorąc, takie same jak nasze": Spójność i zmienność w międzykulturowym postrzeganiu fizycznej atrakcyjności kobiet. Journal of Personality and Social Psychology 68 (1995) 261-279

[23]Cunningham MR et al..: Czego chcą kobiety? Ocena twarzowo-metryczna wielu motywów w postrzeganiu męskiej atrakcyjności fizycznej. Journal of Personality and Social Psychology 59 (1990) 61-72

"Atrakcyjność twarzy"[24] i "Piękno twarzy ludzkiej: średnia, symetria i odporność na pasożyty"[25]).
Oprócz tych badań nad wpływem symetrii i uśredniania, istnieją jeszcze dwie inne powszechnie znane teorie, jedna to "Inwestycja rodziców i selekcja seksualna" Trivers'a, a[26] druga to "Zasada upośledzenia: brakujący kawałek układanki Darwina"[27]Trivers jest profesorem antropologii i biologii na Uniwersytecie Rutgers'a, Zahavi był zoologiem na Uniwersytecie w Tel Awiwie. Dwie główne teorie dotyczą kwestii, jakie inne mechanizmy działają w zakresie selekcji seksualnej.

Przedstawione w niniejszym opracowaniu studia dają przegląd dominujących dyskusji z najważniejszymi opracowaniami (np. w dziedzinie studiów międzykulturowych) i głównymi przedstawicielami tematycznymi (np. Thornhill i Gangestad w dziedzinie studiów symetrycznych, Langlois w dziedzinie studiów nad dziećmi, Langlois i Rodos w dziedzinie studiów nad różnicą między symetrią a średnimi). Druga główna sekcja zawiera również krytyczne dyskusje specjalistyczne z odpowiednimi odpowiednikami w literaturze, na przykład krytykę[28] teorii "zasady upośledzenia" Johna Maynarda Smitha lub krytykę metod badawczych Markowa[29] i [30]Palmera w odniesieniu do Thornhilla. Oczywiście, badania przedstawione w niniejszym opracowaniu nie mogą być uznane za wyczerpujące, ponieważ liczba wszystkich napisanych opracowań jest zbyt duża, ale stanowią one dobry przegląd początków tych badań i aktualnego przedmiotu dyskusji.

Za pomocą Google Scholar można podać przybliżony stopień znajomości różnych publikacji na podstawie częstotliwości cytowania (Google Scholar, stan na 21.5.2012).

---

[24]Thornhill R, Gangestad SW: Atrakcyjność twarzy. Trendy w naukach poznawczych 3 (1999) 452-460

[25]Thornhill R, Gangestad SW: Human facial beauty: Średnia, symetria i odporność na pasożyty. Natura ludzka 4 (1993) 237-269

[26]Trivers R: Inwestycje rodzicielskie i selekcja seksualna. W: Selekcja seksualna i pochodzenie człowieka. Campbell, B. (Hrsg.), Chicago: Aldine Press (1972) 136-179

[27]Zahavi A, Zahavi A: Zasada Ułomności: Brakujący kawałek układanki Darwina. Nowy Jork, Oxford: Oxford University Press (1997) 286 S.

[28]Smith JM: Selekcja seksualna i zasada upośledzenia. Journal of Theoretical Biology 57 (1976) 239-242

[29]Markow TA, Clarke GM: Meta-analiza dziedziczności stabilności rozwojowej: gigantyczny krok wstecz. Journal of Evoluionary Biology 10 (1997) 31-37

[30]Palmer AR, Strobeck C: Wahająca się asymetria i stabilność rozwojowa: dziedziczność obserwowalnej zmienności a dziedziczność wnioskowanej przyczyny. Journal of Evolutionary Biology 10 (1997) 39-49

Filozofka Susan Neiman jest tu wymieniona jako przykład. Jest to 87 cytatów za "Jedność rozumu: ponowne czytanie Kanta" lub 44 cytaty za "Jasność moralna - przewodnik dla dorosłych idealistów". To duża różnica, czy publikacja pojawia się w języku angielskim czy niemieckim. Dla przykładu, "Zło w myśli nowoczesnej: alternatywna historia w filozofii" otrzymało 49 cytatów, podczas gdy angielska wersja "Evil in modern thought: an alternative history in philosophy" była cytowana 356 razy.

Innym przykładem jest Immanuel Kant. Cytowany był 7330 razy w swoim standardowym dziele "Krytyka czystego rozumu" i 2122 razy w "Krytyce praktycznego rozumu". "Krytyka osądu" otrzymała 3053 cytaty. Oryginalne niemieckie teksty tych dzieł znów mają mniej cytatów.

Niemniej jednak, Google Scholar wydaje się być dobrym sposobem na obiektywne przedstawienie popularności studiów, ponieważ pozwala, przynajmniej w zasadzie, na rejestrację cytatów w Internecie na całym świecie. Nawet jeśli z jednej strony nadal istnieje problem rejestrowania różnych języków publikacji, a z drugiej strony z pewnością nie wszystkie cytaty są rejestrowane we wszystkich książkach i publikacjach, Google Scholar przynajmniej wskazuje na znaczenie różnych utworów.

Poniżej przedstawiamy badania i teorie w porządku alfabetycznym. Status cytatu jest od 21.5.2012 i dlatego może być teraz wyższy.

2082 Zitiereinträge erhielt Buss' Studie "Różnice płci w preferencjach matek ludzkich: hipotezy ewolucyjne testowane w 37 kulturach"[31]. Krzyż" "Wiek, płeć, rasa i postrzeganie piękna twarzy"[32] lag bei 170 Zitaten.

Cunningham veröffentlichte mehrerere Studien, die hier besprochen werden, davon entfielen auf "Measuring the physical in physical attractiveness: quasi experiments on the sociobiology of femal facial beauty"[33] 488 Zitierungen, auf "Their ideas of beauty are, on the whole as ours: consistency and variability in the cross-cultural perception of female physical attractiveness"[34]

[31]Buss DM: Różnice płciowe w preferencjach ludzkich kolegów: Hipotezy ewolucyjne testowane w 37 kulturach. Nauki o zachowaniu i mózgu 12 (1989) 1-49

[32]Krzyż JF, Krzyż J: Wiek, płeć, rasa i postrzeganie piękna twarzy. Psychologia rozwojowa 5 (1997) 433-439

[33]Cunningham MR: Pomiar atrakcyjności fizycznej: quasi-doświadczenia w zakresie socjobiologii piękna kobiecej twarzy. Journal of Personality and Social Psychology 50 (1986) 925-935

[34]Cunningham MR et al..: "Ich wyobrażenia o pięknie są, ogólnie rzecz biorąc, takie same jak nasze": Spójność i zmienność w międzykulturowym postrzeganiu fizycznej atrakcyjności kobiet. Journal of Personality and Social Psychology 68 (1995) 261-279

367 und auf "What do women want? Twarzowo-metryczna ocena wielu motywów w postrzeganiu męskiej atrakcyjności fizycznej"[35] 316 Zitate.
Badanie Iliffe'a jest jednym z pierwszych zakrojonych na szeroką skalę badań nad pięknem twarzy i zostało wymienione z 74 cytatami do "A study of preferences in feminine beauty"[36], badanie Jonesa "Criteria of facial attractiveness in five populations"[37] było cytowane 154 razy. Właściciel, który jako jeden z nielicznych[38] uwzględnił starsze twarze w swoim opracowaniu "Asymetria twarzy i ocena atrakcyjności w perspektywie rozwoju", wymieniony został z 113 cytatami.
Von Langlois werden in dieser Arbeit drei Studien erwähnt. "Atrakcyjne twarze są tylko przeciętne"[39] erhielt bis dato 698 Zitierungen, "Preferencje niemowląt dla atrakcyjnych twarzy: rudimenty czy stereotyp?"[40] 298 i "Co jest przeciętne, a co nie jest przeciętne w atrakcyjnych twarzach?"[41] 203.
Dwa krytyczne opracowania dotyczące metod badawczych Markowa: "Meta-analiza dziedziczności rozwojowej: olbrzymi krok wstecz"[42] i Palmer: "Fluktuująca asymetria i stabilność rozwojowa: dziedziczność obserwowalnej zmienności vs. dziedziczność wnioskowanej przyczyny"[43] zostały przytoczone 58 razy (Markow) i 72 razy (Palmer).

[35]Cunningham MR et al..: Czego chcą kobiety? Ocena twarzowo-metryczna wielu motywów w postrzeganiu męskiej atrakcyjności fizycznej. Journal of Personality and Social Psychology 59 (1990) 61-72
[36]Iliffe AH: Badanie preferencji w zakresie kobiecego piękna. British Journal of Psychology 51 (1960) 267-273
[37]Jones D, Hill K: Kryteria atrakcyjności twarzy w pięciu populacjach. Natura ludzka 4 (1993) 271-296
[38]Właściciel R: Asymetria twarzy i ocena atrakcyjności w perspektywie rozwoju. Journal of Experimental Psychology: Human Perception and Performance 22 (1996) 662-675
[39]Langlois JH, Roggman LA: Atrakcyjne twarze są tylko przeciętne. Nauki psychologiczne 1 (1990) 115-121
[40]Langlois JH et al..: Upodobania niemowląt do atrakcyjnych twarzy: rudimenty czy stereotypy? Psychologia rozwojowa 23 (1987) 363-369
[41]Langlois JH et al..: Co jest przeciętne, a co nie jest przeciętne w atrakcyjnych twarzach. Nauki psychologiczne 5 (1994) 214-220
[42]Markow TA, Clarke GM: Meta-analiza dziedziczności stabilności rozwojowej: gigantyczny krok wstecz. Journal of Evoluionary Biology 10 (1997) 31-37
[43]Palmer AR, Strobeck C: Wahająca się asymetria i stabilność rozwojowa: dziedziczność obserwowalnej zmienności a dziedziczność wnioskowanej przyczyny. Journal of Evolutionary Biology 10 (1997) 39-49

Rhodes' Studien "Czy przeciętne konfiguracje twarzy są atrakcyjne tylko ze względu na ich symetrię?"[44] i "Czy przeciętność i symetria twarzy sygnalizują zdrowie?"[45] wurden jeweils 160mal zitiert, "Symetria twarzy i postrzeganie piękna"[46] 194mal. Samuels'Forschungsarbeit "Estetyka twarzy": Dzieci wolą atrakcyjność od symetrii"[47] wurde 68mal zitiert.

Todd K. Shackelford, profesor i Katedra Psychologii na Uniwersytecie Oakland w Rochester (MI), jest cytowany 4949 razy, jego badanie "Asymetria twarzy jako wskaźnik psychologicznego, emocjonalnego i fizjologicznego dystresu"[48] było cytowane 158 razy.

John Maynard Smith, biolog teoretyczny w dziedzinie teorii gier ewolucyjnych i zdobywca nagrody Crafoorda, otrzymał 140 cytatów za swój esej "Selekcja seksualna i zasada upośledzenia"[49] na temat matematycznego obliczenia zasady upośledzenia.

Randy Thornhill jest profesorem biologii na Uniwersytecie w Nowym Meksyku i jest notowany na Google Scholar z łączną liczbą 15010 (łącznie) cytatów. Atrakcyjność twarzy" stanowi[50] 450 cytatów, a "Piękno twarzy ludzkiej: średnia, symetria i odporność na pasożyty" -[51] 361 cytatów.

Dwie główne teorie Triversów i Zahaviego wyjaśnione w tym dziele były cytowane niezwykle często. Trivers" "Parental investment and sexual selection"[52] był cytowany 7719 razy. W pracy tej omówiono dwie publikacje Zahaviego: "Mate selection-a selection for a handicap" (Wybór

---

[44]Rhodes G et al..: Czy przeciętne konfiguracje twarzy są atrakcyjne tylko ze względu na ich symetrię? Nauki psychologiczne 10 (1999) 52-58
01) 31-46

[45]Rhodes G et al..: Czy uśrednianie twarzy i symetria sygnalizują zdrowie? Ewolucja i ludzkie zachowanie 22 (20

[46]Rhodes G et al..: Symetria twarzy i postrzeganie piękna. Biuletyn Psychologiczny i Przegląd 5 (1998) 659-669

[47]Samuels CA et al..: Estetyka twarzy: Dzieci wolą atrakcyjność od symetrii. Postrzeganie 23 (1994) 823-831

[48]Shackelford TK, Larsen RJ: Asymetria twarzy jako wskaźnik zaburzeń psychicznych, emocjonalnych i fizjologicznych. Journal of Personality and Social Psychology 72 (1997) 456-466

[49]Smith JM: Selekcja seksualna i zasada upośledzenia. Journal of Theoretical Biology 57 (1976) 239-242

[50]Thornhill R, Gangestad SW: Atrakcyjność twarzy. Trendy w naukach poznawczych 3 (1999) 452-460

[51]Thornhill R, Gangestad SW: Human facial beauty: Średnia, symetria i odporność na pasożyty. Natura ludzka 4 (1993) 237-269

[52]Trivers R: Inwestycje rodzicielskie i selekcja seksualna. W: Selekcja seksualna i pochodzenie człowieka. Campbell, B. (Hrsg.), Chicago: Aldine Press (1972) 136-179

męża - wybór na upośledzenie)[53] 2639 razy oraz "The handicap principle: a missing piece of Darwin's puzzle" (Zasada upośledzenia: brakujący fragment układanki Darwina)[54] 1183 razy.

1.2 Cechy

W badaniach opisanych w części głównej zidentyfikowano składniki pięknej twarzy jako symetrię, pewną miernotę (w sensie prototypu), cechy młodości (skóra bez zmarszczek, wzór dziecięcy) i dojrzałości (wysokie kości policzkowe u kobiet, wybrzuszenia brwi u mężczyzn).

Te właściwości lub cechy biologiczne są badane. Terminy te mogą być rozumiane w następujący sposób:

a) Symetria

Symetria oznacza, że nie ma żadnego odchylenia w prawo-lewo dwóch połówek twarzy od siebie. Jednakże, symetryczne twarze są na ogół bardziej przeciętne w swoich proporcjach. Ale symetria nie jest identyczna ze średnią. Na przykład, symetryczne twarze mogą mieć oczy o ponadprzeciętnej wielkości, które są symetrycznie oddalone od linii środkowej i nie byłyby przeciętne.

b) Średnia

Przeciętne twarze są bardzo zbliżone we wszystkich swoich cechach do przeciętnej wielkości rysów twarzy (oczu, nosa, ust) danej populacji. Reprezentują one prototyp swojego rodzaju. Jednocześnie jednak są one również bardziej symetryczne.[55] Tyfusowa twarz pozostawia wrażenie bliskości i podobieństwa do innych, już znanych twarzy i dlatego łatwiej jest ją sklasyfikować. Ze względu na ich znajomość, powinny one zatem umożliwiać widzowi łatwiejsze osądzenie ich niż twarzy, które znacznie odbiegają od przeciętnej i dostosowanie do nich swojego zachowania.

c) cechy charakterystyczne dzieciństwa i dojrzałości, młodość, ekspresja

Fakt, że odchylenia od przeciętnej twarzy są również postrzegane jako atrakcyjne, przypisuje się szczególnym cechom dzieciństwa, młodości, dojrzałości i ekspresji.

---

[53]Zahavi A: Wybór kolega - wybór dla osób niepełnosprawnych. Journal of Theoretical Biology 53 (1975) 205-214

[54]Zahavi A, Zahavi A: Zasada Ułomności: Brakujący kawałek układanki Darwina. Nowy Jork, Oxford: Oxford University Press (1997) 286 S.

[55]Rhodes G et al..: Czy przeciętne konfiguracje twarzy są atrakcyjne tylko ze względu na ich symetrię? Nauki psychologiczne 10 (1999) 52-58

Cechami dziecięcymi są duże oczy i małe nosy, dla młodości oznacza to, że skóra jest wolna od zmarszczek. Wyrażenie ma być rozumiane w sensie charyzmatycznym, ale nie może być mierzone obiektywnie. Cechy dojrzałości są tworzone przez wpływ hormonów w okresie dojrzewania. Należą do nich wysokie kości policzkowe i pełne usta u kobiet (powstałe pod wpływem estrogenów) oraz szersza okolica podbródka i wybrzuszenia brwi u mężczyzn (spowodowane ekspozycją na testosteron).

1.3 Operacjonalizacja cech atrakcyjności

Następnie pojawia się duży problem: W jaki sposób udaje się uchwycić te właściwości w matematycznie mierzalnej (a więc porównywalnej) formie?

Aby móc wykazać lub sfałszować w warunkach naukowych, że badanemu obiektowi przypisano cechę X, należy najpierw ustalić kryteria, takie jak sposób rejestracji symetrii charakterystycznej lub cechy przeciętnej.

Pomiar musi być obiektywny, wiarygodny i ważny. Test musi być również międzyprzedmiotowy, tzn. musi być możliwy do zweryfikowania i zrozumiały dla innych (obiektywność). Wiarygodność oznacza, że wynik testu jest wiarygodny lub dokładny, tzn. wolny od błędów pomiarowych lub losowych. Dlatego też pomiar może być powtarzany tak często, jak jest to pożądane, z tym samym wynikiem, ponieważ idealnie wiarygodny test nie miałby żadnych wahań w wynikach (na przykład z powodu błędów pomiarowych lub losowych lub wahań charakterystyki). Zmierzona wartość odpowiadałaby wtedy wartości rzeczywistej. Valide jest testem, gdy mierzone jest tylko to, co ma być mierzone.

Na przykład, aby ustalić, czy twarz danej osoby jest symetryczna, można spojrzeć na jej twarz i stwierdzić, że na pierwszy rzut oka jest ona symetryczna. Wówczas kryterium określenia symetrii byłoby naturalne działanie aparatu percepcji wzrokowej widza. Można też użyć miarki taśmowej do pomiaru rysów twarzy. Myślelibyśmy, że druga metoda, zastosowanie taśmy mierniczej, byłaby dokładniejsza, tj. lepszym kryterium. Trzecia metoda polegałaby na pomiarze za pomocą komputera, który byłby jeszcze bardziej niezawodny, a zatem jeszcze lepszy.

Gdyby metody te zostały porównane ze sobą, najlepszym kryterium określania symetrii musiałaby być metoda komputerowa, ponieważ symetria może być mierzona najdokładniej i ten wynik można odtworzyć w dowolnym momencie. Warunkiem wstępnym jest zawsze matematyczna operacyjność cech i związana z tym możliwość obiektywnego, tzn.

pozbawionego subiektywnych odchyleń, obliczenia ich, a tym samym ich intersubiektywnego porównania za pomocą procesu mechanicznego.

1.3.1 Badane powierzchnie

Twarze, które są całkowicie symetryczne lub całkowicie przeciętne, nie istnieją w rzeczywistości. Więc trzeba produkować takie twarze sztucznie.

Wspomniana w "Krytyce osądu" abstrakcyjna, normalna koncepcja Kanta została dziś właściwie zrealizowana w produkcji morphed faces. To, co dziś biegnie "naukowo" pod pojęciem "morfingu" lub "mieszania" twarzy, odpowiada w przybliżeniu teoretycznym rozważaniom Kanta, w których różne indywidualne twarze łączone są w jedną twarz.

Wszystko zaczęło się od Francisa Galtona, kuzyna Darwina, kiedy w 1879 roku próbował stworzyć twarz, która pokazywałaby typowego przestępcę. Robił zdjęcia przestępcom i nakładał je na siebie.[56] Zamiast uzyskać szczególnie brzydką i podłą twarz, sztuczny wizerunek wyglądał znacznie lepiej.

Dziś kilka twarzy łączy się komputerowo w tzw. procesie morfingu, w wyniku czego powstaje przeciętna twarz. A oto i ta przeciętna twarz jest pozornie bardziej atrakcyjna niż poszczególne twarze indywidualnie. Jednak poprzez morfizację twarzy znikają wszelkie niedoskonałości skóry, tworząc nieskazitelną skórę i równoważąc asymetrie. Jeśli najatrakcyjniejsze twarze są wymieszane, to ta połączona twarz jest postrzegana jako piękniejsza niż przeciętna twarz czasami piękniejszych, czasami mniej pięknych twarzy.[57] Tak więc nie tylko sama liczba obrazów zawartych w twarzy fuzyjnej czyni ten obraz lepszym.

W związku z tym pojawiło się pytanie, jaki jest czynnik odpowiedzialny za lepszą ocenę tych badań nad morfingiem. Czy jest to całkowita miernota tych twarzy czy ich ponadprzeciętna symetria spowodowana miernotą? Wyniki tych badań są sprzeczne. W niektórych badaniach stwierdza się, że symetria jest decydująca dla atrakcyjności, w innych mówi się, że przeciętność jest głównym czynnikiem decydującym o atrakcyjności, podczas gdy w innych stwierdzono, że preferowane są nawet

---

[56]Galton F: Na portretach kompozytowych, wykonanych poprzez połączenie portretów wielu różnych osób w jedną, powstałą w ten sposób postać. The Journal of the Royal Anthropological Institute 8 (1878) 132-143

[57]Perrett DI et al..: Kształt twarzy i oceny atrakcyjności kobiecej. Przyroda 368 (1994) 239-242

asymetryczne twarze. Nie ma zatem jednoznacznego ustalenia, która z tych dwóch właściwości, symetria czy przeciętność, jest ważniejsza.

Aby zmierzyć tę różnicę, podjęto próbę stworzenia nie przeciętnej twarzy (poprzez nałożenie różnych twarzy), ale czysto symetrycznej.

Są dwie metody, by to zrobić:

Raz można lustrować (tzn. podwoić) jedną połowę twarzy na drugą stronę, tak aby uzyskać twarz, która jest absolutnie symetryczna po obu stronach. Taką twarz nazywa się chimera.

Jednak u większości osób lewa i prawa połowa twarzy nie jest równie szeroka. Jeśli więc jedna z połówek jest lustrzana na drugą stronę, twarz często sprawia wrażenie, że jest albo za wąska, albo za szeroka (naturalna asymetria rekompensuje to w "oryginalnej" twarzy). Nieprawidłowości w rysach twarzy są podwajane przy zastosowaniu takiej techniki lustrzanej. Pierwotnie jednostronne znamię byłoby wtedy widoczne po obu stronach. Głęboka brwia, mniej istotna w oryginalnej twarzy, odbijając się na drugiej stronie, nadawałaby twarzy złowrogi wyraz.

Bardziej naturalny wynik (metoda 2) uzyskuje się przez pobranie oryginalnej twarzy i umieszczenie jej na tak symetrycznej kopii (chimerycznej twarzy). Zachowana zostaje pierwotna szerokość twarzy i zmniejszone zostają nierówności, które występują tylko w jednej połowie twarzy (np. krzywe usta po jednej stronie).[58]

Tutaj jednak efekty symetrii i efekty przeciętności nie mogą być już całkiem zgrabnie rozdzielone.

Wyniki te odzwierciedlają również stopień, w jakim projekt badania może wpłynąć na jego wynik. Na przykład wybór technologii lustrzanej może mieć decydujący wpływ na wynik. Supersymetryczne twarze zawsze mają w sobie coś bardzo sztucznego, bo w rzeczywistości nie istnieją. I nawet super przeciętnych twarzy nie można znaleźć poza laboratorium komputerowym. Ich atrakcyjność jest więc również trudna do oceny, ponieważ w "prawdziwym" życiu nigdy nie spotkalibyście się z tak mityczną twarzą stworzenia. Jednak fakt, że w rzeczywistości nie ma ani supersymetrycznych, ani absolutnie przeciętnych twarzy, i że te twarze były generowane tylko przez

[58]Thornhill R, Gangestad SW: Atrakcyjność twarzy. Trendy w naukach poznawczych 3 (1999) 452-460

komputer, nie jest w badaniach poświęcany wiele uwagi, tak że prowadzi to do bardzo teoretycznej dyskusji o znaczeniu albo symetrii, albo przeciętnej.

1.3.2 Określanie właściwości

Podsumowując, do tej pory przedstawiono następujące cechy:

a) *Symetria*

b) *Średnia*

c) *odchylenie od średniej, tj. indywidualnych (= charakterystycznych, niepowtarzalnych) cech i wyrażenia*

d) *Charakterystyka dojrzałości*

e) *Charakterystyka dzieciństwa*

f) *Charakterystyka młodzieży*

Twarz nie jest już szczególnie piękna z powodu zbyt dużej asymetrii, ale nie można powiedzieć, że dokładnie określony stopień asymetrii czyni twarz brzydką. I odwrotnie, absolutnie symetryczna twarz, czyli ta z największym możliwym stopniem symetrii, nie jest koniecznie najpiękniejszą twarzą.
Cechy charakterystyczne b) i c) są sprzeczne. Nie ma czegoś takiego jak przeciętna twarz z indywidualnymi wariacjami, bo wtedy nie jest już przeciętna. Maksymalna prototypowość skutkuje minimalną indywidualnością.
To samo odnosi się do właściwości d), e) i f). Dokładny związek między wyrażeniem cech charakterystycznych dzieciństwa lub młodości a dojrzałością nie jest wcale jasny. Nie ma zauważalnej prawidłowości w ocenie. Określenie, które cechy powinny być bardziej dziecinne/ujednolicone (duże oczy, mały nos), a które lepsze na etapie bardziej dojrzałym (kości policzkowe u kobiet, broda i brwi u mężczyzn) jest selektywne. Równie dobrze można by określić okrągłe policzki i łysienie jak rysy z dzieciństwa, ponieważ są to rysy twarzy również u małych dzieci.
Przyglądając się ideałom piękna wcześniejszych czasów, można zauważyć, że waga obecnych cech była oceniana zupełnie inaczej. Przykładem jest Wenus z Milo, rzeźba z okresu hellenistycznego (Rys. 2). Gdyby ta postać ożyła, prawdopodobnie nie byłaby postrzegana jako zbyt piękna we współczesnych czasach. Nos był znacznie dłuższy (a więc prawdopodobnie bardziej dojrzały, bo nos rośnie przez całe życie),

czoło krótsze (a więc mniej dziecinne), ale broda była nieco grubsza, a więc bardziej dziecinna. Również kości policzkowe są mniej wyraźne, a oczy mniej duże. Prace prezentowane w części czwartej pokażą również, że struktury twarzy pięknych twarzy zmieniają się z wiekiem na wiek. Może to być postrzegane jako wskazówka, że cechy dojrzałości i dzieciństwa są wybierane raczej wybiórczo w stopniu ekspresji i w strukturze twarzy, w której występują (tj. oczy, nos, czoło, broda itp.).

Chociaż cechy wymienione powyżej mogą współistnieć (tzn. można mieć mały, dziecięcy nos i jednocześnie dojrzałe kości policzkowe), stopień ekspresji nie jest stały, więc niekoniecznie maksimum jest najpiękniejsze, tzn. nos może być również *za* mały, a oczy *za* duże. W tym względzie kryteria te są raczej niejasne i nie są jasno określone. Wszystkie te cechy, które zostały tu wymienione, mogą występować razem w jednej twarzy, ale mogą nie być jednocześnie obecne w ich maksymalnym wyrazie. Powstałe oblicze byłoby absolutnie symetryczne i przeciętne, a jednocześnie wysoce indywidualne (co byłoby koncepcyjnie sprzeczne): W obliczu jak najbardziej przeciętnej osoby, każda indywidualność zostałaby nałożona). Wręcz przeciwnie, po przekroczeniu pewnego progu, cechy nie są już postrzegane jako piękne. Maksymalny rozwój cech dojrzałości, takich jak przerośnięte kości policzkowe u kobiet czy zbyt wyraźna broda u mężczyzn, wyglądałby groteskowo i nie byłby już piękny.

1.3.3 Definicja Wittgensteina

Ponieważ, jak wyjaśniono powyżej, atrakcyjności nie zawsze można opisać za pomocą tych samych cech, przydatna jest definicja według Wittgensteina.

Wittgenstein mówi o tym wyraźnie, dając wiarygodny przykład:

"Weźmy pod uwagę na przykład operacje, które nazywamy "grami". Mam na myśli gry planszowe, gry karciane, gry z piłką, gry walki, itp. Nie mów: "Muszą mieć coś wspólnego, inaczej nie nazwaliby się 'grami'" - ale zobacz, czy wszyscy mają coś wspólnego. - Bo jeśli się im przyjrzysz, nie zobaczysz czegoś, co jest wspólne dla nich wszystkich, ale zobaczysz podobieństwa, relacje i całą ich serię. Jak powiedziałem, nie myślcie, ale spójrzcie. - Spójrzcie na gry planszowe, na przykład, z ich wieloma krewnymi. Teraz przejdź do gier karcianych: tutaj znajdziesz wiele korespondencji z tą pierwszą klasą, ale wiele wspólnych ruchów znika, inne pojawiają się. Jeśli teraz przejdziemy do gry w piłkę, wiele rzeczy wspólnych zostanie zachowanych, ale wiele stracimy. - Wszystkie są "zabawne". Porównaj szachy do prowadzenia młyna. Czy też wszędzie jest wygrana i przegrana, czy konkurencja między graczami? Pomyśl o szansie. W grach z piłką są wygrane i przegrane, ale kiedy dziecko rzuci piłkę do ściany i złapie ją ponownie, ten ruch zniknie. Zobacz, jaka jest umiejętność odgrywania ról i szczęście. A jakże inna jest umiejętność gry w szachy i umiejętność gry w tenisa. Pomyślcie o okrągłym tańcu: Tutaj jest element rozrywki, ale jak wiele innych cech zniknęły! I tak możemy przejść przez wiele, wiele innych grup gier. widząc podobieństwa pojawiające się i znikające. A rezultatem tego rozważania jest teraz: widzimy skomplikowaną sieć podobieństw, które nakładają się na siebie i krzyżują. podobieństwa w wielkich i małych."[59]

Wittgenstein podsumowuje podobieństwa między grami jako "rodzinne podobieństwa". Według Wittgensteina, hierarchiczne porządki są sztucznymi strukturami, które utrzymujemy i które opierają się na normalnym użyciu języka. Według Wittgensteina podobieństwa rodzinne nie są pojęciem zastępczym tylko dla obszarów, w których struktury hierarchiczne nie mają zastosowania, ale dla Wittgensteina są one naturalnym porządkiem rzeczy.

Z jego przewodnią koncepcją "podobieństw rodzinnych" oznacza, że jedno określenie może mieć cechy ABC, następne BCD, następne CDE, następne DEF i tak dalej. Podczas gdy terminy ABC i CDE nadal dzielą między sobą własność C, ABC i DEF nie mają już tych samych właściwości, ale są powiązane ze sobą poprzez terminy CDE i BCD i tworzą rodzinę (jak w przykładzie rodzina gier z ich różnymi typami). Podobieństwo rodzinne odnosi się do powiązanej relacji między przedmiotami, tzn. tworzą one równoważną klasę. Tak jak w powyższym przykładzie gry, gry mają pewne nakładki na siebie, są jedną rodziną. Nie można ich jednak uporządkować hierarchicznie, nie można też powiedzieć dokładnie, jakie są niezbędne i wystarczające warunki do gry. Niektóre z nich mają tę cechę, że są zaprojektowane, aby wygrywać i przegrywać, inne są dość "zabawne", a jednak wszystkie są formami gry.

Jaka byłaby dokładna definicja piękna, jakie są wystarczające i niezbędne cechy piękna? To jest problem, z którym musimy się zmierzyć, jeśli chcemy podejść do

[59]Wittgenstein L: Studia filozoficzne. Oksford: Blackwell (1967) §66

pojęcia piękna. Koncepcja Wittgensteina ma sens właśnie przy tak językowo uwarunkowanym terminie. Cechy", które badania naukowe uznały za atrakcyjne oblicze, są czasami sprzeczne, ale przy pomocy metody Wittgensteina można je połączyć w rodzinę terminów zwanych "atrakcyjnością". Analogicznie do jego przykładu z grami, które nie wszystkie mają te same cechy, a nawet mogą mieć zupełnie inne cechy, cechy dotyczące atrakcyjności można również zestawiać w różny sposób i nadal zawsze skutkować atrakcyjnym obliczem. Jednakże badania naukowe nie są w stanie dokładnie wyjaśnić, które właściwości muszą być połączone i jak stworzyć atrakcyjne oblicze.

1.3.4 Problemy wynikające z pomiaru korelacji

W artykule tym krytykuje się bezrefleksyjne przyjęcie wyników badań. Kryterium przesłuchania jest często stosowane jako metoda oceny, czy twarz jest piękna, czy nie. To, co większość z nich uważa za najpiękniejsze, powinno wskazywać, co jest piękne. Przeprowadzono wywiady z dwudziestoma osobami, a 17 znalazło najpiękniejszą twarz X. Wynika to z tego: Twarz X *jest* ładna.

Ale czy ten konsensus jest wiarygodnym kryterium? Ponieważ tego rodzaju badania (jak poznamy niektóre z nich w głównej części) nie były prowadzone tak długo, nie można powiedzieć, czy większości nie zmieniają się na przestrzeni dziesięcioleci, a następnie wyrażają inne, wspólne preferencje. Wtedy "piękno" nagle stałoby się czymś zupełnie innym. W rzeczywistości tak jest i w tym przypadku, jak widać na przykładzie Wenus z Milo.

Wykorzystując analizy korelacji takich badań, badania te próbują wyjaśnić międzykulturowy, być może uniwersalny ideał piękna. Jednakże korelacje "nie pozwalają na wyciągnięcie żadnych wniosków co do tego, czy związek ten jest bezpośrednio przyczynowy lub pośredni, czy nawet po prostu przypadkowy".[60] Korelacje losowe mogą być zminimalizowane poprzez zwiększenie liczby próbek, ale procedura pomiaru korelacji nie sprawdza się w przypadku korelacji pośrednich. Weźmy następujący przykład:

"Zdanie ogólne: Gdy szczególnie wielu ogrodników działkowych w Monachium sadzi kwiaty, w tym mieście rozpoczyna się sezon na ogródki piwne.

---

[60]Bauberger S: Co wie nauka? Filozofia nauki. Scenariusz. (2003) 51

-Specjalne stwierdzenie: Tej wiosny wielu ogrodników działkowych ponownie posadziło kwiaty.
Wyjaśnienie: - Tej wiosny, mieszkańcy Monachium znów zaczęli spędzać czas w ogródkach piwnych."[61]
Bez względu na to, jak często obserwujemy takie zachowanie, odwiedzanie ogródków piwnych zawsze będzie związane z sadzeniem kwiatów przez ogrodników działkowych. Fakt, że istnieje tylko związek pośredni i nie ma bezpośredniego związku przyczynowego (przyczyną jest w tym przypadku dobra pogoda na początku wiosny, która sprawia, że ogrodnicy sadzą kwiaty, a odwiedzający stado w ogródkach piwnych) nie wynika z korelacji: "bezpośredniego związku prawa naturalnego nie można odróżnić od związku pośredniego wspólną przyczyną za pomocą jakiejkolwiek metody statystycznej [...].[62] Same korelacje nie mówią nam, czy wyjaśnienie jest właściwe: "Korelacje pomiędzy dwoma zjawiskami nie uzasadniają jeszcze, że jedno dokładnie wyjaśnia drugie".[63]
Nawet jeśli istnieje korelacja, to fakt, że lubimy piękne osoby można wyjaśnić na różne sposoby. Które z możliwych wytłumaczeń dla naszych preferencji w stosunku do piękniejszych osób jest znacznie trudniejsze do znalezienia niż właściwa odpowiedź w przypadku dobrej pogody na początku sezonu piwnego i sadzenia kwiatów. Ale widzieliśmy również, zwłaszcza na prostym przykładzie ogrodu piwnego, że pośrednie korelacje mogą prowadzić do błędnych wniosków, ponieważ to nie dlatego, że ogrodnicy zaczynają sadzić kwiaty, ludzie chodzą do ogródków piwnych. Nasz zdrowy rozsądek podpowiada nam, że tutaj pogoda jest prawdziwym powodem do sadzenia kwiatów i odwiedzania ogródka piwnego.
Metoda korelacji może być również wykorzystana do znalezienia korelacji między rzeczami, między którymi związek jest czysto przypadkowy. Badanie Petera Austina, przeprowadzone w celach demonstracyjnych, pozwala nam doświadczyć tych przypadkowych korelacji w imponujący sposób.
Austin sugeruje, że badania, w których dane są analizowane, z których hipoteza jest generowana dopiero później, powinny być postrzegane krytycznie. W "Testowaniu

[61]Bauberger S: Co wie nauka? Filozofia nauki. Scenariusz. (2003) 49
[62]Por. Ibid., str. 51.
[63]Por. Ibid., str. 54.

wielu hipotez statystycznych wywołał fałszywe skojarzenia: badanie objawów astrologicznych i zdrowia",[64] zebrał dane pacjentów od 10 647 945 mieszkańców Ontario (Kanada) i na podstawie 223 zdjęć klinicznych zbadał związek między objawami astrologicznymi mieszkańców a związanym z nimi ryzykiem choroby. Za pomocą tego badania Austin chce skrytykować, że testowanie wielu hipotez, które nie zostały sformułowane przed testowaniem, prowadzi po prostu do odkrycia jakiegoś związku, który często nie może być odtworzony lub po prostu nie ma sensu. W jego badaniach badano statystycznie następujące związki między pewnym objawem zodiaku a chorobą: Uważa się, że osoby z objawem zodiaku Leo mają zwiększone ryzyko wystąpienia krwotoków z przewodu pokarmowego, a osoby z objawem astrologicznym Strzelca zwiększone ryzyko złamań kości ramiennej. Stwierdzenie pozytywnej korelacji w ogóle wynika jednak z faktu, że poziom istotności, uwzględniający pewien poziom błędu, nie został skorygowany (jak w krytykowanych badaniach). Austin stwierdza zatem: "Używając tego (dostosowanego) poziomu istotności, żadne z 72 stowarzyszeń zidentyfikowanych w kohorcie derywacyjnej nie zostałoby zidentyfikowane jako statystycznie istotne.[65]
Austin kommt dann zu dem Schluss, dass "wyjaśnień do konkretnych ustaleń można często znaleźć dla wniosków, które były w rzeczywistości fałszywe. Gdyby nasza kategoryzacja mieszkańców opierała się na kryteriach klinicznych lub cechach demograficznych, a nie na cechach astrologicznych, to prawdopodobnie dla wielu zidentyfikowanych stowarzyszeń można by było stworzyć wiarygodne wyjaśnienia post hoc".[66]
Widzimy więc, że możliwe jest odkrycie związków, które w rzeczywistości są tylko przypadkowe. Ale wydaje się kuszące, aby później spróbować znaleźć wyjaśnienie dla takich połączeń.
Istnienie pewnych korelacji nie oznacza, że istnieje związek przyczynowy. W stwierdzonych w badaniach korelacjach między niektórymi rysami twarzy a oceną ich

[64]Austin P i inni..: Testowanie wielu hipotez statystycznych zaowocowało fałszywymi skojarzeniami: badanie objawów astrologicznych i zdrowia. Journal of Clinical Epidemiology 59 (2006) 964-969
[65]Austin P i inni..: Testowanie wielu hipotez statystycznych zaowocowało fałszywymi skojarzeniami: badanie objawów astrologicznych i zdrowia. Journal of Clinical Epidemiology 59 (2006) 967
[66]Patrz tamże, str.967/968.

urody, stwierdzona korelacja jest znacznie słabsza, a niekiedy nawet sprzeczna. Jeśli podany jest x, to tylko czasami y następuje. Albo jeśli podany jest x, to nie następuje y.

Często więcej jest interpretowanych w danych statystycznych niż wskazują na to ustalenia. Niedopuszczalne wnioski są tego konsekwencją, co zostanie przedstawione w dokumencie.

1.4 Uniwersalny ideał

Badania międzykulturowe (zob. badania Cunningham, Iliffe, Cross i Jones omówione w części 2) powinny potwierdzić, że istnieje uniwersalny ideał niezależny od norm kulturowych.

Badania, które badają, czy nawet małe dzieci zwracają większą uwagę na pięknych ludzi, mają na celu poparcie teorii uniwersalnego ideału. Jeśli wszystkie małe dzieci zwracają większą uwagę na pięknych ludzi, czyli ludzi, którzy są piękni w tym samym sensie, można to interpretować jako proargument wrodzonego ideału. Wątpliwe jest, czy różne testy badawcze rzeczywiście dostarczają użytecznych wyników. W głównej części omówimy kilka badań na ten temat.

Gdyby nawet małe dzieci miały takie same preferencje, to przemawiałoby to przeciwko wpływom kulturowym. Uniwersalne postrzeganie piękna sprawiłoby również, że hipoteza, iż bycie pięknym może być interpretowane jako wskaźnik procesów zachodzących w ciele wewnętrznym (np. stabilnego układu odpornościowego) stałaby się bardziej prawdopodobna. Uroda zewnętrzna byłaby więc interpretowana jako wskaźnik zdrowia organizmu nosiciela, łatwo rozpoznawalny dla każdego na całym świecie.

Ale wymagałoby to również, abyśmy od dłuższego czasu postrzegali piękno w ten sam sposób i abyśmy zawsze mieli ten sam ideał. Ten niezmienny ideał wskazywałby wtedy na dobre cechy genetyczne nosiciela.

Pokażemy, że ideał nie jest stały, ale ciągle zmieniający się w czasie. Ta szybka zmiana w czasie wyklucza możliwość wykorzystania cech zewnętrznych jako niezawodnego wskaźnika sprawności i dobrych genów.

1.5 Dlaczego jest tam piękno?

Czy piękno ma jakąś funkcję? Wiele badań i teorii publikowanych w czasopismach naukowych dostrzega znaczenie piękna wyłącznie w kontekście ewolucji: piękno powinno być wyjaśnione w kontekście ewolucji jako wskaźnik sprawności i dobrych genów.

Wyjaśnione powyżej czynniki - symetria, przeciętność, dojrzałość i młodość, które uważane są za główne czynniki odpowiedzialne za atrakcyjność - są interpretowane w odniesieniu do dobrych genów:

Symetria ma być wskaźnikiem stabilności rozwojowej wobec szkodliwych wpływów środowiska i odporności na pasożyty[67], natomiast czynnik "uśredniania" wskazuje na wybór tego fenotypu i tym samym pewnego rodzaju twarzy. Hterozygotyczność (tj. heterozygotyczność w stosunku do cechy) jego użytkownika można również wyprowadzić z przeciętnej.[68] Na podstawie różnych badań biologicznych nad owadami (ze względu na symetryczne skrzydła) i ich zachowaniami rozrodczymi, niedopuszczalne jest stwierdzenie, że są one ludźmi.

Wreszcie, przesadzone (a zatem bardziej atrakcyjne), ponadprzeciętne rysy twarzy jako wyraz immunokompetencji testosteronu i estrogenu powinny dawać wskazanie na stabilność genów. Kształtowanie[69] tych rysów twarzy powinno pozwolić na wyciągnięcie wniosków o funkcjonującym układzie odpornościowym, a tym samym również o "wartości reprodukcyjnej". Ponieważ testosteron ma hamujący wpływ na

---

[67]a) Rhodes G et al: Czy uśrednianie twarzy i symetria sygnalizują zdrowie? Ewolucja i ludzkie zachowanie 22 (2001) 31-46
b) Thornhill R, Gangestad SW: Human facial beauty: Średnia, symetria i odporność na pasożyty. Natura ludzka 4 (1993) 237-269
c) Perrett DI et al: Symetria i atrakcyjność ludzkiej twarzy. Przyroda 368 (1994) 239-242
d) Shackelford, Larsen RJ: Asymetria twarzy jako wskaźnik zaburzeń psychicznych, emocjonalnych i fizjologicznych. Journal of Personality and Social Psychology 72 (1997) 456-466
e) Thornhill R, Gangestad SW: Atrakcyjność twarzy. Trendy w naukach poznawczych 3 (1999) 452-460

[68]Thornhill R, Gangestad SW: Human facial beauty: Średnia, symetria i odporność na pasożyty. Natura ludzka 4 (1993) 237-269

[69]a) Cunningham MR: Pomiar atrakcyjności fizycznej: quasi-doświadczenia w zakresie socjobiolgii kobiecego piękna twarzy. Journal of Personality and Social Psychology 50 (1986) 925-935
b) Cunningham MR et al: "Ich wyobrażenia o pięknie są, ogólnie rzecz biorąc, takie same jak nasze": Spójność i zmienność w międzykulturowym postrzeganiu fizycznej atrakcyjności kobiet. Journal of Personality and Social Psychology 68 (1995) 261-279
c) Keating CF: Płeć i fizjonomia dominacji i atrakcyjności. Kwartalnik Psychologii Społecznej 48 (1985) 61-70
d) Thornhill R, Gangestad SW: Atrakcyjność twarzy. Trendy w naukach poznawczych 3 (1999) 452-460

układ odpornościowy, organizm musi być na tyle silny, aby mógł w pierwszej kolejności tworzyć pewne struktury twarzy.[70]

Również w tym przypadku postawiono tezę, że piękni ludzie mają większe kompetencje odpornościowe. Przyjrzyjmy się bliżej warunkom dla tego założenia: Należałoby założyć, że a) osoby, które mają twarze o określonych cechach mają lepszy system odpornościowy, b) twarze o tych cechach są również oceniane jako ogólnie piękniejsze i c) powód tej oceny leży nieświadomie w a).

Do tej pory nie udowodniono, że piękne osoby mają lepszy układ odpornościowy (ad a)), a ocena ich urody opiera się nieświadomie na tych kryteriach (ad c)). Również b) wydaje się wątpliwe, ponieważ istnieją twarze, które odbiegają od tych cech, a jednak można je uznać za piękne (np. aktorka Charlotte Gainsbourg). W ten sposób struktura argumentacji załamuje się.

Jedyna interpretacja atrakcyjności pod względem stanu zdrowia jej posiadacza oznaczałaby również, że na odwrót, mniej piękne osoby są bardziej chore. Badania dotyczące tej kwestii miałyby daleko idące konsekwencje, gdyż mogłyby doprowadzić do stygmatyzacji mniej atrakcyjnych osób. Dlatego należy zwrócić szczególną uwagę na ich wygląd.

Na przykład w badaniu na Rodos (zob. główna część) poszukiwano ogólnego związku między atrakcyjnością a zdrowiem, ale ostatecznie nie udało się znaleźć żadnego związku. W badaniu Shackelforda (patrz główny korpus) poszukiwano nawet związku między zdrowiem psychicznym a asymetriami (hipoteza była taka, że asymetria twarzy wskazywała na zwiększone problemy ze zdrowiem psychicznym). Należy

---

[70]a) Cunningham MR: Pomiar atrakcyjności fizycznej: quasi-doświadczenia w zakresie socjobiolgii kobiecego piękna twarzy. Journal of Personality and Social Psychology 50 (1986) 925-935
b) Cunningham MR et al: Ich wyobrażenia o pięknie są, ogólnie rzecz biorąc, takie same jak nasze: Spójność i zmienność w międzykulturowym postrzeganiu fizycznej atrakcyjności kobiet. Journal of Personality and Social Psychology 68 (1995) 261-279
c) Cunningham MR et al: Czego chcą kobiety? Ocena twarzowo-metryczna wielu motywów w postrzeganiu męskiej atrakcyjności fizycznej. Journal of Personality and Social Psychology 59 (1990) 61-72
d) Perrett DI et al..: Kształt twarzy i oceny atrakcyjności kobiecej. Przyroda 368 (1994) 239-242
e) Keating CF: Płeć i fizjonomia dominacji i atrakcyjności. Kwartalnik Psychologii Społecznej 48 (1985) 61-70
f) Thornhill R, Gangestad SW: Atrakcyjność twarzy. Trendy w naukach poznawczych 3 (1999) 452-460

jednak pamiętać, że problemy psychologiczne mogą być prawdopodobnie konsekwencją asymetrii (np. z powodu negatywnych reakcji środowiska społecznego na asymetrie twarzy), a nie, jak zakłada badacz, że asymetria jest wskaźnikiem istniejących problemów psychologicznych. Nie zwrócono uwagi na porządek problemu, czyli na to, co było pierwsze.

Niektóre badania postrzegają siebie jako rozszerzenie teorii Darwina, na przykład Zahavi, który podtytułował swoją teorię "Zasady Upośledzenia" "Brakującym kawałkiem układanki Darwina". Zdaniem skarżącej, wyróżniające ją cechy piękna to upośledzenie fizyczne, w wyniku którego użytkownik wykazuje swoją indywidualną sprawność fizyczną.
Teoria Trivers, "Parental Investment and sexual selection", opublikowana w książce zatytułowanej "Sexual selection and the descent of man", również odnosi się do Darwina i postrzega wysiłek rodzicielski jako główną zmienną selekcji seksualnej.
W tej pracy Darwin zostanie ponownie wyjaśniony w celu wyjaśnienia pierwotnej teorii ewolucji. Darwin zakładał, że selekcja naturalna i seksualna to dwie niezależne formy selekcji, ponieważ nie potrafił wyjaśnić mechanizmów selekcji partnerów wyłącznie na podstawie selekcji naturalnej. Teoria Upośledzenia i Teoria Dobrego Genu pragnie jednak wyjaśnić szczególną formę selekcji seksualnej na poziomie selekcji naturalnej, tak aby selekcja seksualna i selekcja naturalna były tym samym.
Ale przynajmniej *u ludzi istnieją* różnice pomiędzy selekcją naturalną i seksualną. W ramach selekcji naturalnej ktoś albo przeżywa przez adaptację, albo nie przeżywa. Selekcja seksualna człowieka jest również konkurencyjna, ale nie w tym sensie, że dotyczy bezpośrednio jego własnego przetrwania lub indywidualnej sprawności, ale selekcja seksualna zapewnia przetrwanie gatunku. W selekcji seksualnej decydujące znaczenie ma zatem powodzenie reprodukcji. Niepowodzenie w selekcji płciowej prowadzi do tego, że w najgorszym przypadku nie można się rozmnażać, co samo w sobie nie jest niekorzystne dla jednostki, natomiast niepowodzenie w selekcji naturalnej prowadzi do śmierci jednostki w najgorszym przypadku. Selekcja seksualna szkodzi więc rodzajowi w "najgorszym przypadku". Te dwie formy selekcji zapewniają więc przetrwanie albo osobnika, albo gatunku (przy czym w przypadku selekcji płciowej osobnik musi najpierw przeżyć, aby móc się w ogóle rozmnażać).
W naszej dzisiejszej kulturze żyjemy jednak w środowisku, które stworzyliśmy sztucznie i które jest tylko w niewielkim stopniu zależne od środowiska naturalnego.

W przypadku poważnych klęsk żywiołowych lub nowych rodzajów chorób (takich jak HIV), wciąż zauważamy, że selekcja naturalna nas niszczy. Pod tym względem mechanizm adaptacji jest już znacznie zmieniony na poziomie selekcji naturalnej. Również na poziomie selekcji seksualnej nie jesteśmy już zależni od jak największego sukcesu reprodukcyjnego. Wręcz przeciwnie, możliwość rozmnażania się na dużą skalę nie wydaje się już być kryterium selekcji seksualnej. Przemawiają za tym niskie wskaźniki urodzeń we wszystkich wysoko rozwiniętych krajach.

Dziś twierdzi się, że na przykład goła skóra jest upośledzeniem (Zasada Upośledzenia Zahaviego), na które stać tylko bardzo sprawny organizm. Cechy selekcji seksualnej stają się więc mechanizmem selekcji naturalnej w walce o przetrwanie. Wątpliwe jest jednak, dlaczego np. naga czaszka nie rozwinęła się jako ideał piękna (utrata ciepła jest największa nad głową i dlatego byłaby jeszcze większym upośledzeniem) lub dlaczego np. osoby po amputacji lub niepełnosprawne w inny sposób nie są uważane za piękne, ponieważ jest to również upośledzeniem dla osoby noszącej.
Selekcja seksualna nie może być jednak zredukowana tylko do selekcji naturalnej, lecz jest szczególną formą selekcji. Wpływ kulturowy jest również w dużej mierze ignorowany przez wspomniane teorie. Selekcja kulturowa, dokonywana przez grupy lub pojedyncze osoby, ma decydujący wpływ na człowieka. Chociaż możemy założyć, że atrakcyjność opiera się również na kryteriach ewolucyjnych, u ludzi od dawna jest ona bardziej zdeterminowana przez normy kulturowe, co pokażemy w czwartej części tej pracy.
Piękno lub atrakcyjność jest interpretowana przez powyższe teorie jako marker sprawności i dobrych genów, a tym samym przypisywana jest mu ewolucyjna przydatność.
Ewolucyjnie, szczególna cecha może być tworzona albo w wyniku celowego rozwoju, albo jako produkt uboczny tego rozwoju lub jako całkowity produkt przypadkowy. Cecha, która rozwija się celowo, z pewnością rozwija się ze względu na swoją przydatność.
Jednakże cechy, które są produktem ubocznym lub przypadkowym, mogą istnieć przez długi czas bez określonego celu, o ile nie są szkodliwe dla organizmu. W trakcie ewolucji jednak, raz przypadkowa lub uboczna cecha produktu może nabrać sensu,

tak że okaże się ona użyteczna tylko w retrospektywie. Tylko dzięki tej liczbie zmian natura jest w stanie reagować na nagłe zmiany środowiskowe. Te użyteczne cechy mają największe szanse na przetrwanie w następnych pokoleniach, ponieważ zapewniają przetrwanie. Jednak wszystkie nieszkodliwe cechy mogą być również przekazywane dalej niezauważone, dopóki nie okażą się utrudniające lub przydatne. Produkty uboczne pochodzenia naturalnego również nie mogą być wyjaśnione wyłącznie poprzez selekcję naturalną. Oznacza to, że natura pozwala również, aby w procesie ewolucyjnym rzeczy pojawiały się jako bezużyteczne produkty uboczne, które dopiero później służą swojemu celowi. Dopóki nie stanowią one przeszkody, mogą nawet istnieć bez przewagi (jak wyrostek robaczkowy lub męskie sutki). Konsekwencją ewolucji jest właśnie to, że różnorodność, nieokreślona liczba wariantów, jest tworzona w celu zapewnienia, że różne scenariusze środowiskowe mogą "przetrwać". Oznacza to, że takie struktury nie rozwijają się specjalnie w określonym celu.

Termin "Spandrel", ukuty przez paleontologa Goulda w ramach teorii "punktowej równowagi" (Gould and Eldredge[71]) chce wyjaśnić, że w historii ewolucji istniały pewne procesy, w których "odpad" lub produkt uboczny tej adaptacji opracowany przez adaptację jednej części i ten produkt uboczny okazał się później użyteczny. Chociaż początkowo nie był on adaptacyjny, znaleziono "cel" dla produktu odpadowego, niejako w adaptacji wstecznej. Nie wszystkie rozwiązania muszą być od początku zaprojektowane w konkretnym celu, funkcjonalność można udowodnić również później.[72]

Sprzeciwiają się więc idei, że ewolucja jest zawsze pierwsza adaptacyjna, czyli najlepiej przystosowana.

Gdyby funkcja piękna była naprawdę tylko przydatna w sensie zewnętrznie widocznego makijażu genetycznego użytkownika z efektem sygnalizacyjnym dla innych, marker ten nie byłby wystarczająco elastyczny, aby reagować na zmiany warunków otoczenia. Aby to zrobić, trzeba by spierać się z ideałem piękna, który nie

---

[71]Eldredge N, Gould SJ: Equilibria punktowa: alternatywa dla fizjologicznego gradualizmu. W: Modele w paleobiologii. (1972) 82-115

[72]Gould SJ: Wyjątkowa doskonałość spandreli jako terminu i prototypu. Postępowanie Narodowej Akademii Nauk USA 94 (1997) 10750-10755

zmienił się od początku istnienia ludzkości (jest to oczywiście błędne), ponieważ skład genetyczny jednostki nie może zmieniać się w tym samym tempie co ideały piękna. Zwłaszcza w ostatnich dziesięcioleciach ideał ten zmieniał się bardzo często, więc nie można zakładać, że w takim samym stopniu zmienił się także makijaż genetyczny. Zakładając, że wygląd jest w rzeczywistości sygnałem dla, na przykład, układu odpornościowego użytkownika, może on również dostarczyć jedynie informacji o podstawowym składzie genetycznym użytkownika. Choroby, które mogą wystąpić w ciągu całego życia, nie mogły być w ogóle wykryte. W tej pracy pokażemy również, że ideał piękna zmienia się w zdecydowanie zbyt krótkich odstępach czasu, aby być niezawodnym znacznikiem zdrowia dostosowanym do warunków otoczenia za pomocą historycznych zdjęć portretowych sztuki.
Piękno prawdopodobnie nie podlega żadnej czysto ewolucyjnej użyteczności, która mogłaby wskazywać na sprawność genetyczną. Piękno nie jest ściśle dostosowane do warunków środowiskowych i może się zmieniać tak często, ponieważ nie jest tak istotne dla przetrwania i jest dostosowane do standardów kulturowych.

1.6 Zmienność ideału piękna

Preferencje estetyczne są niezwykle zmienne. W tej pracy przedstawimy przegląd ideałów piękna, które panowały w różnych wiekach i przedstawimy je za pomocą słynnych obrazów znanych malarzy. W przejściu od antyku do średniowiecza, renesansu i rokoka, klasycyzmu, neoklasycyzmu i realizmu, prerafaelitów i symbolizmu do modernizmu i postmodernizmu pokazujemy, jak zmienił się ideał twarzy i ciała.
W części czwartej zaprezentowany zostanie starożytny posąg Wenus z Milo, Adam i Ewa Cranacha i Dürera, Mona Lisa Leonarda da Vinci i "Dama z gronostajem" Boticellego, portrety Simonetty Vespucci i wiele innych obrazów. We współczesnych czasach medium fotografii zajęło miejsce malarstwa, więc zamiast malowanych portretów pokazujemy zdjęcia ikon piękności, takich jak Marilyn Monroe, Twiggy czy Claudia Schiffer. Po tym okresie bardzo dziecięcych, słodkich twarzy, preferencje na wybiegach i w magazynach mody rozwinęły się w ostatnich latach od surowych (np. Stella Tennant) do niemal groteskowych rysów twarzy, takich jak bardzo szeroko rozstawione oczy (np. Lily Cole). Wszystkie te idealne piękności są również

pochodzenia kaukaskiego, inne rasy są raczej rzadkie w ujęciu procentowym, więc niewiele można powiedzieć o ich idealnych proporcjach.
Na podstawie faktycznie dowiedzionej zmienności ideału piękna można stwierdzić, że piękno nie może być znacznikiem kondycji fizycznej, ponieważ ideał ten zmienił się zbyt szybko, aby dostosować się do zewnętrznych struktur środowiskowych i dać jakiekolwiek wskazówki dotyczące zdrowych genów. Jest również oczywiste, że ideały minionych epok różniły się od siebie i, jak twierdzono w teorii, nie zawsze pozostawały takie same ewolucyjnie. Cechy wskazane w badaniach, takie jak dzieciństwo, dojrzałość i młodość, są również obecne, ale w zupełnie innej formie. Na przykład badacze definiują duże oczy i mały nos jako cechy charakterystyczne dla dzieciństwa. Jak jednak widać na zdjęciach, większy nos był ideałem minionej epoki. Również zdefiniowane kości policzkowe jako cecha dojrzałości nie mogą być uznane za cechy idealne we wcześniejszych wiekach. Przeciwnie, przedstawione piękne panie są często dość pulchne lub mają idealnie owalne twarze. Podczas gdy bardzo okrągłe czoło, które często było nawet golone, aby podstawa czoła wyglądała jeszcze wyżej, było jedną z cech piękna przeszłości, ta dziecięca cecha nie jest już dziś modna. Które cechy piękna są interpretowane przez badania jako cechy z dzieciństwa, a które jako cechy dojrzałości są zorientowane tylko na aktualny smak czasów, aby poprzeć odpowiednią hipotezę.
Zobaczysz również, że ideał ciała zmienił się z raczej otyłego na niezwykle chudy. Przynajmniej ideał chudości ma niewielką wartość zdrowotną z ewolucyjnego punktu widzenia (i dlatego nie może mieć charakteru sygnalizacyjnego dla dobrych genów). Często te kształty ciała są szkodliwe nie tylko dla użytkownika, ale także dla jego potomstwa.
W tej pracy zostanie więc postawiona hipoteza, że piękno jest w dużej mierze kształtowane również kulturowo. Można zauważyć, że w poszczególnych społeczeństwach ideał organizmu zależy w szczególności od tego, co sygnalizuje dobrobyt, niezależnie od tego, czy jest on również zdrowy.
W ostatnich dziesięcioleciach szczególnie często zmieniały się również ideały twarzy. Może to wynikać z faktu, że sektor mody stał się przemysłem o niezwykle wysokich obrotach i zawsze szuka czegoś nowego. Modelki, które uważane są za ideały urody, często są również rożkami reklamowymi, które muszą przyciągać uwagę, aby w ogóle

zostać zauważone w wielu reklamach.

Aby wyróżnić się na tle mas, konieczne jest również propagowanie czegoś, co jest dość rzadkie w poszczególnych społeczeństwach (np. bardzo wysokie kobiety), ale co mimo to cieszy się pozytywnym uznaniem. Bardzo mały rozmiar ciała również występuje rzadko, ale nie jest wypełniony pozytywnym postrzeganiem i dlatego nie jest ideałem piękna.

1.7 Cel tej pracy

W tej pracy pokażemy przede wszystkim, co jest przedmiotem badań naukowych nad pięknem i jak te badania są metodycznie traktowane.

Po pierwsze, zbadamy ramy dochodzenia, "ustawienie". Jakie są warunki wstępne do tego od samego początku? W pracy tej należy wykazać, że tzw. badania naukowe poprzez formę ich badania już współtworzą wynik.

Wreszcie, należy zbadać interpretację wyników. Czy dane są oceniane w ich warunkach ramowych, czy też przypisuje się im większe znaczenie niż faktycznie istnieją? W tym kontekście wyjaśniono, jak wygląda struktura statystyk, w jaki sposób i jakie korelacje są obliczane oraz wskazano na różne słabości w obliczaniu korelacji. W tym kontekście omawiane są również najważniejsze analizy międzykulturowe i badania nad niemowlętami, które dotyczą dowodu na uniwersalny ideał, ponieważ właśnie tam ważny jest właściwy dowód na podobieństwa i różnice. Na podstawie analiz, których celem jest ujawnienie rzekomego związku pomiędzy asymetrią a zaburzeniami psychicznymi (tj. im bardziej asymetryczna twarz, tym więcej problemów psychicznych dana osoba powinna mieć), możemy również wykazać, że często nawet początkowe pytanie należy traktować z rozwagą.

W pracy tej przedstawiono znanych autorów, którzy w swoich pracach mocno nawiązują do Darwina. Teoria "Handicapu" Amotza Zahaviego i teoria "Inwestycji rodzicielskich" Roberta Trivers'a otrzymują specjalne wyróżnienie w trzeciej części. W tym względzie wyjaśnimy również teorie Darwina dotyczące selekcji naturalnej i seksualnej. Należy wziąć pod uwagę jego przypuszczenia dotyczące preferencji estetycznych niektórych cech jako wartości nowości.

Możemy pokazać w tej pracy jako negatywną hipotezę, że wyniki badań często nie dają jednoznacznych wyników i tym samym można zakwestionować interpretację piękna jako ewolucyjnej funkcji biologicznej. Jako pozytywną hipotezę pokazujemy w czwartej części, że piękno (przynajmniej to, co uważane jest za piękne) jest zmienne i podlega zmieniającym się preferencjom estetycznym współczesnego smaku.

Część 2: Badania

2.1 Pomiar - dobór osób testujących i projekt badań

W dalszej części rozdziału zajmiemy się zakresem niniejszych badań. Patrzymy na to, kto jest badany, a kto ocenia. Jakie kryteria stosuje się do oceny, tzn.: W jaki sposób jest mierzone to, co jest atrakcyjne w tych badaniach?

Przede wszystkim wybierany jest kolektyw, jak wspomniano powyżej, młodych osób testowych.

Przeciętnie, uczestnicy testu są bardzo młodzi i tylko pewien rodzaj atrakcyjności, a mianowicie młodociani seksualni, jest badany przez szczególnie młody kolektyw.

Przedmiotami Cunninghama w publikacji "Ich wyobrażenia o pięknie są, ogólnie rzecz biorąc, takie same jak nasze",[73]w której prowadzi kilka studiów, są studenci w wieku średnio 22,92 i 23,63 lat, w innych testach jakie przeprowadził mają 22,42 i 21,09 roku życia. Uczennice te zostały poproszone o ocenę zdjęć różnych twarzy kobiet pod względem ich atrakcyjności.

Ponad połowa z 48 ocenianych zdjęć została wykonana przez kobiety biorące udział w konkursach piękności; tylko 22 z prezentowanych kobiet były "normalnymi" studentkami.

W Cunningham's "Czego chcą kobiety? Facialmetric assessment of multiple motives in the perception of male facial attractiveness"[74] w trzech eksperymentach, badane kobiety, które miały tu ocenić obrazy, miały średnio 19,83, 18,90 i 20,90 lat.

O fotografowanych mężczyznach mówi się tylko "starsi koledzy", a więc są oni prawdopodobnie nieco powyżej przeciętnego wieku ocenianych kobiet, które wszystkie były "studentami". Terminy te pochodzą z obszaru języka anglo-amerykańskiego, ponieważ większość badań również pochodzi z tych krajów. Dla wyjaśnienia: "Seniorzy" są "studentami" na czwartym, a więc ostatnim roku studiów. W pierwszym roku nazywa się je "Freshman", następnie "Sophomores" w drugim i "Juniors" w trzecim.

Również w dwóch eksperymentach z badania Cunninghama "Pomiar atrakcyjności fizycznej: quasi-eksperymenty w socjobiologii piękna kobiecej twarzy"[75] oceniający byli "studentami", a fotografowane osoby "seniorami".

---

[73]Cunningham MR et al..: Ich wyobrażenia o pięknie są, ogólnie rzecz biorąc, takie same jak nasze: Spójność i zmienność w międzykulturowym postrzeganiu fizycznej atrakcyjności kobiet. Journal of Personality and Social Psychology 68 (1995) 261-279

[74]Cunningham MR et al..: Czego chcą kobiety? Ocena twarzowo-metryczna wielu motywów w postrzeganiu męskiej atrakcyjności fizycznej. Journal of Personality and Social Psychology 59 (1990) 61-72

[75]Cunningham MR: Pomiar atrakcyjności fizycznej: quasi-doświadczenia w zakresie socjobiologii piękna kobiecej twarzy. Journal of Personality and Social Psychology 50 (1986) 925-935

Gangestad i in. w pracy "Atrakcyjność twarzy, stabilność rozwoju i asymetria wahań"[76] do badań nad symetrią ciała i twarzy wykorzystali średnio 23,2-latków (od 18 do 50 lat).
W dem Artikel von Gangestad und Simpson "Postrzeganie atrakcyjności fizycznej": Mechanizmy zaangażowane w utrzymanie romantycznych relacji"[77] betrug das mittlere Alter der Testpersonen 19,3 Jahre.
Rhodes führte ihre Studien "Symetria twarzy i postrzeganie piękna"[78], "Czy przeciętne konfiguracje twarzy są atrakcyjne tylko z powodu ich symetrii?"[79] i "Czy średnia twarz i symetria sygnalizuje zdrowie?"[80] ebenfalls anhand von jungen Studenten durch.
Dion i Berscheid i in. w "What is beautiful is good"[81] wykorzystali również młodych studentów psychologii studenckiej.
W większości znanych mi badań nie podaje się dokładnie, w jakim wieku są oceniane przedmioty, a jedynie ogólne stwierdzenie, że zdjęcia pochodzą z "rocznika uniwersyteckiego", tzn. testowane osoby to młodzi dorośli.
Jedyne badanie, jakie znalazłam w literaturze przedmiotu, w którym oceniane były osoby naprawdę stare, testowane (średnia wieku 77,5 roku), zostało[82] przeprowadzone przez Rotema Kownera w "Asymetrii twarzy i ocenie atrakcyjności w perspektywie rozwoju".

Ewaluatorzy" w tego typu studiach otrzymują więc zdjęcia z tzw. "rocznika szkolnego", tj. zdjęcia z gazetki dyplomowej ich liceum.
Zdjęcia te są w większości czarno-białe - zdjęcia, wykonane w perspektywie frontalnej (czyli od frontu). Stwierdzenie o atrakcyjności jest więc dokonywane na podstawie zdjęć, którym całkowicie brakuje koloru, dynamiki i różnych perspektyw. Brakuje również wrażenia przestrzennego. Możemy stwierdzić, że w tych badaniach ocena atrakcyjności i piękna opiera się na fotografiach, na których w dużej mierze brak jest kryteriów takich jak ekspresja i żywość.

---

[76]Gangestad SW, Thornhill R: Atrakcyjność twarzy, stabilność rozwoju i asymetria wahań. Etyka i socjobiologia 15 (1994) 73-85
[77]Simpson JA et al..: Postrzeganie atrakcyjności fizycznej: Mechanizmy związane z utrzymywaniem relacji romantycznych. Journal of Personality and Social Psychology 59 (1990) 1192-1201
[78]Rhodes G et al..: Symetria twarzy i postrzeganie piękna. Biuletyn Psychologiczny i Przegląd 5 (1998) 659-669
[79]Rhodes G et al..: Czy przeciętne konfiguracje twarzy są atrakcyjne tylko ze względu na ich symetrię? Nauki psychologiczne 10 (1999) 52-58
[80]Rhodes G et al..: Czy uśrednianie twarzy i symetria sygnalizują zdrowie? Ewolucja i ludzkie zachowanie 22 (2001) 31-46
[81]Dion KK et al..: To, co jest piękne, jest dobre. Journal of Personality and Social Psychology 24 (1972) 285-290
[82]Właściciel R: Asymetria twarzy i ocena atrakcyjności w perspektywie rozwoju. Journal of Experimental Psychology: Human Perception and Performance 22 (1996) 662-675

Następnie pyta się różnych mężczyzn lub kobiet, jak atrakcyjne są dla nich te testowane osoby lub ich symetria twarzy. Ocena ta jest "zobiektywizowana" za pomocą skali od 1 do X od bardzo atrakcyjnej do bardzo nieatrakcyjnej. Kryterium badania jest prawdopodobnie, ale niezbyt bezpieczne. Zależy to w każdym przypadku od ram, w jakich prowadzone jest badanie, kto dokonuje oceny i jakie osoby są oferowane do oceny. Piękne jest więc to, co właśnie uważane jest za piękne. Oznacza to również, że zrozumienie tego, co jest dziś piękne, może się zmienić. To, co dzisiaj jest piękne, mogło nie być uważane za piękne w przeszłości, a w przyszłości może nie być możliwe, aby uznać je ponownie za piękne. Spojrzenie na ideały piękna minionych epok zdaje się to potwierdzać, co pokażemy w czwartej części. Jeśli jednak, tak jak w badaniach, twierdzi się, że chce się znaleźć ideał piękna, który domaga się ponadczasowej ważności w różnych kulturach, a więc niezależnie od odpowiednich trendów mody, to tymczasowa, zmienna ważność wyników jest sprzeczna z podaną argumentacją. Kryterium badania nie jest więc kryterium obiektywnym, ponieważ zawsze jest zależne od grupy respondentów.

To, co osoby testujące rozumieją przez "atrakcyjność", zależy od nich. Twoja interpretacja atrakcyjności może oznaczać "przystojny" lub "uroczy", "ładny", "przystojny", "piękny", "seksowny", "czarujący", "uroczy", "uroczy", "uroczy", "zgrabny", "uroczy" lub "rozkoszny". Dzięki specyfikacji "atrakcyjne" osoby testujące otrzymują tylko nieprecyzyjne wskazówki, co mają do oceny.

Oceny sędziów są następnie skorelowane, aby sprawdzić, czy wyniki są wiarygodne, tzn. czy w pewnym stopniu zgadzają się ze sobą, i czy nie ma zbyt wielu "odstających", tzn. różnych ocen tych samych twarzy.

Twarze na zdjęciach są mierzone według określonych kryteriów, tak więc określa się długość i szerokość twarzy w różnych miejscach, odległości oczu, wielkość i wysokość, długość i szerokość nosa, wysokość i szerokość ust, wysokość brwi itp.

Następnie sprawdza się, jakie podobieństwa miały atrakcyjne twarze w stosunku do nieatrakcyjnych twarzy lub jak pewne cechy twarzy do oceny, takie jak duże oczy, korelują z oceną atrakcyjności.

Nie ma też tutaj żadnej wiarygodnej korelacji, która by udowodniła, jakie czynniki dokładnie spowodowały pozytywną lub negatywną ocenę obrazów. Fakt, że dwa zdjęcia są uważane za atrakcyjne, może wynikać z dwóch różnych cech, nawet jeśli są podobne w jednej z nich. Wpływ takich czynników jak wiek, płeć czy rasa jest obliczany i pobierany z wyników statystycznych, aby zobaczyć dokładnie, które składniki składają się na wynik. Tutaj staje się jasne, jak dużą wagę ma prawidłowe obliczenie efektów statystycznych.

Można zauważyć, że ramy dochodzenia mają duże znaczenie dla określenia jego wyników. Jeśli tylko młodzi ludzie są dostępni do oceny i tylko młodzi ludzie oceniają, wtedy tylko "młody" ideał może wyjść na jaw. Sposób prezentacji twarzy, które mają być ocenione, ma duży wpływ: czy kolorowe zdjęcie lub obraz jest prezentowany w czerni i bieli, czy jest pokazany samemu, czy też w przeciwieństwie do innego obrazu, z pewnością ma wpływ na widza. Jak zmierzyć te wyroki i uczynić je porównywalnymi, jest najtrudniej rozwiązać. Kwestionowanie sędziego i późniejsza klasyfikacja w skali od 1 do X z pewnością nie jest szczególnie dokładnym kryterium.

2.1.1 O statystyce w ogóle

W ocenie tej pewną rolę odgrywają również efekty kontekstowe. Jeśli, na przykład, dwa obrazy są wyświetlane obok siebie do oceny, mogą wystąpić efekty kontrastu lub asymilacji.[83]

Z efektem kontrastu, mniej przystojna osoba obok dobrze wyglądającej osoby jest oceniana jako jeszcze mniej atrakcyjna, niż gdyby była oceniana sama (tzn. bez drugiej osoby obok). W przeciwieństwie do osoby bardziej atrakcyjnej, werdykt na osobę mniej atrakcyjną jest jeszcze bardziej negatywny.

Z drugiej jednak strony, bardziej pozytywne oceny mogą być również zauważalne dla oceniającego. W otoczeniu atrakcyjnej osoby, mniej atrakcyjni ludzie są czasami lepiej oceniani, a część blasku ładnej osoby (osób) spada na innych, że tak powiem. Zjawisko to nazywane jest asymilacją. Który z tych dwóch efektów jest wynikiem, zależy od sposobu prezentacji bodźców. W porównaniach parami i procedurach rankingowych można założyć, że te dwa efekty w naturalny sposób na nie wpływają.

Prezentacja obrazów o niezrównoważonym zakresie niezbyt atrakcyjnych lub bardzo atrakcyjnych będzie miała wpływ na ocenę obrazów w średnim zakresie, które wtedy będą albo gorsze (tj. jeśli więcej obrazów atrakcyjnych bodźców będzie prezentowanych niezrównoważonych) albo lepsze (tj. jeśli więcej obrazów nieatrakcyjnych osób będzie prezentowanych).

Jeśli przedstawisz wiele obrazów po kolei, skala oceny również zostanie zniekształcona. Możliwe, że na początku obserwator będzie oceniał trudniej, lub odwrotnie, i będzie miał tendencję do wystawiania lepszych ocen na początku.

---

[83] Henss R: Efekty kontekstowe w ocenie atrakcyjności fizycznej. W: Atrakcyjność fizyczna. (1993) 61-94

Ponieważ nie mamy obiektywnej definicji piękna, o tym, co jest piękne, decyduje konsensus większości. To tak zwane porozumienie w sprawie orzeczeń jest zazwyczaj obliczane jako korelacja średnich wartości dwóch grup sędziów. W pomiarze korelacji porównuje się dwie grupy w ich ocenie atrakcyjnych i mniej atrakcyjnych bodźców. Jeśli istnieje wysoka korelacja, jest ona interpretowana jako dopasowanie. Porozumienie w sprawie oceny jest największe, gdy wszystkie wartości w wierszach mają tę samą wartość. Oznacza to, że nie ma wariancji spowodowanej przez ewaluatora. Całkowita różnica byłaby wtedy tylko różnicą między zdjęciami, ponieważ nie ma żadnej różnicy między sędziami.

Dla wyjaśnienia terminologii: Odchylenie jest miarą rozproszenia, tzn. tego, jak bardzo zmienna odbiega od swojej oczekiwanej wartości. Z jednej strony, na rozproszenie to mogą mieć wpływ błędy pomiaru, błędy losowe lub wahania cech, a z drugiej strony, rzeczywiste różnice pomiędzy poszczególnymi pomiarami a wartością oczekiwaną. Niezawodność (dokładność lub rzetelność) jest to ta część wariancji, która uwzględnia rzeczywiste różnice między poszczególnymi pomiarami a wartością oczekiwaną (tj. różnice, które nie wynikają z błędów pomiaru, błędów losowych lub wahań cech). Jeśli niezawodność jest wysoka, wynik powinien być zawsze taki sam przy powtarzaniu testu kilka razy w tych samych warunkach (ponieważ błędy pomiaru, błędy losowe i wahania cech są niezwykle małe w pomiarach o wysokiej niezawodności i mierzone są tylko rzeczywiste różnice).

Ze względu na korelację średniej wartości grupy sędziów, różnice są od początku "uśredniane"; różnice między sędziami grupy nie są więc brane pod uwagę.[84] Im więcej osób znajduje się w dwóch grupach porównawczych, tym bardziej różnice znikają po obliczeniu i porównaniu tych dwóch średnich wartości. Oczekiwana wartość dla różnic średnich wartości w obrębie populacji gaussowskiej (rozkład normalny) wynosi zero. Innymi słowy, stary argument, że próba jest zbyt mała i dlatego nie nadaje się do wykorzystania, jest już nieaktualny, zwłaszcza jeśli chodzi o współczynniki korelacji. Im mniejsza grupa, tym bardziej indywidualne preferencje stają się widoczne w wynikach.

Jeżeli natomiast porównuje się ze sobą średnie wartości dwóch dużych grup i wartości te są ze sobą skorelowane, to przy porównywaniu tych dwóch grup, które mają bardzo dużą liczbę członków grupy, średnia wartość obu byłaby w przybliżeniu taka sama, tzn. wartość korelacji byłaby bliska 1.

[84]Hassebrauck M: Ocena atrakcyjności fizycznej. W: Atrakcyjność fizyczna. (1993) 29-59

Sposób obliczania współczynnika korelacji uniemożliwia rejestrowanie systematycznych różnic w wariancji i średniej.[85] W rezultacie, wartość meczu jest wyższa niż w rzeczywistości.

Wysokie wartości "r" (wartość korelacji lub tzw. współczynnik korelacji iloczynu i momentu) pomiędzy ocenami osób oceniających są konsekwentnie interpretowane w literaturze jako reprezentujące niezwykle wysoki stopień zgodności w ocenach tych atrakcyjnych twarzy. Jednak to "r" wskazuje tylko na to, jak wiarygodny jest test jako całość, tzn. jak wysoka jest jego wiarygodność. Hassebrauck[86] pisze: "Wielokrotnie obserwowana wysoka korelacja międzygrupowa nie może być traktowana jako wskaźnik *konsensusu poszczególnych sędziów*. Podane współczynniki korelacji są <split-half> - wiarygodnością sędziów i wskazują, jak wiarygodnie oceniają oni ogólną atrakcyjność fizyczną osób stymulujących.

Tak więc w zasadzie większość porównań mierzy tylko niezawodność podzieloną na pół. Wartości średnie dwóch grup osób oceniających są porównywane i skorelowane (jako kowariancja).

W niektórych przykładach obliczeń Hassebrauck pokazał, że korelacja osądowa "r" nie jest taka sama jak konsensus osądowy. Hassebrauck może zatem stwierdzić: "Praktyka interpretowania r w sensie konsensusu sędziów, która do tej pory była powszechna, prowadzi oczywiście do masowego przeceniania faktycznie istniejącego konsensusu"[87] oraz "Często czytane stwierdzenie, że ocena atrakcyjności fizycznej osób jest dokonywana z dużą zgodnością między jednostkami, może być rozumiane jedynie na tle niewłaściwej interpretacji wiarygodności średnich ocen jako wskaźnika konsensusu sędziów. Chociaż wiarygodność ta była niezwykle wysoka w obu badaniach (przykłady obliczeń Hassebraucka, notatka autorska), to jednak sprawdzenie zgodności oceny na podstawie współczynnika wewnątrzklasowego wykazało jedynie bardzo niskie wartości zgodności.[88]

Dlatego też "r" nie odzwierciedla żadnego porozumienia co do zgodnej oceny atrakcyjności bodźców.

Jedynie założenie, że w ogóle istnieje porozumienie w sprawie osądu, sprawia, że chęć zmierzenia takich korelacji jest sensowna; warunkiem koniecznym do tego jest duża doza porozumienia, które należy znaleźć.

---

[85]Hassebrauck M: Ocena atrakcyjności fizycznej: Konsensus wśród sędziów? Journal for Social Psychology 14 (1983) 153

[86]Hassebrauck M: Ocena atrakcyjności fizycznej: Konsensus wśród sędziów? Journal for Social Psychology 14 (1983) 153

[87]Por. Ibid., str. 156.

[88]Por. Ibid., str. 158.

Tabelle 2.3: 3 Sets mit fiktiven Daten

	I				II				III			
Urteiler	1	2	3	4	1	2	3	4	1	2	3	4
	Gr.1		Gr.2		Gr.1		Gr.2		Gr.1		Gr.2	
Bild 1	1	1	1	1	1	1	3	3	1	2	2	4
Bild 2	2	2	2	2	2	2	4	4	2	3	4	6
Bild 3	3	3	3	3	3	3	5	5	3	4	6	8
Bild 4	4	4	4	4	4	4	6	6	4	5	8	10
Bild 5	5	5	5	5	5	5	7	7	5	6	10	12

Rys. 1: Tabela 2.3 z zestawami danych (od: Hassebrauck, M. i Niketta, R.: Atrakcyjność fizyczna (s. 34)).

Jeśli spojrzymy na tabelę 2.3, widzimy doskonałą zgodność w I

Sędzia 1 i 2 z grupy 1 przyznają ocenę 1 a 1, podobnie jak sędzia 3 i 4 z grupy 2. Ponieważ wartości we wszystkich wierszach I są dokładnie takie same, wartość korelacji wartości średnich wynosi 1 (jako maksymalna wartość największej wiarygodności).

Jednakże w II, ten współczynnik korelacji (lub korelacja produkt-moment) wynosi również 1,0, chociaż oceny różnią się w wartościach bezwzględnych. Rysunek 1 jest oceniany przez obu oceniających jako 1 według grupy 1, podczas gdy grupa 2 zgadza się z 3 jako oceną. Jak widać, wartość druga została dodana do wszystkich wartości z grupy 2.

W III roku wszystkie wartości z grupy 2 zostały pomnożone przez współczynnik dwa w porównaniu z grupą 1.

Ponieważ jednak obliczenie wartości korelacji wartości średnich jest niezmienne, tzn. w sposób niedający się dostosować do tej sytuacji, do zmian dodatków lub mnożników, nie ma różnicy w wyniku dla "r". "r" zawsze pozostaje 1.

2.2 Porównanie kulturowe w badaniach międzykulturowych

Kwestia nadrzędnego standardu urody została dopiero stosunkowo późno zrozumiana przez środowisko naukowe jako dziedzina badań. Z pewnością zawsze istniało wielkie zainteresowanie pięknem, ale upodobania i niechęci nie były systematycznie rejestrowane. Tylko malarze i rzeźbiarze dbali o ludzkie proporcje, aby nadać swoim modelom idealne wymiary, które uważali za obowiązujące. Proporcje te opierały się, na przykład, na złotej proporcji w celu uzyskania matematycznie bezbłędnej proporcji.

W czasach nowożytnych, we wczesnych latach badań socjologicznych i psychologicznych za politycznie niepoprawne uznano przyjrzenie się wyglądowi osoby. Wygląd nie powinien odgrywać żadnej roli w zachowaniu. Fakt, że wygląd był przede wszystkim czynnikiem oceny osobowości i często pomagał faworyzować ludzi dobrze wyglądających w życiu zawodowym i codziennym, był sprzeczny z własnym rozumieniem demokracji. Wydawało się niesprawiedliwe, że piękno odgrywa tak dużą rolę w ocenie osoby, choć nie ma to nic wspólnego z indywidualnymi osiągnięciami czy rzeczywistym charakterem. Jednak "to, co piękne, jest również dobre" wydaje się być uprzedzeniem, które przetrwało w wielu dziedzinach życia od czasów starożytnych do dnia dzisiejszego.

Liczba opublikowanych opracowań z dziedziny medycyny, socjologii i psychologii, które dotyczyły wyglądu, ideałów urody i przewagi społecznej pięknych ludzi, następnie od lat 80. drastycznie wzrosła. Możliwe jest również, że nowe możliwości chirurgicznej zmiany cech ciała sprawiły, że badania te stały się jeszcze bardziej interesujące dla ogółu społeczeństwa, tak aby można je było wprowadzać na rynek w sposób efektywny medialnie. W opisanych poniżej badaniach Iliffe[89], Crossa[90], Jonesa[91], Bussa[92] i Cunninghama można[93] zobaczyć, jak powoli rozprzestrzenia się kwestia międzykulturowego ideału piękna. Iliffe po raz pierwszy zbadał dość duży kolektyw w Wielkiej Brytanii, Cross rozszerzył zakres dochodzenia.

o innej rasie i płci. Jones następnie rozszerzył badane zbiorowisko do pięciu populacji, a Buss następnie badał 37 krajów. Takie badania służą znalezieniu ogólnoświatowego "standardu

---

[89]Iliffe AH: Badanie preferencji w zakresie kobiecego piękna. British Journal of Psychology 51 (1960) 267-273

[90]Krzyż JF, Krzyż J: Wiek, płeć, rasa i postrzeganie piękna twarzy. Psychologia rozwojowa 5 (1971) 433-439

[91]Jones D, Hill K: Kryteria atrakcyjności twarzy w pięciu populacjach. Natura ludzka 4 (1993) 271-296

[92]Buss DM: Różnice płciowe w preferencjach ludzkich kolegów: Hipotezy ewolucyjne testowane w 37 kulturach. Nauki o zachowaniu i mózgu 12 (1989) 1-49

[93]Cunningham MR et al..: Ich wyobrażenia o pięknie są, ogólnie rzecz biorąc, takie same jak nasze: Spójność i zmienność w międzykulturowym postrzeganiu fizycznej atrakcyjności kobiet. Journal of Personality and Social Psychology 68 (1995) 261-279

piękna", który, ponieważ nie znajduje się wtedy w jednej tylko kulturze, powinien być od urodzenia ułożony w człowieku. Jako argument przemawiający za tym często wspomina się, że istnieją klasyczne ideały piękna, które przetrwały te czasy. Oznacza to, że kultury i społeczeństwa zmieniały się i rozwijały w różny sposób na przestrzeni wieków, ale to samo poczucie piękna pozostało takie samo we wszystkich kulturach. Wpływ kultury nie jest zatem decydujący, musi raczej istnieć wrodzona preferencja dla pewnych twarzy i ciał.

Jeśli jednak spojrzeć na Wenus (lub Afrodytę) z Milos dzisiaj, prawdopodobnie nie wygrałaby żadnego konkursu piękności. Zbyt głęboko osadzone i zbyt wąskie oczy, o wiele za duży nos, płaskie, niskie czoło i raczej "mięsisty" podbródek nie są cechami, które obecnie uważane są za piękne i atrakcyjne.

Rys.2: Wenus z Milo

Niektórzy mogą więc wątpić, że istnieje uniwersalny standard, który przez wieki pozostawał niezmienny.

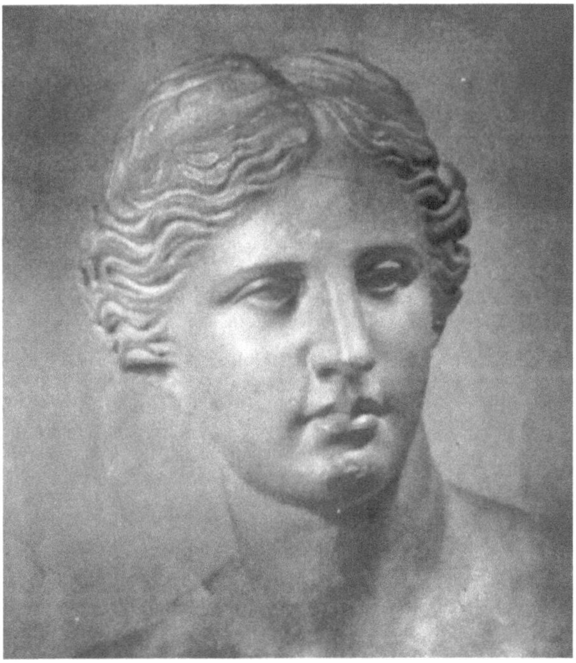

2.2.1 Iliffe

Jedno z pierwszych badań zostało zaproponowane przez Iliffe w 1960 roku[94]: "Badanie preferencji w zakresie kobiecego piękna". Nadal jest często proszona o udowodnienie, że preferencje dotyczące urody są takie same dla wszystkich i we wszystkich grupach wiekowych. W badaniu wykorzystano czarno-białe wizerunki dwunastu kobiet w wieku od 20 do 25 lat, z możliwie największym zróżnicowaniem wyglądu. Żadna z nich nie była aktorką filmową ani modelką. Zdjęcia zostały wydrukowane w serii sześciu fotografii, każda w jednej z brytyjskich gazet, a czytelnicy zostali poproszeni o wyrażenie swoich preferencji na wcześniej przygotowanej kartce. 4355 mężczyzn i kobiet, wszystkich z różnych regionów Wielkiej Brytanii, oddało swój głos.

Stwierdzono wysoką korelację w ocenie pomiędzy mężczyznami i kobietami oraz pomiędzy czterema różnymi grupami wiekowymi. Tylko w grupie powyżej pięćdziesiątego roku życia było mniej porozumienia z młodszymi zupami. Zmierzono również wzajemną zależność preferencji różnych grup zawodowych. Ujawniło to, że mniejsze jest porozumienie między niższymi i wyższymi grupami zawodowymi. Autor podaje tutaj jako możliwe wyjaśnienie, że "normy określone kulturowo są przekazywane poprzez edukację".[95]

Może się jednak zdarzyć, że w wyższych zawodach znajdzie się więcej osób starszych, co byłoby zgodne z wynikiem nieco innych preferencji osób po 50. roku życia. Fakt, że nieco starsi ludzie mają inne preferencje niż młodsi, może wskazywać na zmienny ideał piękna, na który mogą mieć wpływ czynniki takie jak media drukowane i filmowe.

Bo, jak przyznaje sam Iliffe, aby naprawdę osiągnąć namacalny rezultat w odniesieniu do ogólnie obowiązującego pojęcia piękna, badanie musiałoby zostać przeprowadzone z równie dużą liczbą osób z innych niż Zachód kręgów kulturowych, aby udowodnić, że te preferencje nie są spowodowane "czynnikami zakłócającymi", takimi jak media opiniotwórcze, i że rzeczywiście istnieje wrodzony standard u wszystkich ludzi.

"Potrzebne są bardziej intensywne badania, aby [...] zbadać, w jakim stopniu porozumienie wykazane wśród podmiotów w Zjednoczonym Królestwie rozszerzyłoby się na ludzi innych kultur".[96]

[94]Iliffe AH: Badanie preferencji w zakresie kobiecego piękna. British Journal of Psychology 51 (1960) 267-273

[95]Por. Ibid., str. 272.

[96]Ibidem.

2.2.2 Krzyż

Cross włączył teraz inne zmienne do swojego dochodzenia: Wiek, płeć i rasa. W związku z tym jego bardzo cenione opracowanie nosi tytuł "Wiek, płeć, rasa i postrzeganie piękna twarzy".[97] Było tu trzystu ewaluatorów, 80 z trzech różnych grup wiekowych (7, 12 i 17 lat) oraz 60 osób dorosłych w wieku od 30 do 50 lat (w innej części artykułu podano przedział wiekowy od 28 do 57 lat). Średnia wieku siedmiolatków wynosiła 7,4 roku, dwunastolatków 12,4 roku, a siedemnastolatków dokładnie 17 lat. Dorośli mieli średnio 36 lat. Wykorzystano tę samą liczbę kobiet i mężczyzn, jak również białych i czarnych. Zdjęcia do oceny były czarno-białe i wykonane z perspektywy frontalnej. Zostały one zrobione z roczników szkolnych, zdjęć klasowych i spisów pracowników.

Na 72 zdjęciach, składających się z mężczyzn, kobiet, czarnych i białych, rozłożonych na trzy grupy wiekowe (drugi rok, szkoła średnia i dorośli), powstało dwanaście grup (3 x wiek razy 2 x płeć razy 2 x kolor skóry) á sześć zdjęć każda. Średni wiek bodźców nie był zgłaszany dla żadnej z grup wiekowych, a różnice w kolorze skóry ograniczały się do czarnych i białych.

Die Frage wojna auch hier: "jeśli chłopcy mają inne pomysły niż dziewczynki, jeśli mężczyźni różnią się od kobiet, lub jeśli czarni ludzie różnią się od białych w swoich standardach urody".[98] Następnie uczestnik miał wybrać, które twarze uważa za "ładne lub przystojne, lub takie, które uważa za piękne".[99] Został pouczony, aby osąd ten opierał się tylko na tym, co uważał za najlepszy wygląd i nie wyobrażał sobie, czy lubi czy nie lubi tej osoby. Ponadto powinien on opierać swoją ocenę jedynie na własnym poczuciu piękna i nie brać pod uwagę żadnych norm społecznych.

Samo to zadanie wydaje się bardzo trudne: poza tym, że respondent nie otrzymuje jasnych wskazówek, jak dokładnie rozumieć pojęcie "atrakcyjności" (istnieje różnica między ładnym a pięknym), bardzo trudno jest nie brać pod uwagę norm kulturowych i trzymać się z dala od jakiejkolwiek oceny sympatii.

Jak już wspomniano powyżej, każda z testowanych osób otrzymała teraz dwanaście razy sześć zdjęć do obejrzenia i oceny. Najlepsze z każdego z sześciu zdjęć zostało odłożone na bok. Te dwanaście najlepszych zdjęć powinno być uszeregowane w kolejności od "źle wyglądających" do "bardzo pięknych" w porządku rosnącym. Wyniki wykazały, że od siedmiolatków do dorosłych ich ocena twarzy była mniej więcej taka sama, więc wiek nie odgrywał roli w ocenie.

---

[97]Krzyż JF, Krzyż J: Wiek, płeć, rasa i postrzeganie piękna twarzy. Psychologia rozwojowa 5 (1971) 433-439

[98]Por. Ibid., str. 434.

[99]Ibidem.

Z drugiej strony, istniała interakcja między wiekiem i płcią ocenianej twarzy a płcią osoby oceniającej. Najczęściej za najatrakcyjniejsze uznano siedemnastoletnie twarze. Niektóre porównania pokazały jednak, że twarze 17-latków nie były oceniane lepiej niż inne zdjęcia dzieci i dorosłych. Autor pisze: "Spośród 54 porównań zawartych w tabeli 1, 14 nie wykazuje takiej preferencji. Większość z tych wyjątków to osądy czarnych nastolatków według białych podmiotów, ale różnice są niewielkie".[100] Jeśli jednak przyjrzysz się bliżej Tabeli 1 na s. 435, zauważysz, że wszystkie oceny (7y./17y./exp.) i tak są bardzo zbliżone do siebie.

Ponadto, jeśli przyjrzymy się uważnie tabeli 1, zauważymy, że rzeczywiście siedemnastokrotnie (a nie czternastokrotnie, jak opisuje to autor, patrz poprzedni cytat) 17-latkowie byli oceniani gorzej niż 7-latkowie lub dorośli (patrz oznaczenia w tabeli 1). Siedem razy były wyroki czarnych ludzi o czarnych ludziach i dziesięć razy wyroki białych sędziów o czarnych ludziach, więc te wyjątki nie były, jak sugeruje autor, w zdecydowanej większości przypadków wyrokami białych sędziów o fotografiach czarnych nastolatków, ale stosunek ten był mniej więcej zrównoważony (7 do 10).

[100]Krzyż JF, Krzyż J: Wiek, płeć, rasa i postrzeganie piękna twarzy. Psychologia rozwojowa 5 (1971) 436

TABLE 1

MEAN BEAUTY RATINGS OF THREE AGE LEVELS OF BLACK AND OF WHITE MALE AND FEMALE FACES BY BLACK AND BY WHITE MALE AND FEMALE JUDGES AT FOUR AGE LEVELS

Judges' characteristics	Facial categories											
	Black						White					
	Male			Female			Male			Female		
	7 yr.	17 yr.	Adult	7 yr.	17 yr.	Adult	7 yr.	17 yr.	Adult	7 yr.	17 yr.	Adult
Age 7 judges												
Males												
White	4.3	4.0	3.7	4.0	4.6	3.5	5.0	5.8	4.0	4.7	5.4	3.9
Black	4.3	4.4	4.0	5.0	4.9	4.0	3.8	5.6	5.0	4.5	5.4	4.2
Females												
White	3.6	3.2	3.3	4.8	5.2	3.9	4.5	4.7	3.6	5.8	6.4	5.2
Black	4.4	4.2	3.6	5.0	5.4	4.6	3.9	4.8	3.5	5.4	5.4	4.8
Age 12 judges												
Males												
White	3.2	4.5	3.4	3.2	4.1	4.3	3.0	5.6	3.4	4.4	6.3	4.3
Black	3.3	5.2	4.8	4.2	5.6	5.0	3.4	5.4	2.8	4.6	6.6	4.6
Females												
White	4.1	3.8	3.0	4.6	4.8	5.2	4.2	5.5	3.0	5.2	6.6	4.6
Black	4.6	4.8	4.4	4.3	5.8	5.4	4.5	5.6	3.2	4.8	6.3	5.0
Age 17 judges												
Males												
White	4.4	4.2	4.0	3.3	4.5	4.0	3.6	6.0	3.8	5.0	6.4	4.9
Black	3.9	4.6	4.9	4.0	6.0	5.5	3.2	5.2	3.5	4.7	6.3	4.5
Females												
White	4.5	4.3	3.9	4.3	4.4	5.6	4.0	5.1	2.8	5.2	6.2	5.6
Black	4.0	5.4	4.8	3.6	5.4	5.7	4.0	5.3	2.2	4.2	5.8	3.8
Adult judges[a]												
Males												
White	4.1	4.6	3.8	3.5	4.8	4.2	4.2	5.2	3.6	4.2	5.8	5.0
Black	4.5	4.2	3.8	4.7	5.8	5.6	4.5	5.0	3.2	5.5	6.3	5.1
Females												
White	4.8	4.5	3.3	4.5	4.0	5.0	4.0	5.6	2.9	5.2	5.5	4.5
Black	4.5	4.7	3.9	3.8	5.1	5.4	5.3	4.8	2.7	5.3	6.6	4.9

[a] The average age of the adult judges was 36, ranging from 28 to 57 years.

Rys. 3: Tabela 1 Krzyża - Średnie oceny czarno-białych twarzy mężczyzn i kobiet w trzech grupach wiekowych w podziale na czarno-białych sędziów i kobiety z czterech kategorii wiekowych

Różnice, w których siedemnastolatkowie uzyskali gorsze wyniki w porównaniu z pozostałymi grupami, są tu na ogół tak samo duże, jak w wynikach, w których porównanie grup wiekowych między sobą jest pozytywne dla siedemnastolatków.

Chociaż z tabeli 1 wynika jasno, że rasa twarzy wydaje się mieć wpływ na ich ocenę (patrz cytat), w analizie korelacji pomiędzy rasą osoby oceniającej a rasą i wiekiem sfotografowanej twarzy nie stwierdzono istotnej interakcji. Mimo to, autor konkluduje na s. 437: "...i (f) rasa twarzy, białe twarze były oceniane bardziej atrakcyjnie niż czarne (4,7 kontra 4,4)", choć nie jest jasne, skąd pochodzi ta liczba.

Stwierdzono korelację między rasą i płcią osoby tworzącej wartość a płcią fotografii twarzy (tabela 3), ale wynika ona z faktu, że płeć odgrywa tu najważniejszą rolę. Twarze kobiet były gorzej (4,5) oceniane przez białych mężczyzn niż przez czarnych mężczyzn (5,0), a twarze mężczyzn przez białe kobiety (4,0) były również gorzej oceniane przez czarne kobiety (4,3).

TABLE 3

MEAN BEAUTY RATINGS OF MALE AND FEMALE FACES BY BLACK AND BY WHITE MALE AND FEMALE JUDGES

Sex and race of judge	Sex of face	
	Male	Female
Male judges		
White	4.2	4.5
Black	4.2	5.0
Female judges		
White	4.0	5.1
Black	4.3	5.0

Rys. 4: Tabela 3 Krzyża - Średnie oceny twarzy mężczyzn i kobiet przez czarno-białych sędziów płci męskiej i żeńskiej

Generalnie jednak, kobiety oceniły wszystkie inne twarze (poza dorosłymi mężczyznami) wyżej niż mężczyźni, z czego wynika, że "...(e) płeć twarzy, kobiece twarze uznano za bardziej atrakcyjne niż męskie..." oraz "(b) płeć sędziego, kobiety oceniły wszystkie inne twarze oprócz dorosłych mężczyzn wyżej niż mężczyźni". O[101] wpływie rasy świadczy również fakt, że czarni

[101]Krzyż JF, Krzyż J: Wiek, płeć, rasa i postrzeganie piękna twarzy. Psychologia rozwojowa 5 (1971) 437

na ogół wystawiali wyższe oceny z "(c) rasą sędziego, czarni wystawiali wyższe oceny niż biali, białe samce niżej, a białe samice niżej".[102]

Ogólnie rzecz biorąc, stwierdzono, że płeć i rasa osoby *oceniającej,* ale nie jej wiek, oraz wiek, płeć i rasa *osoby ocenianej wpływają na ocenę* atrakcyjności.

Sam Cross doszedł do wniosku, że zbyt mało grup wiekowych jest reprezentowanych w tym badaniu i że włączenie czynnika "rasa" jest bardziej zmienną socjologiczną niż genetyczną ("Rasa sędziego, tak jak to się tu mówi, jest bardziej zmienną socjologiczną niż genetyczną [...]") Wiele czarnych pochodziło z "mieszanego pochodzenia rasowego".[103]

Tak więc konstatiert er denn auch, dass "najciekawsze będzie odkrycie w jakim wieku i za pomocą jakich mechanizmów ustanawia się normy piękna".[104]

Niemniej jednak, badanie to jest często błędnie cytowane jako próba dostarczenia dowodów na istnienie międzykulturowego, a w konsekwencji wrodzonego ideału piękna. Jednakże, jak wykazano, wszystkie wyniki są blisko siebie i trudno jest starannie rozdzielić wszystkie efekty (wiek, rasę i płeć) i wiarygodnie przypisać wpływ jednej zmiennej.

Hierzu sei noch einmal Cross zitiert: "Najpopularniejsza twarz w próbie została wybrana jako najlepsza ze swojej sześcioosobowej grupy przez 207 sędziów, ale nie było twarzy, która nigdy nie została wybrana, a nawet najmniej popularna twarz została wybrana jako *najlepsza* ze swojej grupy przez cztery podmioty".[105] Człowiek jest również, dass selbst das hässlichste Gesicht noch für einige das schönste war. Cross zufolge mag eine ästhetische Antwort auch aufgrund von Ähnlichkeiten mit schon bekannten Gesichtern zustandekommen. Seine Definition von Schönheit lautet: "Piękna twarz, czyli przedmiot, to taki, na który miło się patrzy. Poprzez sukcesywne różnicowanie, uczenie się o dyskryminacji, poznajemy, na które twarze będzie się długo, pod wieloma kątami, miło patrzeć. Taką twarz możemy nazwać piękną. [...] Wszystkie twarze są w pewnym sensie piękne w takim stopniu, w jakim mówią o człowieczeństwie. [...] Osoby w szerokim przedziale wiekowym, obu płci, dwóch ras wykazały zdolność do wykrywania piękna w twarzach osób różniących się znacznie od siebie wiekiem, płcią i rasą."[106]

---

[102]Krzyż JF, Krzyż J: Wiek, płeć, rasa i postrzeganie piękna twarzy. Psychologia rozwojowa 5 (1971) 437

[103]Por. Ibid., str. 438.

[104]Ibidem.

[105]Ibidem.

[106]Ibidem.

To prowadzi Krzyż do pojednawczego zakończenia. Piękna jest czymś, czego się uczymy. Różnice rozpoznajemy tylko po tym, że jesteśmy wystawieni na wiele twarzy, które widzimy na przestrzeni lat.

2.2.3 Jones

Jones zrobił kolejny krok w dochodzeniu w "Kryteriach atrakcyjności twarzy w pięciu populacjach".[107] Zamiast analizować różne grupy etniczne (czarne, białe, azjatyckie), które dorastały w tej samej zachodniej kulturze lub przynajmniej żyły tam dłużej, próbował udowodnić ideał piękna w pięciu niezależnych od siebie kulturach. Zobaczymy, że wysiłek ten okazał się bardzo trudny i miał pewne słabości.

Jak sugeruje tytuł, badanie Jonesa dotyczyło pięciu różnych populacji. Zdjęcia zostały jednak zebrane tylko od trzech grup ludności, a mianowicie studentów z Uniwersytetu Michigan w Ann Arbor/USA, Uniwersytetu Bahia w Salwadorze/Brazylii oraz rdzennych Amerykanów z plemienia Ache Indian w Paragwaju. Zostały one następnie ocenione przez osoby z pięciu populacji, jak wskazuje tytuł, tj. przez dalszych studentów z USA i Brazylii, Indian Ache i dodatkowo studentów z Instytutu Moskiewskiego w Rosji oraz Indian Hiwi z Wenezueli. Amerykanie mieli głównie korzenie europejskie, Brazylijczycy byli, według ich własnego oświadczenia, mieszańcami Europy, Afryki i Indii. Rosyjscy studenci w większości byli narodowości rosyjskiej, ale według autora pochodzili również z "innych narodowości byłego Związku Radzieckiego (Ukraińcy, Żydzi, Niemcy, Azjaci Środkowi)", choć nie jest do końca jasne, dlaczego judaizm jest tu przypisywany jako narodowość i kiedy Niemcy miały należeć do Związku Radzieckiego (mógł mieć na myśli Niemców z Wołgi, którzy przenieśli się tam około 1763 roku). Mówi się, że hinduskie plemiona Ache i Hiwi miały niewielki kontakt ze światem zachodnim, ale nie jest to bliżej określone ilościowo.

Oceniający byli informowani w różnych językach narodowych o tym, co musieli ocenić. Portugalczycy musieli więc ocenić "najpiękniejszą" twarz, Amerykanie "najatrakcyjniejszą", Ache "najlepszą", a Hiwi "najładniejszą" twarz. To kryterium oceny nie jest samo w sobie sformułowane jednolicie.

Musieli oni następnie uszeregować trzy rzędy po dziewięć obrazów przeciwnej płci od 1-9 w dół według atrakcyjności, a także ustalić ranking w ramach trzech rzędów dziewięciu.

[107]Jones D, Hill K: Kryteria atrakcyjności twarzy w pięciu populacjach. Natura ludzka 4 (1993) 271-296

Ponieważ Indianie Ache mieli znacznie wyższy przedział wiekowy, ich grupa została podzielona na cztery podgrupy, uporządkowane według wieku.
Samice Ache miały średnio 29,1 roku (od 14 do 51 lat), przy odpowiednio dużym odchyleniu standardowym wynoszącym 10,54 roku, samce Ache 31,7 roku (od 16 do 60 lat) przy odchyleniu standardowym 12,96 roku. Oznacza to, że 68,3% mężczyzn Ache Indians znajduje się w przedziale wiekowym 31,7 lat plus/minus 12,96 lat, czyli są oni znacznie starsi od wymienionych poniżej grup.
Dla porównania, średni wiek fotografowanych amerykańskich kobiet wynosił 20,1 roku przy odchyleniu standardowym wynoszącym tylko 1,38 roku (przedział wiekowy 18-25 lat), średni wiek amerykańskich mężczyzn wynosił 21,3 roku (od 18 do 30 lat) przy odpowiednio niskim odchyleniu standardowym 2,84. Brazylijki osiągnęły średni wiek 23,0 lat (17-34 lata), odchylenie standardowe 3,76 roku, a ich mężczyźni z Ameryki Południowej średnio 24 lata (19-32 lata), odchylenie standardowe 3,34 roku.
Sam autor opisuje "ratowników z Brazylii, Stanów Zjednoczonych i Rosji" jako "klaster zachodni" w "Porównaniu międzygrupowym".[108] Ponieważ do oceny są tylko fotografie Amerykanów, Brazylijczyków i Indian Ache, tylko Indianie Ache mogą być rozumiani jako grupa nie-zachodnia, a więc nie pozostająca pod wpływem kultury zachodniej. Jest to główne ograniczenie przy porównywaniu standardów międzykulturowych. Jones mówi, że średnia korelacja "zachodnich ratowników" między sobą, jak oceniają brazylijskie, amerykańskie i indyjskie twarze, wynosiła 0,64. Średnia korelacja plemion indiańskich (Ache i Hiwi) między sobą wynosiła jednak tylko 0,42. Jeśli spojrzymy na korelację łączną, otrzymamy tylko 0,13, bardzo słabe porozumienie, które nie ma większego znaczenia. Dla Jonesa wystarczy jednak, że "pewna liczba korelacji jest znacząco dodatnia, a żadna nie jest znacząco ujemna".[109]

---

[108] Jones D, Hill K: Kryteria atrakcyjności twarzy w pięciu populacjach. Natura ludzka 4 (1993) 283
[109] Ibidem.

Table 2. Age-Corrected Agreement about Facial Attractiveness across Populations

PHOTOGRAPHS	RATERS					RATERS				
	Western			Indian		Western			Indian	
Raters (Male,Female)	*Brazil*	*U.S.*	*Russia*	*Ache*	*Hiwi*	*Brazil*	*U.S.*	*Russia*	*Ache*	*Hiwi*
BRAZILIANS	Photographs of Females (n = 51)					Photographs of Males (n = 23)				
Brazilians (19,11)	***.98***					***.79***				
U.S. Students (12,20)	.68**	***.87***				.70**	***.94***			
Russians (11,14)	.68**	.79**	***.85***			.72**	.56*	***.85***		
Ache Indians (11,13)	.32*	−.07	.04	***.87***		.12	−.28	−.13	***.51***	
Hiwi Indians (4,4)	.25†	−.03	.08	.57**	***.71***	.33	.26	.40†	.21	***.58***
U.S. AMERICANS	Photographs of Females (n = 52)					Photographs of Males (n = 31)				
Brazilians (20,23)	***.78***					***.87***				
U.S. Americans (11,18)	.59**	***.86***				.44*	***.89***			
Russians (12,14)	.66**	.78**	***.82***			.71**	.64**	***.88***		
Ache Indians (20,21)	.15	.15	.19	***.90***		−.07	−.05	−.13	***.88***	
Hiwi Indians (0,0)	n.a.	n.a.	n.a.	n.a.	***n.a.***	n.a.	n.a.	n.a.	n.a.	***n.a.***
ACHE INDIANS	Photographs of Females (n = 41)					Photographs of Males (n = 42)				
Brazilians (17,16)	***.80***					***.87***				
U.S. Americans (12,15)	.65**	***.82***				.72**	***.92***			
Russians (12,12)	.68**	.71**	***.82***			.51**	.52**	***.89***		
Ache Indians (15,15)	.41**	.21	.19	***.76***		.24	.33*	.28†	***.79***	
Hiwi Indians (7,4)	.19	−.05	.02	.42**	***.72***	.28†	.17	.14	.50**	***.81***
POOLED CORRELATIONS	Photographs of Females (n = 144)					Photographs of Males (n = 96)				
Brazilians (56,50)										
U.S. Americans (35,53)	.63**					.60**				
Russians (35,40)	.66**	.75**				.65**	.57**			
Ache Indians (46,49)	.28**	.09	.13			.08	−.02	−.01		
Hiwi Indians (7,5)	.22**	−.04	.05	.50**		.31**	.22*	.28**	.34**	

Mean Correlations: West (Brazil, U.S., Russia) .64 Indians (Ache, Hiwi) .42 Combined .13

Note: Numbers in plain type are Pearson product-moment correlations between average ratings of attractiveness, with age partialled out. Numbers in ***boldface italics*** are Cronbach's alphas. See text and Table 1 for additional explanation.

Significance (two-tailed): † $p < 0.1$ * $p < 0.05$ ** $p < 0.01$

Rys. 5: Tabela 2 wg Jonesa - Poprawione wiekowo porozumienie o atrakcyjności twarzy w różnych grupach populacyjnych

Jeśli przyjrzeć się poszczególnym wynikom w tabeli 2[110], staje się jasne, że zachodni "Raterzy" oceniają twarze własnego obszaru kulturowego jako niezmiennie atrakcyjne, a Indianie jako znacznie mniej atrakcyjne. Dla przykładu, korelacja Brazylijczyków między sobą (w przypadku ocenianych kobiecych twarzy Brazylijczyków) wynosi 0,98, tj. prawie całkowita zgodność. Korelacja Brazylijczyków z Indianami bolesnymi pod względem oceny brazylijskich twarzy kobiet wynosi obecnie tylko 0,32.

Widać wyraźnie, że w obrębie kultur oceny atrakcyjności korelują ze sobą. Na przykład, oceny Indian Ache skorelowane są z 0,87 dla atrakcyjności brazylijskich twarzy kobiet.

Zależności te są widoczne w całej Tabeli 2[111] (patrz Rysunek 5), niezależnie od narodowości zdjęcia. W wymiarze międzykulturowym istnieje wysoki stopień korelacji, natomiast w

[110] Jones D, Hill K: Kryteria atrakcyjności twarzy w pięciu populacjach. Natura ludzka 4 (1993) 284

[111] Ibidem.

wymiarze międzykulturowym istnieje rozbieżność, zwłaszcza między Indianami a krajami zachodnimi. Nawiasem mówiąc, w tabeli tej efekt wieku, który jest szczególnie widoczny wśród Ache ze względu na ich dużą rozpiętość wiekową, został już statystycznie wykluczony. Nie można więc mówić tu o uniwersalnym standardzie piękna, ponieważ oceny są takie same *w obrębie* jednej kultury, ale nie *pomiędzy* kulturami.

Der Autor schreibt dazu: "Po pierwsze, standardy atrakcyjności różnią się w zależności od populacji"[112]: "Wyniki te nie podważają istnienia wyspecjalizowanych biologicznych adaptacji do oceny atrakcyjności, tak samo jak zmienność językowa nie podważa istnienia wyspecjalizowanych biologicznych adaptacji do przetwarzania fonologii i składni. Argumentują oni jednak, że teorie psychologii atrakcyjności muszą być testowane w różnych kulturach, jeśli mają mieć silne podstawy, by twierdzić, że są to teorie *ludzkiej*, a nie tylko industrialnej, zachodniej psychologii".[113]

Po drugie, Jones uważa, że ta sama kultura może być tylko częściowo odpowiedzialna za podobne standardy piękna. Chociaż oceny w kulturach zachodnich były podobne, nie mogło to wyjaśnić, dlaczego sądy Ache i Hiwi, dwóch plemion indiańskich w Wenezueli i Paragwaju, które rozwijały się zupełnie inaczej, były podobne.

"Ale trudno jest dostrzec, jak podobieństwa między indyjskimi standardami Ache i Hiwi mogą mieć cokolwiek wspólnego ze wspólną kulturą; kultury Ache i Hiwi rozwijają się niezależnie od siebie od wielu tysięcy lat".[114]

Jednak przedstawione w tabeli korelacje między Ache i Hiwi nie są w rzeczywistości tak podobne do tych przedstawionych przez Jonesa. Co więcej, nie było żadnych ratingów z hiwi dla amerykańskich twarzy, które miałyby być oceniane. Dla oceny brazylijskich twarzy, korelacja między hiwi a bólem wynosi 0,57 (dla zdjęć kobiet) i tylko 0,21 (dla zdjęć mężczyzn Brazylijczyków). Porozumienie pomiędzy Hiwi i Ache w rankingu Ache Indianie wynosi tylko 0,42 (dla zdjęć kobiet) i 0,50 (dla zdjęć mężczyzn). Ache ocenili jednak zdjęcia własnego plemienia z korelacją 0,76 (zdjęcia kobiet) i 0,79 (zdjęcia mężczyzn). Hiwi oceniło obrazy Ache z korelacją 0,72 (dla zdjęć Ache kobiet) i 0,81 (dla zdjęć Ache mężczyzn).

Poza tym, że liczba Hiwi Hindusów jest bardzo mała, niniejsze opracowanie mówi raczej o kulturowo rozwiniętym standardzie, który również jest wyraźny tylko w tym obszarze kulturowym, niż o normie międzykulturowej.

---

[112]Jones D, Hill K: Kryteria atrakcyjności twarzy w pięciu populacjach. Natura ludzka 4 (1993) 283

[113]Ibidem.

[114]Ibidem.

Zdjęcia zostały następnie zbadane pod kątem symetrii i uśredniania przy użyciu 27 punktów charakterystycznych, a odległości między nimi wynosiły 247.

Hipoteza, że przeciętność odgrywa główną rolę w atrakcyjności została potwierdzona tylko w przypadku Ache.[115] Ache wybrali jako atrakcyjne twarze, które były zbliżone do średniej w ich własnej populacji. W brazylijskiej, amerykańsko-amerykańskiej i rosyjskiej grupie testowej nie można było ustalić, jakie znaczenie ma średnia i atrakcyjność. Jones tłumaczy to tym, że w Ache znajdują się również zdjęcia starszych twarzy, a te starsze twarze bardziej odbiegają od średniej niż inne, głównie młode twarze w zachodnich grupach porównawczych ze względu na efekt starzenia się.

W tym uśrednionym obliczeniu zależy również od tego, która twarz jest używana jako średnia. W każdym przypadku za podstawę przyjęto średnią dla danej populacji, tj. średnią twarz brazylijską w przypadku Brazylijczyków, a korelacja jest mierzona za pomocą *tej* średniej. Gdyby przyjąć, że twarz amerykańsko-amerykańska reprezentuje przeciętną twarz, na której opiera się porównanie, otrzymano by zupełnie inne wartości korelacji. Autor pisze: "Załóżmy, że przeliczymy nasze indeksy na podstawie pomiarów amerykańskich Amerykanów, a nie brazylijskich twarzy jako naszego standardu. Innymi słowy, załóżmy, że mierzymy jak bardzo każda twarz brazylijska różni się od przeciętnej twarzy amerykańskiej, a nie od przeciętnej twarzy brazylijskiej.

W rzeczywistości stwierdzono wyższe korelacje ze średnią twarzą amerykańską jako punktem odniesienia niż w przypadku zastosowania średniej twarzy brazylijskiej jako punktu odniesienia. Ta wyższa korelacja oznacza w tym przypadku, że Brazylijczycy oceniają brazylijskie twarze według stopnia, w jakim przypominają one średnie proporcje *amerykańskie* (średnia twarz amerykańska była standardem porównawczym w tym pomiarze korelacji). W ten sposób "amerykańska" średnia została uznana za bardziej atrakcyjną. Wynik ten silnie przemawia za wpływem mediów na nasze normy urody, ponieważ najczęściej oglądanymi serialami i filmami są produkcje amerykańskie i dlatego te często oglądane twarze stają się podstawą średniej.

Zbadano również korelację pomiędzy atrakcyjnością i asymetrią. W rezultacie tylko osoby oceniające w Rosji wykazywały niewielką preferencję dla twarzy kobiet o małej asymetrii

---

[115]Jones D, Hill K: Kryteria atrakcyjności twarzy w pięciu populacjach. Tabelle 3. Natura ludzka 4 (1993) 286

(korelacja tuż powyżej poziomu istotności[116]). Zaprzecza to więc ustaleniom Thornhilla i innych: "Wyniki te różnią się od przyszłych wyników omawianych przez Thornhilla i Gangestad".[117]

Błąd pomiaru mógł również odgrywać tu pewną rolę. Różnice między lewą i prawą połówką twarzy są mniejsze niż różnice między dwiema różnymi twarzami (przy pomiarach średnich). W związku z tym błąd pomiaru wynosił również 50% w pomiarach symetrii prawej i lewej strony, podczas gdy tylko 20% w pomiarach uśrednionych 247 pojedynczych odległości pomiędzy punktami charakterystycznymi. Ponieważ błąd pomiaru na poziomie 50% jest niedopuszczalny, do pomiaru prawej i lewej połowy twarzy wybrano tylko sześć odległości, z których każda została zmierzona w zastępstwie, a które znajdowały się w rozsądnie wiarygodnym zakresie (tj. błąd pomiaru poniżej 30%). Następnie obliczono z nich wskaźnik symetrii dla danej twarzy: składa się on ze średniej wartości tych sześciu odległości w twarzy. (Uwaga: Wskaźnik symetrii, składający się z tych sześciu pomiarów odległości, został obliczony w następujący sposób: wartość odejmowania "odległość w prawo minus odległość w lewo" została podzielona przez średnią wartość w prawo i w lewo. Następnie odjęto od niego średnią lewą-prawą różnicę, aby usunąć z indeksu inne formy asymetrii (asymetria kierunkowa i nieciągła, uwaga autora).

Nieoczekiwanie, wiek czynnika nie był istotnie skorelowany z wiekiem wśród Indian Ache ("FA nie jest istotnie skorelowana z wiekiem wśród Indian Ache"[118]). Autor nadal przytaczał efekt wieku jako możliwe wyjaśnienie w wynikach dla średnich (tylko w przypadku Ache średnie miały pozytywny wpływ na atrakcyjność, prawdopodobnie dlatego, że zbiorowość Ache miała znacznie większy przedział wiekowy). Jednak ten efekt starzenia się (tj. większe odchylenia od symetrii i średniej) musiałby wtedy być jeszcze bardziej widoczny w badaniach symetrii.

Jones przeprowadził również badanie zależności między szerokością oka a wzrostem twarzy oraz postrzeganą atrakcyjnością. Stosunek ten odzwierciedla preferencje dotyczące wyglądu twarzy dziecka (stosunkowo duże oczy na twarzy). W przypadku wizerunków kobiet brazylijskich i amerykańsko-amerykańskich można było zaobserwować większą atrakcyjność w ocenie mężczyzn, ale nie w przypadku kobiet z Ache India. Efekt stosunku wysokości oczu do twarzy jest ograniczony dla mężczyzn.

---

[116]Por. Ibid., str. 288.

[117]Jones D, Hill K: Kryteria atrakcyjności twarzy w pięciu populacjach. Tabelle 3. Natura ludzka 4 (1993) 289

[118]Ibidem.

Jones kontynuuje: "Nie znajdujemy żadnych dowodów w naszym zestawie danych EW / FH [szerokość oka / wysokość twarzy, notatka autora] ma jakikolwiek związek z takimi zmiennymi jak wiek w menarche, wzrost, lub proporcje ciała kobiety (stosunek talii do bioder), które prawdopodobnie były istotne dla kondycji w naszej ewolucyjnej przeszłości [...]; dlatego nie może być adaptacyjna przewaga mężczyzn do preferowania cech kobiecych / neotenicznych ponad zalety wyboru kolegów określonej płci i wieku.[119] Wynik ten pozwala raczej na stwierdzenie, że te ponadprzeciętne cechy twarzy, takie jak duże oczy, służą jako prosta cecha odróżniająca "samca" od "samicy" w obrębie gatunku (patrz również punkt 2.4.3).

2.2.4 Autobus

Następnie firma Buss zbadała związek pomiędzy pięknem a doborem partnerów. Zapytał mężczyzn i kobiety z 37 krajów o ich preferencje.

Jego badanie z 1989 roku "Różnice płci w preferencjach matek ludzkich: hipotezy ewolucyjne testowane w 37 kulturach"[120] jest często cytowane jako dowód na istnienie standardów międzykulturowych. Tytuł i wypowiedź autora w dyskusji: "Podsumowując, trzy z pięciu przewidywań - te, które wiązały się z koleżeńskimi preferencjami co do potencjału zarobkowego, względnej młodości i fizycznej atrakcyjności - zostały silnie potwierdzone w różnych kulturach" - kusi zapewne wielu innych autorów badań, powołując się na fakt, że w tych 37 kulturach znaleziono równy standard i tym samym potwierdzono uniwersalny ideał. Tak nie jest, jak to zostanie pokazane poniżej.

Autorka rozpoczyna od hipotezy, że mężczyźni zwracaliby większą uwagę na młodość i piękno niż kobiety, a kobiety zwracałyby większą uwagę na zarobki i finanse potencjalnego partnera. Potwierdzenie tych założeń powinno wspierać teorie "inwestycji rodzicielskich" i "selekcji seksualnej", które zostaną omówione w trzeciej części niniejszego opracowania. Ponieważ kobiety musiałyby zainwestować więcej czasu w "wychowywanie" swojego potomstwa, musiałyby znaleźć partnera, który byłby w stanie zapewnić im materialne wsparcie. "Samice, bardziej niż samce, powinny cenić sobie takie cechy potencjalnych partnerów, jak ambicja, pracowitość i zdolność do zarabiania, które sygnalizują posiadanie lub prawdopodobne nabycie zasobów".[121] Jednak dla mężczyzn, kobiety muszą być przede wszystkim płodne i mieć wartość

---

[119]Jones D, Hill K: Kryteria atrakcyjności twarzy w pięciu populacjach. Natura ludzka 4 (1993) 292
[120]Buss DM: Różnice płciowe w preferencjach ludzkich kolegów: Hipotezy ewolucyjne testowane w 37 kulturach. Nauki o zachowaniu i mózgu 12 (1989) 1-49
[121]Por. Ibid., str. 2

rozrodczą. "W przypadku samców, bardziej niż samic, reprodukcja jest ograniczona dostępem do cennych reprodukcyjnie lub płodnych matek".[122]

Wynika z tego, że mężczyźni poszukują młodej kobiety, która ma zarówno wysoką wartość reprodukcyjną (tj. zdolność do długiego okresu rozmnażania), jak i wysokie prawdopodobieństwo zajścia w ciążę bez komplikacji (tj. nie jest za młoda ani za stara).

Abhängig davon, ob Männer "długo- lub krótkoterminowych partnerów do kojarzeń", takich jak, soll entweder die Fruchtbarkeit oder der Reproduktionswert die vorgebliche Rolle spielen: "Konkretnie, jeśli samce w naszej ewolucyjnej przeszłości miały tendencję do poszukiwania krótkoterminowych partnerów do kojarzeń, wybór powinien był faworyzować mężczyzn preferencje dla samic we wczesnych 20s, które wykazują wskazówki, które są pozytywnie skorelowane z płodności. Jeśli samce w naszej ewolucyjnej przeszłości miały tendencję do poszukiwania długoterminowych partnerów do kojarzeń, to selekcja powinna była preferować samice w wieku połowy lat, które wykazują wskazówki wskazujące na wysoką wartość reprodukcyjną".[123] Die Annahmen des Autors sind sehr spekulativ, da sie mit einem hypothetischen Szenario des Sozial- und Partnerwahlverhaltens unserer Vorfahren arbeiten, das wissenschaftlich schwer verifizierbar ist. Dazu lassen sich zwei Gegenargumente vorbringen: Po pierwsze, zakładając, że faktycznie było tak, jak Buss wyobrażał sobie życie naszych przodków, musielibyśmy założyć, co następuje: Wcześni ludzie (np. Homo habilis, Homo rudolfensis, Homo neanderthalensis) mieli średnią długość życia około 25 lat. "Wczesna 20-tka" byłaby więc już blisko końca życia, a nie szczytu płodności. Widziana w tym świetle dyskusja o płodności wyobrażona przez Bussa jest błędna.

Po drugie, rozróżnienie na randki "długoterminowe" i "krótkoterminowe" nie ma w tym kontekście większego sensu, biorąc pod uwagę krótkie okresy życia naszych poprzedników, ponieważ terminy te pochodzą prawdopodobnie z nowoczesnych zachowań randkowych i dzisiejszej długości życia.

W czasach stosowania środków antykoncepcyjnych nawet dzisiejsze kryterium doboru partnera wydaje się być mniej płodne. Ponadto, wiele gwiazd hollywoodzkich, na przykład, ma ponad 35 lat (a więc ponad optymalny i pożądany wiek dla kobiet postulowany przez Bussa i innych autorów) i nadal są uważane za symbol płci piękna kobiety.

---

[122]Ibidem.

[123]Buss DM: Różnice płciowe w preferencjach ludzkich kolegów: Hipotezy ewolucyjne testowane w 37 kulturach. Nauki o zachowaniu i mózgu 12 (1989) 2

Zgodnie z jego przewidywaniami, "wartość "maturalna" kobiety powinna być bardziej determinowana przez jej zdolności reprodukcyjne". Młodość i wygląd fizyczny [...] powinny być bardziej cenione przez mężczyzn", a "wartość "maturalna" mężczyzny w mniejszym stopniu zależy od płodności, a bardziej od zasobów zewnętrznych, które może zapewnić"[124], zatrudnił ogromną liczbę osób testowych - 10047 z 33 krajów i 37 "kultur" (np. z RPA - jedna grupa Zulu i jedna grupa biała).

Również w tym badaniu średnia wieku badanych była bardzo niska, a mianowicie tylko 23,05 roku.

Przedział wiekowy wynosił od 16,96 roku życia (Nowa Zelandia) do 28,71 roku życia (Niemcy Zachodnie). Średnia wieku wszystkich mężczyzn razem wziętych wynosiła 23,49 roku, kobiet 22,52 roku.

18 cech należy oceniać w skali 1-3 (od nieistotnych do nieodzownych), w tym "charakter niezawodny", "towarzyskość", "czystość", "inteligencję", "dobrą perspektywę finansową", "dobry wygląd", "ambicję i pracowitość". Następnie poproszono o 13 dalszych cech, takich jak "dobra zdolność do zarabiania" i "fizyczna atrakcyjność", "życzliwość i zrozumienie" oraz "ekscytująca osobowość", a także "religijna". Cechy te powinny być oceniane w kolejności malejącej od 1 do 13, zgodnie z ich preferencjami przy wyborze partnera.

Ponieważ badanie zostało przeprowadzone w 33 różnych krajach, przymiotnik dla cechy, która ma być oceniana, musiał być przetłumaczony na wszystkie języki w sposób neutralny dla płci. Dla przykładu, "fizycznie atrakcyjny" został wybrany jako opis wyglądu zewnętrznego, ponieważ terminy "przystojny" i "piękny" nie są używane do opisu obu płci. "Przystojny" jest używany tylko dla mężczyzn i oznacza przystojny.

W tabelach wyników określono jedynie, czy kobiety preferowały daną cechę znacznie częściej niż mężczyźni, czy też odwrotnie. Wszystkie tabele stanowią zatem jedynie porównanie wagi niektórych cech charakterystycznych dla kobiet i mężczyzn. Jednak tabele nie pokazują - i jest to bardzo często przytaczane w niewłaściwym kontekście - że wszędzie w różnych kulturach obowiązują te same standardy. Nie sprawdza, czy mężczyźni i kobiety na przykład w Afryce czy Azji mają takie same preferencje w zakresie urody jak w Europie, a jedynie jaką wagę przywiązują do wyglądu partnera w poszukiwaniu partnera w porównaniu z innymi cechami. Dokładne preferencje (takie jak kolor włosów, rozmiar oczu, itp.) nie są w tym kontekście analizowane.

---

[124]Por. Ibid., str. 3

Badanie to jest często wykorzystywane do sugerowania[125], że te same preferencje miałyby zastosowanie w różnych krajach. Nie odnosi się to jednak do preferencji w ramach danej cechy (np. cechy "atrakcyjnej"), a jedynie w odniesieniu do innych, odmiennych cech ("religijnych", "niezależnych" itp.). W pojęciu "atrakcyjność" nie ma zgody co do tego, co czyni atrakcyjnym, ponieważ nie o to chodzi w niniejszym opracowaniu. W związku z tym nie jest ono w ogóle badane, a zatem badanie to nie może przynieść żadnych wyników w zakresie standardów atrakcyjności międzykulturowej. Mierzony jest tylko stosunek, waga, jaką kobiety i mężczyźni przywiązują do różnych cech i stopień, w jakim się różnią pod tym względem.
Bei der Studie kommt aber sogar heraus, dass "[...] ani potencjał zarobkowy, ani wygląd fizyczny nie wyłoniły się jako najwyżej oceniane lub klasyfikowane cechy charakterystyczne dla obu płci, mimo że cechy te wykazywały duże różnice płci. *Obie płcie* uszeregowały cechy "życzliwe" i "inteligentne" wyżej niż zarabianie siły i atrakcyjność we wszystkich próbach".[126]

Przejdziemy teraz do tematu dochodzenia. Autor stwierdza, że trzy z pięciu jego przewidywań zostały potwierdzone, mianowicie w cechach "potencjał zarobkowy", "młodość" i "atrakcyjność". W przypadku "ambicji i pracowitości", hipoteza ta również zwykle okazywała się prawdziwa. Kobiety wykazywały większą niż mężczyźni preferencję w zakresie zarobków swojego potencjalnego partnera oraz jego ambicji i pracowitości. I odwrotnie, mężczyźni woleliby wygląd i młodość niż kobiety w potencjalnych partnerach.
Przyjrzyjmy się bliżej tabelom wyników w tym zakresie. Dyrektorzy badań prawdopodobnie mieli na myśli tę samą interpretację charakterystycznej "ambicji i pracowitości", co "perspektywy finansowej": Zręczność prowadzi do wyższych zarobków i kobiety powinny oceniać tę wartość materialną bardziej wysoko ze swoimi męskimi partnerami niż mężczyźni z kobietami.
W związku z tym pojawia się pytanie, dlaczego badanie nie przedstawia tych samych wartości dla obu cech. Najwyraźniej kobiety różnie interpretowały "ambicję i pracowitość", niż tylko drogę do większych pieniędzy od swojego partnera.

---

[125]a) Grammer K i inni: Estetyka darwinowska: selekcja seksualna i biologia piękna. Biol. Rev. 78 (2003) 385-407
b) Thornhill R, Gangestad SW: Atrakcyjność twarzy. Trendy w naukach poznawczych 3 (1999) 452-460
c) Gangestad SW: Selekcja seksualna i atrakcyjność fizyczna. Implikacje dla dynamiki kojarzeń. Natura ludzka 4 (1993) 205-235)
[126]Buss DM: Różnice płciowe w preferencjach ludzkich kolegów: Hipotezy ewolucyjne testowane w 37 kulturach. Nauki o zachowaniu i mózgu 12 (1989) 13

W przypadku charakterystyki "Ambicja i pracowitość" (patrz rys. 6, tabela 3), ogólny obraz przedstawia niższe wyniki w krajach europejskich, podczas gdy kraje afrykańskie i azjatyckie przyznały wyższe wyniki za znaczenie tej charakterystyki. O dziwo jednak, ta cecha jest równie ważna dla mężczyzn w niektórych krajach. W związku z tym zdarzały się przypadki, w których mężczyźni uważali "pracowitość i ambicję" za istotne cechy swojej partnerki, które były ważniejsze niż kobiety.
Jest to dobry przykład na to, jak interpretacja terminów (tutaj: ambicja / perspektywa finansowa) może ukierunkować wynik w innym kierunku. Jak wspomniano powyżej, osoby badane często otrzymywały nieprecyzyjne informacje na temat tego, co powinny ocenić: nawet pojęcie atrakcyjności może być interpretowane na wiele sposobów i w ten sposób wpływać na ocenę twarzy (niektórzy mogą uznać, że seksowna twarz jest atrakcyjna, podczas gdy inni uważają, że seksualność jest nieatrakcyjna i zwyczajna).
Patrząc na wartości bezwzględne w tabelach (rys. 6), szybko okazuje się, że w zachodnich krajach uprzemysłowionych charakterystyczna "dobra perspektywa finansowa" osiąga wartości tylko około 1, czyli jest mniej istotnym aspektem przy wyborze partnera (dla przypomnienia: skala ratingowa waha się od 0-3 (nieważna do nieodzowna)). Różnica między mężczyznami i kobietami w krajach zachodnich wynosi średnio około 0,4, natomiast większe różnice występują w krajach afrykańskich i azjatyckich, co wskazuje na różnice kulturowe. Ponadto, termin "perspektywa finansowa" jest bardzo elastyczny: dla niektórych osób może to być perspektywa miesięcznego dochodu w wysokości 1000 euro, dla innych może to być o wiele za mało. Oprócz tej indywidualnej oceny tego, co jest duże, a co małe, znaczenie dobrobytu gospodarczego różni się w zależności od kultury. W krajach, w których nie ma opieki społecznej państwa, prywatne dochody finansowe są jedynym zabezpieczeniem przed życiem w nędzy i ubóstwie.

Cechy "preferowana różnica wieku między sobą a małżonkiem" są tu interpretowane jako preferowana młodość. Przeciętnie mężczyźni chcieliby mieć partnera młodszego o 2,66 roku, natomiast kobiety starszego o 3,42 roku. Buss próbuje uzasadnić swoje badania stwierdzeniem, że w Roczniku Demograficznym (Organizacja Narodów Zjednoczonych 1988) i w Demographic Fact Book (Republika Chin 1987) rzeczywista liczba nowożeńców jest mniej więcej taka sama jak w jego badaniach.[127] W ten sposób chce udowodnić słuszność

[127]Buss DM: Różnice płciowe w preferencjach ludzkich kolegów: Hipotezy ewolucyjne testowane w 37 kulturach. Nauki o zachowaniu i mózgu 12 (1989) 9

samoujawnienia się podmiotów. "Po pierwsze, zapewniają one silną walidację metody sprawozdawczości własnej stosowanej w celu uzyskania preferencji wiekowych, a w konsekwencji, walidację poszlakową dla innych środków sprawozdawczości własnej stosowanych w niniejszym badaniu".[128] Ale to, czy ujawnienie siebie jest prawdziwe, zależy od pytania. Ponadto, tylko dlatego, że na jedno pytanie udzielono prawidłowej odpowiedzi, nie oznacza automatycznie, że na pozostałe pytania udzielono również prawidłowych odpowiedzi. W przypadku nieszkodliwego zapotrzebowania, takiego jak preferowany wiek do zawarcia małżeństwa, można oczekiwać prawdziwej odpowiedzi. Gdyby jednak zapytać tych samych ludzi o nieprzyjemne lub nawet żenujące sprawy osobiste, wynik byłby z pewnością inny.
Jeśli przyjrzymy się również danym liczbowym z 2008 roku z niemieckiego Federalnego Urzędu Statystycznego, to okaże się, że granica wieku dla zawierania małżeństw w tym kraju przesuwa się coraz wyżej. Przeciętny wiek zawierania małżeństw przez wszystkie osoby samotnie wychowujące dzieci w Niemczech (drugie małżeństwa nie są rejestrowane) wynosi 33 lata dla mężczyzn i 30 lat dla kobiet, a tendencja ta dotyczy coraz starszych par. Gdyby teoria Bussa, że małżeństwo odbywa się w optymalnym wieku rozrodczym była prawidłowa, liczby musiałyby pozostać stałe.
W badaniu znaleziono również inne różnice między kulturami, o których autor nie wspomina, ponieważ nie pasują one do jego hipotezy: zambijscy mężczyźni wolą kobiety o 7,38 roku młodsze, czyli dwa razy młodsze od przeciętnej, podczas gdy fińscy mężczyźni chcą kobiety tylko o 0,38 roku młodszej, czyli prawie w tym samym wieku. Ta różnica w wieku małżeńskim, zwłaszcza w wysoko rozwiniętych krajach uprzemysłowionych, takich jak Niemcy czy Finlandia, wyraźnie wskazuje na niezgodę kulturową.
Dodatkowym problemem w tej serii testów jest to, że testowane osoby w badaniu Bussa mają bardzo młody wiek, więc wyniki "Mężczyźni w tym badaniu wskazują na średni wiek preferowanego małżeństwa wynoszący 27,5 roku, z preferowanym współmałżonkiem w wieku 24,8 roku" oraz "Kobiety wyrażają preferencje małżeństwa w wieku 25,4 roku, a współmałżonek woli mieć 28,8 roku" nie są[129] zaskakujące. Chce on potwierdzić powyższą teorię, że optymalny wiek kobiety leży między płodnością a wartością reprodukcyjną.

Według Bussa, badanie na temat charakterystycznego "dobrego wyglądu" wyraźnie potwierdziło jego hipotezę, że mężczyźni uważają wygląd za ważniejszy. Jednak bliższe

[128]Ibidem.
[129] Buss DM: Różnice płciowe w preferencjach ludzkich kologów: Hipotezy ewolucyjne testowane w 37 kulturach. Nauki o zachowaniu i mózgu 12 (1989) 9

przyjrzenie się wartościom bezwzględnym (Tabela 5[130], Rys. 7) pokazuje również, że istnieją poważne różnice w ocenie pomiędzy poszczególnymi krajami. Podczas gdy wysokie noty przyznano w Nigerii, Zambii, Izraelu, Bułgarii, Estonii i Grecji (>2), wśród populacji białych i zulu w RPA, Japonii, Finlandii i Kolumbii, pojawienie się miało jedynie średnie znaczenie (1-1,5). W Indiach, Polsce i Szwecji nie było żadnej różnicy płci, tzn. mężczyźni i kobiety w tych krajach uważali ją za równie ważną lub nieważną. Jak wspomniano powyżej, charakterystyczna "atrakcyjność fizyczna" została również oceniona jako mniej istotna niż inteligencja, zrozumienie i przyjazność.[131]
Stwierdzenie Bussa: "Dlatego też hipoteza, że mężczyźni bardziej niż kobiety cenią sobie fizyczną atrakcyjność u potencjalnych partnerów, jest silnie poparta danymi międzykulturowymi"[132] jest również nieco myląca i może być łatwo błędnie zinterpretowana, jeśli zostanie wyjęta z kontekstu. Co więcej, w wyniku tego badania nie można mówić o międzykulturowym standardzie piękna, ponieważ nie jest on w ogóle badany w tym badaniu. Przedmiotem badań było jedynie ważenie kwestii, w jakim stopniu mężczyźni i kobiety różnie oceniają pewne cechy.

---

[130]Por. Ibid., str. 10.
[131]Por. Ibid., str. 13.
[132]Por. Ibid., str. 11.

Table 3. *Ambition and industriousness*

Sample	Males		Females			
	Mean	SD	Mean	SD	*t*-test	Sig.
African						
Nigeria	2.25	0.68	2.61	0.56	−3.49	.001
S. Africa (whites)	1.73	0.84	2.16	0.70	−3.14	.001
S. Africa (Zulu)	2.41	0.81	2.10	0.73	2.02	.023
Zambia	1.97	0.92	2.14	0.75	−1.06	ns
Asian						
China	2.22	0.85	2.63	0.59	−6.41	.000
India	1.79	0.86	2.44	0.76	−6.31	.000
Indonesia	1.97	0.73	2.29	0.62	−2.70	.004
Iran	2.68	0.55	2.81	0.48	−0.98	ns
Israel (Jewish)	1.78	0.99	2.43	0.71	−7.66	.000
Israel (Palestinian)	2.28	0.76	2.58	0.71	−2.15	.017
Japan	1.92	0.71	2.37	0.62	−5.53	.000
Taiwan	2.24	0.73	2.81	0.42	−11.31	.000
European–Eastern						
Bulgaria	1.67	0.91	2.15	0.81	−4.63	.000
Estonian S.S.R.	2.31	0.68	2.46	0.64	−2.06	.020
Poland	1.93	0.84	2.29	0.72	−3.49	.001
Yugoslavia	1.82	0.72	2.24	0.74	−3.44	.001
European–Western						
Belgium	1.67	0.82	1.97	0.87	−2.01	.023
France	1.75	1.02	2.00	0.90	−1.79	.037
Finland	1.44	0.83	1.56	0.73	−1.07	ns
Germany–West	1.40	0.81	1.66	0.87	−4.23	.000
Great Britain	1.15	0.70	1.59	0.90	−2.84	.003
Greece	1.96	0.94	2.25	0.90	−1.81	.037
Ireland	1.44	0.88	1.76	0.81	−2.10	.019
Italy	1.63	0.85	2.07	0.94	−2.46	.008
Netherlands	1.28	0.97	1.41	0.93	−1.35	ns
Norway	1.60	0.80	1.70	0.87	−0.72	ns
Spain	1.73	0.90	1.69	0.98	0.22	ns
Sweden	1.97	0.78	2.04	0.76	−0.60	ns
North American						
Canada (English)	1.82	0.69	2.32	0.71	−3.53	.001
Canada (French)	1.79	0.85	2.08	0.75	−1.78	.039
USA (Mainland)	1.84	0.76	2.45	0.61	−16.66	.000
USA (Hawaii)	1.95	0.76	2.24	0.65	−2.66	.005
Oceanian						
Australia	1.38	0.92	1.82	0.77	−3.69	.000
New Zealand	1.57	0.76	1.86	0.53	−2.64	.005
South American						
Brazil	1.70	0.90	2.21	0.82	−7.25	.000
Colombia	2.36	0.80	2.24	0.90	0.80	ns
Venezuela	2.18	0.89	2.42	0.75	−2.03	.022

Note: Potential mean values can range from 0 (unimportant) to 3 (indispensable).

Rys. 6: Tabela 2 i 3 od firmy Buss.

Dobra perspektywa finansowa (linki) oraz ambicja i pracowitość (rechts).

Table 5. *Good looks*

Sample	Males		Females			
	Mean	SD	Mean	SD	*t*-test	Sig.
African						
Nigeria	2.24	0.67	1.82	0.72	3.65	.000
S. Africa (whites)	1.58	0.65	1.22	0.65	3.05	.002
S. Africa (Zulu)	1.17	0.80	0.88	0.68	1.94	.027
Zambia	2.23	0.85	1.65	0.84	3.72	.000
Asian						
China	2.06	0.62	1.59	0.68	8.17	.000
India	2.03	0.73	1.97	0.75	0.59	ns*
Indonesia	1.81	0.81	1.36	0.62	3.76	.000
Iran	2.07	0.73	1.69	0.68	1.97	.027
Israel (Jewish)	1.77	0.93	1.56	0.75	2.52	.006
Israel (Palestinian)	2.38	0.60	1.47	0.81	6.72	.000
Japan	1.50	0.75	1.09	0.74	4.36	.000
Taiwan	1.76	0.77	1.28	0.66	8.07	.000
European–Eastern						
Bulgaria	2.39	0.68	1.95	0.84	4.70	.000
Estonian S.S.R.	2.27	0.69	1.63	0.70	8.10	.000
Poland	1.93	0.83	1.77	0.76	1.57	ns*
Yugoslavia	2.20	0.66	1.74	0.72	3.86	.000
European–Western						
Belgium	1.78	0.84	1.28	0.79	3.58	.000
France	2.08	0.81	1.76	0.77	2.78	.003
Finland	1.56	0.81	0.99	0.73	4.79	.000
Germany–West	1.92	0.74	1.32	0.72	11.37	.000
Great Britain	1.96	0.60	1.36	0.72	4.76	.000
Greece	2.22	0.69	1.94	0.77	2.14	.018
Ireland	1.87	0.64	1.22	0.69	5.33	.000
Italy	2.00	0.70	1.64	0.83	2.36	.010
Netherlands	1.76	0.72	1.21	0.72	7.81	.000
Norway	1.87	0.83	1.32	0.83	3.85	.000
Spain	1.91	0.68	1.24	0.82	4.65	.000
Sweden	1.65	0.77	1.46	0.83	1.55	ns*
North American						
Canada (English)	1.96	0.50	1.64	0.71	2.55	.007
Canada (French)	1.68	0.64	1.41	0.65	2.00	.024
USA (Mainland)	2.11	0.69	1.67	0.69	12.19	.000
USA (Hawaii)	2.06	0.75	1.49	0.81	4.67	.000
Oceanian						
Australia	1.65	0.74	1.24	0.73	4.20	.000
New Zealand	1.99	0.69	1.29	0.73	5.98	.000
South American						
Brazil	1.89	0.75	1.68	0.86	3.25	.001
Colombia	1.56	0.79	1.22	0.75	2.63	.005
Venezuela	1.76	0.90	1.27	0.98	3.64	.000

Note: * indicates significant in predicted direction on the ranking procedure for variable "physically attractive."

Rys. 7: Tabela 5 z Bussa - Dobry wygląd

2.2.5 Cunningham

Was in diesen großen Studien (und weiteren Studien dieser Art) untersucht wird, hat Cunningham im Titel seiner Studie "Their ideas of beauty are, on the whole, the same as ours": Spójność i zmienność w międzykulturowym postrzeganiu fizycznej atrakcyjności kobiety"[133] noch einmal plakativ zusammengefasst.

W poszukiwaniu konsensusu w sprawie międzykulturowego standardu piękna, Cunningham zaangażował 46 osób o białej skórze, 38 osób z Azji i 13 osób z Ameryki Łacińskiej (zarówno mężczyzn jak i kobiet) do oceny 48 bodźców. Zostały one wybrane, ponieważ miały minimalną ekspozycję na kulturę zachodnią.

Minimum w tym przypadku wynosiło 1,1 godziny amerykańskiej telewizji dziennie, jeden amerykański film tygodniowo i jeden amerykański magazyn co dwa tygodnie. Nie można mówić o minimalnej ekspozycji na kulturę amerykańską, a wręcz przeciwnie, o nie mniejszym wpływie mediów zachodnich.

Kolektyw kobiet do oceny składał się z 11 kobiet azjatyckich, 5 latynoamerykańskich, 5 czarnych i 27 białych, w tym 5 europejskich.

Wszystkie te kobiety były w wieku szkolnym i uczestniczyły w konkursie piękności, z wyjątkiem 22 pozaeuropejskich białych kobiet, które zostały losowo wybrane na amerykańskich studentach. Celem badania było ustalenie, czy kobiety te będą uważane za piękne w kulturze innej niż zachodnia.

Poza tym, że wpływ telewizji, filmu i mediów drukowanych nie może być w tym przypadku uznany za minimalny, zakłada się, że wszyscy uczestnicy, którzy mają być oceniani, mają ponadprzeciętną atrakcyjność, ponieważ brali udział w konkursach piękności.

W tym badaniu, podobnie jak we wszystkich innych, zadbano o to, aby osoby podlegające ocenie i ich oceniający nie znali się wzajemnie. Dzieje się tak dlatego, że istnieje "efekt fałszerstwa": jeśli spodobają ci się ludzie, znajdziesz ich piękniejszych. Ocena atrakcyjności powinna pozostać bez wpływu, co oznacza również, że w tych badaniach liczy się tylko "pierwsze spojrzenie". W testach przeprowadzonych przez Cunninghama, oceniający mieli 30 sekund na obraz.[134]

Często argumentacja idzie już wcześniej, a pożądany wynik jest interpretowany w wynikach. Na przykład w badaniu Cunninghama osiągnięto konsensus co do oceny atrakcyjności zdjęć

---

[133]Cunningham MR et al..: Ich wyobrażenia o pięknie są, ogólnie rzecz biorąc, takie same jak nasze: Spójność i zmienność w międzykulturowym postrzeganiu fizycznej atrakcyjności kobiet. Journal of Personality and Social Psychology 68 (1995) 261-279

[134]Por. Ibid., str. 265.

kobiet azjatyckich, latynoamerykańskich i białych, ale nie czarnych. Fakt, że nie osiągnięto żadnego znaczącego porozumienia w odniesieniu do czarnych, tłumaczy się tym, że rozmiar próbki pięciu zdjęć nie był wystarczający do osiągnięcia znaczącego porozumienia. Z drugiej strony, według autorki, wśród kobiet z Ameryki Łacińskiej, spośród których dostępnych było tylko pięć zdjęć, osiągnięto konsensus w ocenie wyników, pomimo równie niewielkiej próby zawierającej taką samą liczbę zdjęć jak u kobiet czarnych.

Badanie wykazało również, że kobiety z Azji i Ameryki Łacińskiej otrzymały więcej pozytywnych ocen. Również w tym przypadku użyto argumentu zbyt małej próby, co oznacza, że wynik nie może być interpretowany jako preferencja dla pewnych grup etnicznych. Jednakże fakt, że te same osoby w tej samej próbie miały duże oczy i preferowały je, został zinterpretowany jako istotna preferencja dla pewnych cech.

Zauważalne jest, że wyniki są interpretowane zgodnie z pożądanym "celem", ustalenia, które nie pasują, są reinterpretowane lub pomijane.

2.3 Badania nad dziećmi

Aby udowodnić tezę, że istnieje powszechnie obowiązująca preferencja dla urody, należałoby zbadać nawet małe dzieci pod kątem ich preferencji. Po pierwsze, małe dzieci nie mogą jeszcze mieć zinternalizowanych norm kulturowych w takim samym stopniu jak dorośli, a po drugie, można by to wykorzystać do zademonstrowania wrodzonego "poczucia piękna", ponieważ według teorii, dzieci nie mogą mieć swoich preferencji nigdzie indziej. Nie można jednak wykluczyć, że dzieci uznają za piękne wszystko, co wydaje im się znajome. Podobieństwo twarzy do twarzy matki można by zatem uznać za pozytywne.

Trudność polega na tym, że dzieci prawdopodobnie mają inne wyobrażenie o pięknie niż dorośli. Również w przypadku małych dzieci nie można mieć pewności, czy zachowania, jakie wykazują podczas eksperymentów, są prawidłowo interpretowane. To, co jest tu testowane, to czas oglądania małych dzieci. Otrzymasz preselekcję zdjęć, które wcześniej zostały sklasyfikowane jako atrakcyjne lub nieatrakcyjne. Z uwagi na uwagę, jaką poświęca się zdjęciom (mierzoną czasem ich oglądania), wydaje się, że wiadomo, kogo dzieci uważają za atrakcyjnego. Obowiązują następujące zasady: im dłuższy (czas oglądania), tym lepiej (= tym atrakcyjniejsza osoba).

W początkowych hipotezach może pojawić się błąd: Fakt, że dziecko wygląda trochę dłużej, nie musi oznaczać, że jest bardziej uważne, a po drugie, dłuższa uwaga nie jest wiarygodnym kryterium oceny atrakcyjności danej osoby.

W badaniu "Preferencje niemowląt w zakresie atrakcyjnych twarzy: podstawy czy stereotyp?"[135] Judith **Langlois** i in. do zbadania preferencji estetycznych niemowląt wykorzystywane są dwie serie testów. Do tego celu wykorzystano 2-3 miesięczne niemowlęta i 5-8 miesięczne maluchy jako osoby badane. 34 5-8 miesięcznym dzieciom pokazano kolorowe zdjęcia 16 twarzy. Spośród nich osiem było atrakcyjnych, a osiem nieatrakcyjnych, ocena została wcześniej przeprowadzona przez osoby dorosłe (co jest już wstępną selekcją). Zdjęcia zostały zrobione z puli zdjęć. Wybrane zostały najbardziej atrakcyjne i nieatrakcyjne zdjęcia. Skala ocen mieściła się w przedziale od 1-5, dzięki czemu atrakcyjne zdjęcia osiągnęły średnią wartość 3,46, a nieatrakcyjne średnią wartość 1,44. Kolory i długości włosów były jednakowo rozłożone w obu grupach.

Dzieci musiały teraz siedzieć na kolanach matki i patrzeć na zdjęcia, które były wyświetlane na ekranie przez projektor. Matka nie widziała tych zdjęć, aby swoją reakcją nie wpłynęła nieświadomie na dziecko.

Przedstawiono dwa warianty, jeden porównujący atrakcyjną twarz i nieatrakcyjną twarz oraz drugi porównujący dwie atrakcyjne twarze lub dwie nieatrakcyjne twarze. Mierzono czas, w którym niemowlę patrzyło na twarze.

Pierwszy wariant pozwala na bezpośrednie porównanie, czy atrakcyjna twarz była oglądana przez dłuższy czas, a tym samym, czy dana twarz była preferowana. Ponieważ jednak istnieje możliwość, że nieatrakcyjna twarz może być oglądana przez ten sam okres czasu przy braku bezpośredniego, bardziej atrakcyjnego porównania kontry, zaproponowano również drugi wariant (mianowicie dwie nieatrakcyjne twarze jednocześnie).

Podsumowując, otrzymujemy eksperymentalny zestaw 16 zdjęć składający się z czterech par atrakcyjnych i nieatrakcyjnych, dwóch par atrakcyjnych i kolejnych dwóch par nieatrakcyjnych i nieatrakcyjnych.

Każda para trwała 10 sekund, w których niemowlę po raz pierwszy spojrzało na zdjęcie. Następnie strony obu zdjęć zostały zamienione, aby wykluczyć, że maluch ma po prostu preferencje kierunkowe niezależne od pokazanego zdjęcia. Parowanie zdjęć i ich prezentacja nastąpiły przez przypadek, ale każde zdjęcie pojawiło się tylko w jednej parze, więc nie zostało pokazane kilka razy w różnych parach. Ponieważ atrakcyjność matki mogła odegrać rolę w

[135]Langlois JH et al..: Upodobania niemowląt do atrakcyjnych twarzy: rudimenty czy stereotypy? Psychologia rozwojowa 23 (1987) 363-369

utrwaleniu wizualnym dzieci na zdjęciach, oceniono również wygląd matki. Okazało się jednak, że atrakcyjność matki nie miała żadnego wpływu.

W rezultacie[136] 71% dzieci faktycznie dłużej oglądało zdjęcia atrakcyjnych twarzy. W bezpośrednim porównaniu atrakcyjne vs. nieatrakcyjne, niemowlęta patrzyły na atrakcyjne obrazy średnio przez 7,24 sekundy (tj. lewa i prawa prezentacja obrazów uśredniona), a nieatrakcyjne przez 6,59 sekundy. Różnica wynosiła więc 0,65 sekundy.

W parowaniu atrakcyjny vs. atrakcyjny, czas wyświetlania wynosił 7,33 sekundy, w parowaniu nieatrakcyjny vs. nieatrakcyjny 6,62 sekundy. Nieatrakcyjne obrazy były więc oglądane o 0,71 sekundy krócej. Porównując czas oglądania atrakcyjnych zdjęć, można zauważyć, że w kontraście z nieatrakcyjnymi twarzami, zdjęcia były oglądane przez nieco krótszy czas niż w przypadku, gdy dwa atrakcyjne zdjęcia są prezentowane obok siebie. Efekt ten był również widoczny na nieatrakcyjnych zdjęciach.

Ten sam eksperymentalny zestaw został teraz wyprodukowany dla 30 2-3 miesięcznych dzieci. 63% dzieci wykazało również preferencje dla atrakcyjnych twarzy w bezpośrednim porównaniu atrakcyjnych do nieatrakcyjnych, czyli 9,22 sekundy w porównaniu do 8,01 sekundy. Jednak przy porównywaniu atrakcyjnych/atrakcyjnych i nieatrakcyjnych/nieatrakcyjnych, nie było istotnej różnicy. Ładne twarze oglądano przez 8,86 sekundy, mniej atrakcyjne 8,92 sekundy (a więc nawet nieco dłużej niż para atrakcyjna vs. atrakcyjna).

Nawet jeśli wynik w obu grupach wiekowych w bezpośrednim porównaniu z atrakcyjnym do nieatrakcyjnym pokazał, że atrakcyjne twarze były oglądane dłużej, pozostaje wątpliwe, czy cokolwiek można wywnioskować z tego wyniku.

Różnice są minimalne w porównaniu bezwzględnym. Ponadto, odchylenia standardowe (miara dyspersji) od wartości średnich nie są wcale małe w stosunku do czasu obserwacji. Jeśli na przykład średni czas obserwacji wynosi 8,01 sekundy, a odchylenie standardowe wynosi 1,94 sekundy, oznacza to, że 68,3% dzieci znajdowało się w przedziale czasu obserwacji 8,01 sek. +/- 1,94 sek. Oznacza to, że 16% miało czas wyświetlania ponad 9,95 sekundy, a 16% miało czas poniżej 6,07 sekundy. Biorąc pod uwagę, że czas oglądania i tak wynosi maksymalnie dziesięć sekund (obraz jest wyświetlany przez dziesięć sekund), jest to bardzo szeroki zakres.

W przypadku zaledwie 16 zdjęć wątpliwe jest również, czy wynik badania może dać wiarygodny wynik.

[136]Langlois JH et al..: Upodobania niemowląt do atrakcyjnych twarzy: rudimenty czy stereotypy? Psychologia rozwojowa 23 (1987) 365

W wynikach badań bardzo małych, dwumiesięcznych niemowląt stwierdzono nawet, że czas oglądania nie różni się wcale, gdy nie porównuje się atrakcyjnych i nieatrakcyjnych par, a jedynie oferuje równie atrakcyjne pary. Nie oznacza to, że dzieci wiedzą dokładnie, co jest atrakcyjne, a co nieatrakcyjne. Trudność polega teraz również na tym, że dokładnie te atrakcyjne twarze są dłużej oglądane. Ponieważ maluchy nie mogą się porozumieć, z zupełnie innych powodów mogły patrzeć na rzekomo bardziej atrakcyjne twarze. Może być tak, że dwumiesięczne dziecko jest najpierw zajęte skupieniem się na przedmiocie.
Trotzdem meint die Autorin: "Ta różnica w czasie patrzenia wskazywała, że niemowlęta były w stanie rozróżnić twarze dorosłych kobiet na podstawie ich atrakcyjności dla dorosłych i że wykazywały wizualną preferencję dla atrakcyjnych twarzy" [137]i podkreślała: "Wyniki tych badań dowodzą, że niemowlęta mają zdolności percepcyjne pozwalające na rozróżnienie atrakcyjnych i nieatrakcyjnych twarzy - dyskryminacji, która zmierza w tym samym kierunku, co osoby dorosłe. [...] Nasze wyniki są sprzeczne z powszechnym założeniem, że atrakcyjność fizyczna jest arbitralnie zdefiniowana, zależna od kultury i dopiero się stopniowo uczy. Ustalenia te sugerują raczej, że podstawowe początki preferencji dotyczących atrakcyjności mogą być obecne w niemowlęctwie i że może istnieć uniwersalny standard atrakcyjności [...]".[138]
Wniosek ten sam w sobie sugerowałby zupełnie jasne wyniki, co nie ma miejsca w tym badaniu.

Innym studium na ten temat jest "Estetyka twarzy: dzieci wolą atrakcyjność od symetrii" [139]Curtisa **Samuelsa** i in. Ponownie zaprezentowano dzieciom różne pary zdjęć, w tym przypadku 16 czarno-białych, które zostały ocenione w skali od 1-10 (bardzo nieatrakcyjne do bardzo atrakcyjnych). Spośród 97 zdjęć wybrano osiem najlepszych i osiem najgorzej ocenionych. Wszystkie 16 to zdjęcia kobiet w wieku od 18 do 23 lat. Twarze chimery odzwierciedlone nad linią środkową zostały z nich wykonane tak, aby były dokładnie symetryczne. W ten sposób powstał zestaw 24 obrazów atrakcyjnych twarzy, czyli osiem oryginalnych twarzy, osiem twarzy chimery, których lewa połowa była lustrzana, oraz osiem twarzy lustrzanych po prawej stronie. To samo zrobiono z nieatrakcyjnymi twarzami, tak że w sumie dostępnych było 48 twarzy. Średnia ocena atrakcyjnych twarzy normalnych wyniosła

[137]Langlois JH et al..: Upodobania niemowląt do atrakcyjnych twarzy: rudimenty czy stereotypy? Psychologia rozwojowa 23 (1987) 366
[138]Langlois JH et al..: Upodobania niemowląt do atrakcyjnych twarzy: rudimenty czy stereotypy? Psychologia rozwojowa 23 (1987) 367
[139]Samuels CA et al..: Estetyka twarzy: Dzieci wolą atrakcyjność od symetrii. Postrzeganie 23 (1994) 823-831

5,73, dla lustrzanych 4,84. Średnia ocena nieatrakcyjnych twarzy normalnych wyniosła 2,52, a dla ich chimer lustrzanych 2,27. Absolutnie symetryczne chimery zostały zatem ocenione przez dorosłych jako mniej przystojne zarówno w grupie atrakcyjnej, jak i nieatrakcyjnej, pomimo ich symetrii.

Następnie przez 10 sekund, począwszy od pierwszej fiksacji, dzieciom pokazywano różne pary. Pary zostały połączone w następujący sposób:

Po pierwsze, atrakcyjne twarze zostały połączone z nieatrakcyjnymi, zarówno normalnymi, jak i chimerycznymi. Oznacza to, że atrakcyjna twarz normalna została skontrastowana z nieatrakcyjną twarzą normalną, lub nieatrakcyjna twarz chimaera została skontrastowana z atrakcyjną twarzą chimaera.

Po drugie, normalne twarze porównano z chimerycznymi twarzami, albo z atrakcyjną twarzą normalną o nieatrakcyjnej twarzy chimerycznej, albo z atrakcyjną twarzą chimeryczną o nieatrakcyjnej twarzy normalnej.

W trzeciej próbie widziano dwie wersje tej samej osoby, jedną normalną i jedną jako lustrzaną twarz.

Istniały dwie serie A i B, w których stosowano tylko lewoboczną lub tylko prawoboczną twarz chimery. Każde godowanie zostało wykonane osiem razy z różnymi parami twarzy.

W pierwszym badaniu z atrakcyjną i nieatrakcyjną twarzą (attr. normalna/nieattr. normalna i attr. lustrzana/nieattr. lustrzana) z twarzą normalną i lustrzaną stwierdzono, że różnica w długości wzroku między twarzą normalną atrakcyjną i nieatrakcyjną nie była znacząca. Średnio, atrakcyjne twarze osiągały 3,67 sekundy, nieatrakcyjne 3,33 sekundy.

W drugiej próbie (attr. normalna/nieattr. lustrzana i unattr. normalna/attr. lustrzana) porównanie wykazało różnicę pomiędzy atrakcyjnymi i nieatrakcyjnymi twarzami od 4,19 sekundy do średnio 2,88 sekundy.

Normalna twarz, w porównaniu do siebie jako lustrzana twarz chimery, również nie wykazała znaczącej różnicy. W sumie średni czas oglądania wyniósł 2,92s dla atrakcyjnych twarzy i 2,69s dla nieatrakcyjnych twarzy.

W końcu, to badanie jest również sprzeczne. Dopiero w drugiej próbie różnica w czasie oglądania atrakcyjnych twarzy w porównaniu z nieatrakcyjnymi. Próba pierwsza i trzecia nie wykazały jednak żadnej różnicy.

W obu badaniach widać, że nie uzyskano jednoznacznych wyników. Nie można tu udowodnić, że dzieci mają wrodzony zmysł do pięknych i atrakcyjnych twarzy. Ponadto, układ eksperymentu a) czas oglądania równa się uwaga, a b) uwaga równa się kryterium atrakcyjności, tak że c) czas oglądania równa się atrakcyjność, wydaje się wątpliwy jako niepewna z natury struktura argumentacji.

2.4 Thornhill, dobre geny i symetria

Kluczowym punktem w koncepcji piękna teorii "dobrego genu" jest fakt, że wybór pięknej twarzy jest uzależniony od warunku "matowego wyboru". W tym kontekście pojęcie piękna sprowadza się do pojęcia atrakcyjności seksualnej. Teoria "dobrego genu" chce powiedzieć, że symetria pozwala na wyciągnięcie bezpośredniego wniosku o stanie zdrowia jednostki: "Według naszej opinii, atrakcyjność fizyczna była wiarygodnym i konsekwentnym predyktorem przetrwania jednostki w historii ewolucji człowieka, ponieważ atrakcyjność odzwierciedla odporność pasożytów".[140]
Pasożyty i inne wpływy środowiskowe zakłócają tworzenie się symetrycznej twarzy. Im mniej wpływów jest narażony i im bardziej odporny jest indywidualny organizm na te wpływy (tj.: lepsze geny, lepszy system immunologiczny itp.), tym bardziej symetryczne będzie później ciało i twarz.[141] Wtedy uznalibyśmy tę symetrię za piękniejszą, ponieważ pokazuje ona dobre geny.

Dla tej argumentacji należałoby przyjąć, że a) osoby z takimi cechami mają lepsze geny, b) twarze z powyższymi cechami są również powszechnie uważane za piękniejsze i c) powód tej oceny leży nieświadomie w a).

Do tej pory nie udało się jednak udowodnić, że a) jest poprawne, tzn. że piękne osoby faktycznie mają lepsze geny, ani nie udowodniono, że ocena ich urody jest dokonywana nieświadomie przy użyciu tego kryterium (do c)). Fakt, że ludzie z symetrycznymi rysami twarzy i czystą skórą są postrzegani jako piękniejsi (do b) jest często prawdziwy, ale są twarze, które odbiegają od tych cech, a mimo to są oceniane jako piękne. Na przykład, w 2008 roku Cameron Diaz była najwyżej zarabiającą kobiecą gwiazdą filmową w Hollywood, z rocznym dochodem 50 milionów dolarów (źródło: Forbes Magazine), choć nie ma ani symetrycznej twarzy, ani dobrej skóry (wręcz przeciwnie, wiadomo, że cierpi na ciężki trądzik, a jej aktorka doradzała jej, by

[140]Thornhill R, Gangestad SW: Human facial beauty: Średnia, symetria i oporność pasożytów. Natura ludzka 4 (1993) 260

[141]Grammer K et al..: Darwinian Aesthetics: Selekcja seksualna i biologia piękna. Przegląd biologiczny 78 (2003), 385-407

na początku kariery miała pracę w nosie). Nadal jednak jest uważana za symbol płci, co prawdopodobnie ma znaczący wpływ na jej wartość rynkową jako najlepszej aktorki. Innym przykładem jest Charlotte Gainsbourg, również znana aktorka i twarz kampanii dla luksusowej marki mody Balenciaga: pani Gainsbourg ma raczej asymetryczny, wydatny podbródek i nos.

Mówienie o genach "THE" jako już w pełni zbadanych faktach w tej formie również nie jest uzasadnione, ponieważ wiele obszarów jest niejasnych. Przez jakiś czas geny były opisywane jako "samolubne", tj. działające dla własnych "celów przetrwania". Ale tylko około trzech procent całego DNA koduje białka, pozostała część to tak zwane DNA niekodujące. Duża część tych sekwencji nie jest jeszcze znana.
Inny wydaje się być również mechanizm dziedziczenia wyglądu i układu odpornościowego. Wygląd jest prawdopodobnie dziedziczony poprzez dość prostszy tryb (co widać w tym, że dzieci wyglądają w większości przypadków bardzo podobnie do rodzica), podczas gdy układ odpornościowy wydaje się być znacznie bardziej wyspecjalizowanym mechanizmem. Przynajmniej bezpośredni wniosek z wyglądu do składu genetycznego użytkownika nie wydaje się być możliwy; na przykład dziedziczność i funkcjonowanie układu odpornościowego jest na to zbyt złożone.
W "Neutralnej teorii ewolucji molekularnej" Motoo Kimura, na przykład, wskazuje się, że[142] większość zmian genetycznych nie odgrywa roli w sprawności ich nosiciela. Różnice na poziomie molekularnym są więc "neutralne", ponieważ nie wpływają na zdolność rozrodczą i przeżywalność organizmu nośnego. Ponadto, ta pewna nadmiarowość zapewnia ochronę przed zbyt dużymi zmianami mutacyjnymi. Tak zwany kodon, składający się z trzech zasad nukleinowych, koduje jeden aminokwas. Kod genetyczny DNA składa się z czterech zasad nukleinowych: adeniny (A), guaniny (G), tyminy (T) i cytozyny (C). Jednakże potrójną sekwencją kodowania kodowania kodowania aminokwasów mogą być na przykład TTT i TTC dla aminokwasów fenyloalaniny, co oznacza, że trzecia zasada nukleinowa jest inna. Jednak obie potrójne sekwencje kodują fenyloalaninę, więc fenotyp pozostaje bez wpływu na zmianę genotypu. To oznacza, że mutacja ta jest "cicha" (lub nazywana "synonimem", ponieważ oba kodony dają ten sam wynik, mianowicie fenyloalaninę). Możliwe jest jednak, że mutacja wpływa na szybkość translacji i produkcji niektórych białek (które składają się z aminokwasów). Ponadto dryft genu działający na neutralne allele wpływa na szybkość mutacji.

[142]Kimura M: Neutralna teoria ewolucji molekularnej. Cambridge University Press (1983) 367 S.

Allele jest jedną z kilku możliwych form, w której może być wyrażony gen, tj. sekwencja DNA. Spontaniczne mutacje mogą prowadzić do powstawania nowych alleli, które mogą się rozprzestrzeniać w populacji poprzez dryfowanie genów. W przeciwieństwie do selekcji naturalnej, żandarmeria jest czysto przypadkowa. Podczas gdy selekcja naturalna przekazuje tylko te cechy, które okazują się być realne w ich środowisku, dryfowanie genów w selekcji losowej zmienia częstotliwość generowania populacji.[143] (Częstotliwość genowa jest względną częstotliwością kopii alleli w grupie populacji i oznacza częstotliwość występowania alleli). Teoria Kimury i żandarmeria są uzupełnieniem selekcji naturalnej i wyraźnie pokazują, jak bardzo w ewolucji zależy od przypadkowych zdarzeń, które nie są skierowane.

Fenotypowa plastyczność jest kolejnym słowem kluczowym, które powinno być wspomniane w tym kontekście: Przy tym samym genotypie (tj. tej samej budowie genetycznej), różne fenotypy (jako ogólny wygląd morfologiczny) mogą być wyrażone przez wpływy środowiskowe. Na większą skalę stanowi to przypadek przeciwny do opisanego powyżej aminokwasu, gdzie różne kodony kodują ten sam aminokwas (tj. ten sam fenotyp). Na przykład, włoskie jaszczurki ścienne, które zostały uwolnione do innego środowiska, doświadczyły zmian w swoim przewodzie pokarmowym, kształcie głowy i szczęki oraz zachowaniach społecznych w wyniku zmieniających się warunków środowiskowych. Adaptacja ta nastąpiła w ciągu niewiarygodnie krótkiego okresu 36 lat, ale samo DNA pozostało niezmienione.[144]

W międzyczasie, teoria epigenomu jest również na drodze do rozprzestrzeniania się. Markery epigenetyczne są grupy metylowe, które znajdują się wzdłuż pasma DNA i może włączać i wyłączać geny poprzez metylacji bloków konstrukcyjnych DNA (metylacja oznacza wyłączenie). Wtedy nie będzie można już skopiować genu.[145] Ten epigenom jest dziedziczony, tzn. zmiany w DNA spowodowane przez wpływy środowiskowe, pożywienie, medytację lub wydarzenia emocjonalne w jednym pokoleniu są przekazywane następnemu pokoleniu. W ten sposób można odziedziczyć coś, co pochodzi z wpływów, których doświadczyło kolejne pokolenie przed tym.

Jeśli chodzi o założenie interakcji pomiędzy urodą a jednoczesnym zdrowiem, można w każdym razie powiedzieć, że uroda, przy znajomości epigenetyki, plastyczności fenotypowej i

---

[143]Ibidem.

[144]Uniwersytet Massachusetts, Amherst: Jaszczurki przechodzą szybką ewolucję po wprowadzeniu do nowego domu. ScienceDaily 18.04.2008, stoisko: 23.07.2012 pod adresem http://www.sciencedaily.com /release/2008/04/080417112433.htm

[145]Patrz http://epigenome.eu/de/2,48,1016.

dryfie genowym, nie może być absolutnie niezawodnym sygnałem w odniesieniu do genów użytkownika. Geny mogły już zostać zmienione przez styl życia nosiciela.

2.4.1 Cechy

Dla dobrej teorii genowej Thornhill'a ważne byłoby, aby wiedzieć, które cechy są w ogóle preferowane (do b)). Badania te badają, jakie różne preferencje dotyczące charakterystyki są *obecnie* dostępne. Jednak istnienie takich preferencji samo w sobie nie mówi nam, czy cechy te uległy zmianie w czasie i dlaczego niektóre cechy są preferowane. Preferencje estetyczne nie są tak wyraźnie określone, jak lubi je przedstawiać literatura. Chociaż można zidentyfikować pewną tendencję, badania nie osiągają jednolitego wyniku. Na przykład, w "Płeć i fizjonomia dominacji i atrakcyjności", C.F. Keating stwierdził, że [146]kobiety uważają mężczyzn za bardziej atrakcyjnych, jeśli mają małe oczy i cienkie usta, a także grube brwi i kwadratowe szczęki. W badaniu "Czego chcą kobiety? Jednak "Twarzowo-metryczna ocena wielu motywów w postrzeganiu męskiej atrakcyjności fizycznej twarzy"[147] Cunninghama i in. wykazała, że kobiety wolą cechy dużych oczu i małych nosów od mężczyzn. Jedyną wspólną cechą badań Keatinga była preferencja dla kątowego podbródka.

Jak już wspomniano we wstępie, cechy piękna to przeciętność, symetria, młodość, dojrzałość i ekspresja. Różnica pomiędzy przeciętnością a symetrią jest wciąż trudna do zdefiniowania. Przeciętna twarz jest również bardzo symetryczna, ponieważ ma niewiele odchyleń. Pozostaje trudna kwestia określenia, co rozumie się przez średnią, "prototyp" (co z kolei jest trudnym rozróżnieniem od "podobieństwa") czy też średnią symetrię. Cechy te są więc sprzeczne między sobą, nie można sobie wyobrazić twarzy, która jest jednocześnie bardzo przeciętna i jednocześnie bardzo wyrazista. Również stopień symetrii pozostaje nieokreślony, więcej nie zawsze jest synonimem piękna, jak już widzieliśmy z chimerycznymi twarzami.

Z cechami młodości i dojrzałości trudno jest zrozumieć, dlaczego duże oczy i mały nos są uważane w literaturze za cechy dzieciństwa, podczas gdy wysokie kości policzkowe i pełne włosy są uważane za cechy dojrzałości. Można by go również zdefiniować odwrotnie: skąpe włosy niemowlęcia i okrągłe policzki jako cechy charakterystyczne dla dzieciństwa i mniejsze oczy (w stosunku do głowy) oraz większy nos jako cechy charakterystyczne dla

---

[146]Keating CF: Płeć i fizjonomia dominacji i atrakcyjności. Kwartalnik Psychologii Społecznej 48 (1985) 61-70

[147]Cunningham MR et al..: Czego chcą kobiety? Ocena twarzowo-metryczna wielu motywów w postrzeganiu męskiej atrakcyjności fizycznej. Journal of Personality and Social Psychology 59 ((1990) 61-72

dojrzewania/dojrzałości. Cunningham i Thornhill nie przedstawili żadnego wyjaśnienia przyczyny tego szczególnego konceptualnego rozkładu cech dojrzałości i młodości. Ponieważ dawne połączenie "duże oczy/mały nos" jest zwykle preferowane, bardziej atrakcyjne, interpretacja cech została określona jako najlepiej pasująca do ewolucyjnej teorii biologicznej. System ten jest obecnie tak ustanowiony, że trudno sobie wyobrazić alternatywną interpretację. Wielkość oczu, nosa, ust itp. oraz skład cech charakterystycznych nie są dokładniej określone w teoriach. Od wartości maksymalnej, gdy oczy są za duże, nosy za małe, usta za małe, a broda za kwadratowa, twarz z tymi cechami najprawdopodobniej nie będzie już wyglądać pięknie. Wspomniana wyżej Wenus z Milo posiada cechę, która nie jest już uważana za niezwykle piękną w dzisiejszych czasach (wąskie oczy, długi nos, krótkie czoło, itp.). Również, na przykład, okrągłe, wysokie czoło jest cechą dzieciństwa, która nie występuje w badaniach, ale była cechą piękna we wcześniejszych okresach (patrz czwarta część tej pracy). Możliwe, że ta zaleta nie jest już pożądana ze względu na rozwój fotografii jako najczęściej używanego medium przedstawienia (zamiast malowanego portretu), ponieważ płaskie twarze są bardziej fotogeniczne ze względu na mniejsze zacienienie twarzy (dotyczy to również twarzy z mniejszymi nosami). Jednak wszystkie przedstawione w badaniach zdjęcia są zdjęciami, dzięki czemu niefotogeniczne (np. mniej płaskie) twarze są przedstawiane niekorzystnie i oceniane jako mniej atrakcyjne.
W swoich badaniach [148]Jones wyraźnie zaznaczył, że preferencje dotyczące stosunku odległości oczu do twarzy pomagają w rozróżnieniu między twarzami kobiet i mężczyzn, jak również między bardzo młodymi (czyli jeszcze nie w wieku rozrodczym) a nastoletnimi, już płodnymi kobietami i mężczyznami. Różnica między młodzieżą a dorosłymi nie jest tak wyraźna. Duże oczy jako cecha młodocianych w wąskiej, wydłużonej twarzy (niemowlęta mają zwykle okrągłe twarze z oczami, które są również stosunkowo duże) mogą być zatem również po prostu cechą wyróżniającą, tak że wybierając partnera (jeśli ma on na celu założenie rodziny i tym samym "zdolność reproduktywną") dąży się do właściwej płci.
Wreszcie, charakterystyczne "wyrażenie" jest w każdym razie kryterium, które jest trudno mierzalne. Co więcej, nie jest zapewniona zależność genetyczna pomiędzy preferowanymi

[148]Jones D, Hill K: Kryteria atrakcyjności twarzy w pięciu populacjach. Natura ludzka 4 (1993) 271-296

cechami a zdrowym materiałem genetycznym: "Brak jest dowodów na genetyczny wkład w atrakcyjność" musi zostać przyjęty przez samego Cunninghama.[149]

2.4.2 Symetria

Symetria jest ważną cechą wpływającą na atrakcyjność. Twierdzi się, że zwiększona symetria wskazuje na dobrą odporność na geny lub heterozygotyczność i pasożyty. "...Symetria jest świadectwem ogólnej jakości fenotypowej i zdrowia rozwojowego, na które pasożyty mogą mieć istotny wpływ".[150] Dla wyjaśnienia: Heterozygotyczność powinna być preferowana, ponieważ reprezentuje ona mieszaną dziedziczność lub zmienność genetyczną cechy genetycznej, tzn. gen jest obecny w dwóch różnych allelach.

Które pasożyty powodują poważną asymetrię u ludzi nie jest bliżej określona. W literaturze nie można było znaleźć ostatecznego przykładu konkretnej odmiany, a jedynie ogólny termin "pasożyt". Można od razu pomyśleć o zniszczonych twarzach trędowatych, ale choroba ta jest spowodowana przez bakterię (Mycobacterium leprae), a nie przez pasożyty.

Chociaż rzeczywiście istnieją choroby genetyczne, które są związane z konkretną morfologią twarzy i ciała, nie są to również choroby pasożytnicze. Dobrze znanym przykładem jest zespół Downa jako aberracja chromosomalna, w którym 21 chromosom jest obecny trzy razy, ale te morfologie twarzy różnią się znacznie od przeciętnej populacji. Wahania asymetrii spowodowane przez wpływy środowiskowe lub asymetrie kierunkowe, które występują w całej populacji, są jednak zazwyczaj mało zauważalne. Te mniej poważne asymetrie są tylko w niewielkim stopniu widoczne dla laików.

2.4.2.1 Formy symetrii dygresji

Dla wyjaśnienia należy tu wymienić trzy ważne formy asymetrii.

Najpierw asymetria kierunkowa, potem antysymetria i wreszcie asymetria wahadłowa.

Asymetria kierunkowa jest powtarzalną, systematyczną asymetrią po tej samej stronie. Dla przykładu, jedna połowa ciała jest nieco większa od drugiej, a tym samym strona decydująca.

---

[149]Cunningham MR et al.: "Ich wyobrażenia o pięknie są takie same jak nasze": Spójność i zmienność w międzykulturowym postrzeganiu fizycznej atrakcyjności kobiet. Journal of Personality and Social Psychology 68 (1995) 262

[150]Thornhill R, Gangestad SW: Human facial beauty: Średnia, symetria i odporność na pasożyty. Natura ludzka 4 (1993) 237

Występuje on jednakowo w każdej populacji. Antysymetria to również powtarzalna asymetria, ale nie skierowana na jedną stronę.

Wahająca się asymetria jest spowodowana niepełnosprawnością w rozwoju. W przeciwieństwie do asymetrii kierunkowej, odchylenie od absolutnej symetrii prawo-lewo nie jest skierowane na jedną stronę, ale występuje losowo i w obu kierunkach. Ta forma asymetrii nie jest stała i występuje w różnym stopniu w sekwencji generacyjnej, w zależności od wpływów środowiska (stąd określenie jako zmienna).

Brak asymetrii wahań oznacza więc, zgodnie z powszechną opinią, że osoba ta miała stabilny rozwój i była w stanie wystarczająco wytrzymać destrukcyjne wpływy środowiska. Kwestionuje się jednak, czy brak tych asymetrii wahań jest oznaką dobrych (tj. stabilnych rozwojowo) genów, tzn. czy odporność na niekorzystne warunki siedliskowe jest w pewnym stopniu dziedziczna i czy można ją dostrzec również na zewnątrz.

Thornhill i Møller prowadzą teorię dobrych genów, które można zidentyfikować poprzez symetrię.

Jednakże pomiar asymetrii i ocena statystyczna poszczególnych badań w odniesieniu do badania asymetrii pozostawia wiele do życzenia. Jak wspomniano powyżej, istnieją co najmniej trzy formy symetrii, które muszą być uwzględnione przy pomiarze twarzy. Jeśli chcesz zmierzyć samą asymetrię wahań, musisz od zmierzonej całkowitej asymetrii odjąć dwie pozostałe symetrie, asymetrię kierunkową i antysymetrię. Wszystkie inne formy naturalnie przyczyniają się do asymetrii danej cechy, ale mają inną przyczynę niż biologiczna niestabilność rozwojowa. Sam pomiar asymetrii jako całości nie dostarcza informacji o przyczynie ani o tym, jak i czy składa się ona z różnych przyczyn. Tak więc, jeśli badanie nie przefiltruje wyraźnie dwóch pozostałych form asymetrii statystycznie, wyniki nie mogą być wykorzystane do zdobycia wiedzy o zaburzeniach rozwojowych prowadzących do asymetrii. Ponadto obliczona asymetria wahadłowa musi być większa niż błąd pomiaru i ten błąd pomiaru musi być obliczony na podstawie obliczeń, ponieważ sztucznie zwiększa on rzeczywistą wartość asymetrii wahadłowej.

2.4.2.2 Trudności w pomiarze symetrii

2.4.2.2.1 Błąd pomiaru

Palmer et al. pisze w książce "Fluktuująca asymetria i stabilność rozwojowa: dziedziczność obserwowalnej zmienności a dziedziczność wnioskowanej przyczyny"[151], że błąd pomiaru musi być usunięty ze statystyki, ponieważ w przeciwnym razie uzyskano by mieszaninę prawdziwej dwustronnej asymetrii i błędu pomiaru. Wraz z błędem pomiaru można by uzyskać większą wartość asymetrii wahań.

Dlatego też odchylenie od prawej do lewej strony musi być znacznie większe niż odchylenie spowodowane wyłącznie błędami pomiaru, w przeciwnym razie nie można dokonać żadnej różnicy między błędami pomiaru a rzeczywistą różnicą boczną. Błędnie zwiększony pomiar asymetrii wahadłowej może sztucznie zniekształcić oszacowaną wartość dla dziedziczności tej asymetrii wahadłowej.

[152]Palmer przytacza jako przykład studium Livshitsa i Kobyliansky'ego (1989) do wyjaśnienia, które [153]jest wykorzystywane przez Møllera i Thornhilla w "Meta-analizie dziedziczności stabilności rozwojowej":

"Na przykład, jeśli różni obserwatorzy dokonują pomiarów na różnych zbiorach rodziców i ich potomstwa, różnice między obserwatorami w zakresie błędu pomiaru dają sztuczną korelację między pozornymi dwustronnymi różnicami rodziców i ich potomstwa, gdy dane od kilku obserwatorów są zebrane w jednej analizie".[154] Die dafür gemessene Reliabilität der Daten bezieht sich aber nur auf das, was gemessen wurde, nämlich das Merkmal, nicht aber auf die Verlässlichkeit der Asymmetriemessung an sich. In einer Nachfolgestudie wurde dann für die gleichen Merkmale gefunden, dass der Messfehler zweieinhalbmal größer war als die Rechts-Links-Abweichung der fluktuierenden Asymmetrie. "Tak więc, ponieważ pomiary używane w analizie przez Livshitsa i Kobyliansky'ego (1989) mogły być wykonane przez różne pielęgniarki, gdzie każda pielęgniarka prawdopodobnie zmierzyłaby zarówno rodziców jak i potomstwo w jednej rodzinie, niektóre nieznane i być może duża część dziedziczności w

---

[151]Palmer AR, Strobeck C: Wahająca się asymetria i stabilność rozwojowa: dziedziczność obserwowalnej zmienności a dziedziczność wnioskowanej przyczyny. Journal of Evolutionary Biology 10 (1997) 39-49

[152]Ibidem.

[153]Møller P, Thornhill R: Meta-analiza dziedziczności stabilności rozwojowej. Journal of Evolutionary Biology 10 (1997) 1-16

[154]Palmer AR, Strobeck C: Wahająca się asymetria i stabilność rozwojowa: dziedziczność obserwowalnej zmienności a dziedziczność wnioskowanej przyczyny. Journal of Evolutionary Biology 10 (1997) 41

połowie rodzica/dziecka mogą być spowodowane różnicami w błędach pomiaru wśród pielęgniarek".[155]

W meta-badaniu przeprowadzonym przez Møllera i Thornhilla kilka badań zostało przeprowadzonych przez kilku badaczy, odchylenie danych spowodowane błędami pomiaru może być również nieodłącznym elementem innych badań.

Konieczne byłoby również, aby pomiary były powtarzalne w celu wykrycia i ilościowego określenia tych ukrytych różnic w pomiarach pomiędzy różnymi egzaminatorami lub, w przypadku pomiarów dokonywanych przez jedną osobę, różnic w pomiarach dokonywanych przez samego egzaminatora. Właśnie dlatego, że różnice boczne i tak już są bardzo małe, fałszerstwa wynikające z błędu pomiaru są tym bardziej znaczące.

2.4.2.2 Meta-analizy

Chętnie przeprowadzane są również metaanalizy różnych badań, w których rzucane są zupełnie inne wskaźniki, a tym samym nie dają one żadnych użytecznych wyników. Markow[156] ostro skrytykował to podejście w komentarzu do badania opublikowanego przez Møllera i Thornhilla: "Meta-analiza dziedziczności stabilności rozwojowej"[157] (wspomniana już w poprzednim akapicie).

Procedura meta-analizy służy do łączenia wyników i wskaźników uzyskanych z różnych badań w jeden wspólny wskaźnik. Ma to tę zaletę, że ewentualne sprzeczności w różnych badaniach unieważniają się wzajemnie. Poszczególne wielkości efektów (wskaźniki) są ważone i uśredniane zgodnie z odpowiednią wielkością próby.

W "Meta-analizie dziedziczności stabilności rozwojowej: gigantyczny krok wstecz"[158] Markow krytykuje przede wszystkim fakt, że szacunkowe wartości dziedziczności wykorzystywane w tych analizach zależą od indywidualnych cech, populacji i środowiska (a zatem są niezwykle specyficzne). W związku z tym nie można ich bardzo dokładnie obliczyć[159] i są one również trudne do przeniesienia.

---

[155]Ibidem.

[156]Markow TA, Clarke GM: Meta-analiza dziedziczności stabilności rozwojowej: gigantyczny krok wstecz. Journal of Evolutionary Biology 10 (1997) 31-37

[157]Møller P, Thornhill R: Meta-analiza dziedziczności stabilności rozwojowej. Journal of Evolutionary Biology 10 (1997) 1-16

[158]Markow TA, Clarke GM: Meta-analiza dziedziczności stabilności rozwojowej: gigantyczny krok wstecz. Journal of Evolutionary Biology 10 (1997) 31-37

[159]Por. Ibid., str. 32.

"Ważne jest, aby zdać sobie sprawę z tego, że dziedziczność jest własnością nie tylko charakteru, ale także ludności i okoliczności środowiskowych, którym podlegają jednostki, [...] Tak więc, gdy podaje się wartość dziedziczności danego charakteru, należy rozumieć, że odnosi się ona do konkretnej populacji w określonych warunkach".[160] Markow zauważa, że ogólne oszacowanie dziedziczności wahań asymetrii pomiędzy cechami i populacjami jest bezwartościowe. Powiązanie pomiarów asymetrii z charakterystykami sprawnościowymi oraz wynikająca z nich estymacja dziedziczności nie miałaby sensu, gdyby wskaźnik ten nie był porównywany z równie dobrym estymatorem relacji między asymetrią a charakterystykami niesprawności.

Stabilność gospodarcza jest bardzo ważna dla Merkmal i dla nich. Møller und Thornhills Versuch sei deswegen "analogicznie do łączenia dziedziczności dla długości nóg u słoni, długości łodyg u petunii i długości skrzydeł u *Drosophila* i testowania, aby sprawdzić, czy istnieje znacząca dziedziczność dla "długości" jako postaci samej w sobie".[161]

Jak wspomniano powyżej, precyzja takich meta-analiz również pozostawia wiele do życzenia. Markow mówi o "typowo dużych błędach standardowych (>10%) w większości badań, i jest to szczególnie prawdziwe w przypadku szacunków dziedziczności FA, jak pokazano w tabeli 1 Møller i Thornhill".[162] Te standardowe błędy w naturalny sposób sprawiają, że estymatory są bardzo niedokładne, "przysłaniając w ten sposób jakikolwiek rzeczywisty wzorzec bazowy".[163] W oszacowaniach dziedziczności asymetrii wahań oczywiste jest, że czynnikiem dominującym jest to, że mierzone są tylko asymetrie wahań, a inne asymetrie, takie jak asymetrie kierunkowe, są statystycznie wykluczone. Markow ostro atakuje naukowe metody Møllera i Thornhilla, wiele badań wykorzystywanych do metaanalizy charakteryzowało się "brakiem kontroli błędu pomiaru, skalowania, czy kierunkowości, asymetrii"[164].

Stwierdzenie Møllera i Thornhilla, że "biorąc pod uwagę, że symetrycznie i rozwojowo stabilne fenoty działają najlepiej, ..."[165] bardzo dobrze opisuje ich hipotezę: rolę symetrii jako wskaźnika dobrych genów, a tym samym wskazania do wyboru partnera przez kobiety. Aby poprzeć to

[160]Ibidem.
[161]Markow TA, Clarke GM: Meta-analiza dziedziczności stabilności rozwojowej: gigantyczny krok wstecz. Journal of Evolutionary Biology 10 (1997) 32
[162]Por. Ibid., str. 33.
[163]Ibidem.
[164]Por. Ibid., str. 34.
[165]Møller P, Thornhill R: Meta-analiza dziedziczności stabilności rozwojowej. Journal of Evolutionary Biology 10 (1997) 12

założenie, Thornhill i Møller muszą oczywiście znaleźć związek pomiędzy kondycją i symetrią. Dziedziczność tej "sprawności" jest szczególnie ważna.

Dazu Markow[166]: "Dlaczego to jest takie ważne? Zarówno Møller, jak i Thornhill są silnymi zwolennikami "dobrych genów" lub modeli wskaźnikowych selekcji seksualnej [...]. Tak więc niska, ale znacząca wartość dziedziczalna FA [fluktuierende Asymmetrie, Anm. d. Verf.] stanowi bardzo potrzebne wsparcie dla hipotezy, że kobiety wybierają symetryczne samce zamiast asymetrycznych samców, ponieważ FA jest wiarygodnym wskaźnikiem ogólnej sprawności fizycznej mężczyzn".

Markow zauważa ponadto, że Møller i Thornhill nie przytaczają żadnych innych empirycznych dowodów na istnienie związku między stabilnością rozwojową a sprawnością fizyczną poza jedną książką Møllera i Swaddle'a.

"Opublikowane recenzje na ten temat pokazują, że wszelkie skojarzenia między FA a fitnessem są wątpliwe, spekulacyjne i specyficzne dla charakteru".[167]

Markow obawiał się wówczas, że takie badania i metaanalizy nie będą w przyszłości brane pod uwagę i cytowane głównie w odniesieniu do "cech sprawności fizycznej" człowieka. Dziś, około dziesięć lat później, możemy powiedzieć, że taki stan rzeczy się dokonał. Zacytowany już powyżej Palmer pisze również w "Fluktuacyjnej asymetrii i stabilności rozwojowej: dziedziczność obserwowalnej zmienności a dziedziczność wnioskowanej przyczyny", że "zwolennicy FA są zbyt szybcy, by bezkrytycznie przyjąć odpowiedź, której oczekują".[168]

2.4.2.3 Badania symetryczne

Teraz, gdy wyjaśniliśmy różne formy symetrii i trudności pomiaru (błędy pomiaru i różne wskaźniki symetrii), dochodzimy do badań, w których testowane są teorie dotyczące związku między "dobrymi genami" a symetrią. Wiele z tych badań odnosi się do gatunków innych niż

---

[166]Markow TA, Clarke GM: Meta-analiza dziedziczności stabilności rozwojowej: gigantyczny krok wstecz. Journal of Evolutionary Biology 10 (1997) 34

[167]Markow TA, Clarke GM: Meta-analiza dziedziczności stabilności rozwojowej: gigantyczny krok wstecz. Journal of Evolutionary Biology 10 (1997) 35

[168]Palmer AR, Strobeck C: Wahająca się asymetria i stabilność rozwojowa: dziedziczność obserwowalnej zmienności a dziedziczność wnioskowanej przyczyny. Journal of Evolutionary Biology 10 (1997) 48

człowiek,[169] takich jak mucha dziobowa.[170] Nawiązuje się do badań na zwierzętach, takich jak "Preferencje kobiet w zakresie połykania symetrycznych ornamentów płci męskiej" Møllera lub [171]"Preferencje kobiet w zakresie pozornie symetrycznych ornamentów płci męskiej w stodole Hirundo rustica" [172]lub Swaddle et al: "Preferencje symetrycznych samców przez samice zięby zebrowatej" [173]oraz wielu innych badań na muszkach owocowych i innych owadach lub ptakach o symetrycznych skrzydłach, które próbują zgłębić wpływ asymetrii na selekcję. Tutaj preferencje estetyczne zwierząt, których motywacją może być biologiczna walka o przetrwanie, są po prostu przenoszone na ludzi, chociaż mechanizmy doboru partnerów Homo sapiens są nieco bardziej skomplikowane do klasyfikacji niż te zwierząt.

W odniesieniu do ludzi twierdzi się, że kobiety mają większe ryzyko przy wyborze partnera, ponieważ najwięcej czasu (co najmniej dziewięć miesięcy plus karmienie piersią) inwestują w wychowanie swoich dzieci i dlatego muszą zwracać uwagę na symetrię u mężczyzn, która przemawia za dobrymi genami. Dlatego symetria męskiej twarzy jest szczególnie ważna. Jednak większość dostępnych badań dotyczy w szczególności symetrii twarzy kobiety.

Należy zauważyć, że istnieje bardzo duży skok w argumentacji, aby wyciągnąć wniosek z wyników badań na zwierzętach, że istnieją również zachowania wpływające społeczno-kulturowo, takie jak wybór partnera ludzkiego.

W badaniu Gangestad et al.: "Atrakcyjność twarzy, stabilność rozwojowa i asymetria wahań"[174] 72 studentów (średnia wieku 23,2 lat) miało siedem mierzonych obustronnie części twarzy i ciała (szerokość stopy, szerokość kostki, szerokość dłoni, szerokość nadgarstka, szerokość łokcia, długość ucha i szerokość ucha), a następnie utworzono wskaźnik asymetrii. Następnie studenci byli oceniani pod względem atrakcyjności przez ośmiu niezależnych ewaluatorów, którzy nie byli świadomi symetrii przedmiotów. Stwierdzono pozytywną korelację pomiędzy symetrią a atrakcyjnością, ale tylko u mężczyzn. Dla uczennic korelacja ta nie była znacząca.

---

[169]Thornhill R, Gangestad SW: Human facial beauty: averageness, symmetry and parasite resistance. Natura ludzka 4 (1993) 237-269

[170]Thornhill R: Samice preferują feromon samców o niskiej asymetrii wahań u skorpiona japońskiego (Panorpa japonica: Mecoptera). Ekologia behawioralna 3 (1992) 277-282

[171] Møller AP: Preferencje kobiet w zakresie połykania symetrycznych męskich ornamentów płciowych. Przyroda 357 (1992) 238-240

[172]Møller AP: Kobieta preferuje pozornie symetryczne męskie ornamenty w stodole jaskółki Hirundo rustica. Ekologia behawioralna i socjobiologia 32 (1993) 371-376

[173]Swaddle JP, Cuthill IC: Preferencja dla symetrycznych samców przez samice zięby zebrowatej Natura 367 (1994) 165-166

[174]Gangestad SW, Thornhill R: Atrakcyjność twarzy, stabilność rozwoju i asymetria wahań. Etyka i socjobiologia 15 (1994) 73-85

Tytuł tego badania, "Atrakcyjność twarzy, stabilność rozwojowa i asymetria wahań", jest również bardzo mylący, ponieważ jedyną mierzoną cechą twarzy jest szerokość ucha.
W niektórych badaniach stwierdza się jednak nawet, że symetria nie musi być decydująca dla atrakcyjności, a asymetria jest również atrakcyjna.
Langlois[175], Swaddle[176], Kowner[177], Samuels[178179] i Rodos stwierdzają, że symetria nie jest czynnikiem decydującym o mierzonej atrakcyjności.
Zazwyczaj pojawia się pytanie, czy twarze są atrakcyjne ze względu na ich średnią awersję, czy też symetrię. Różnica między tymi dwoma czynnikami jest bardzo kontrowersyjna. Zależy to w dużej mierze od tego, jak produkowane są bardzo symetryczne lub bardzo przeciętne twarze. Ponieważ w naturze nie ma idealnie symetrycznej lub idealnie przeciętnej twarzy, ten rodzaj twarzy musi być sztucznie stworzony. Aby zbudować absolutnie symetryczną twarz, używa się tzw. twarzy chimery. Albo lewa, albo prawa połowa twarzy znajduje się w lustrze nad linią środkową twarzy, dzięki czemu uzyskuje się całkowicie symetryczną twarz. Wadą jest to, że twarze mogą wtedy wydawać się zbyt szerokie lub zbyt wąskie, ponieważ ze względu na asymetrię kierunkową jedna połowa twarzy jest zwykle większa po jednej stronie niż druga. Kiedy odbija się tylko połowa twarzy, ta różnica może być znaczna. Podobnie, nos lub odległość między oczami może wydawać się ściśnięty lub rozszerzony. Asymetria po jednej stronie może się podwoić.
Aby zrobić twarz przeciętnemu człowiekowi, używa się pomysłu, który po raz pierwszy został użyty w XIX wieku przez Francisa Galtona. Chciał stworzyć z różnych twarzy kryminalistów niepowtarzalną twarz oszusta, ale potem odkrył, że im więcej zdjęć kryminalistów nakładał na siebie, tym obraz złożony z wielu zdjęć był znacznie ładniejszy, niż mu się wydawało.
Tak więc dziś tworzy się przeciętną twarz od dwóch do 64 nałożonych obrazów. Proces ten nazywany jest mieszaniem (z (do) mieszanki) lub morfingiem (z (do) morf = przekształcanie, adaptacja). Są tu również pewne wady: im więcej obrazów jest połączonych, tym bardziej

[175]Langlois JH et al..: Co jest przeciętne, a co nie jest przeciętne w atrakcyjnych twarzach. Nauki psychologiczne 5 (1994) 214- 220
Langlois JH, Roggman LA: Atrakcyjne twarze są tylko przeciętne. Nauki psychologiczne 1 (1990) 115-121
[176]Swaddle JP, Cuthill IC: Asymetria i atrakcyjność ludzkiej twarzy: symetria nie zawsze może być piękna. Postępowanie Royal Society of London: Seria B, 261 (1995) 111-116
[177]Właściciel R: Asymetria twarzy i ocena atrakcyjności w perspektywie rozwoju. Journal of Experimental Psychology: Human Perception and Performance 22 (1996) 662-675
[178]Samuels CA et al..: Estetyka twarzy: Dzieci wolą atrakcyjność od symetrii. Postrzeganie 23 (1994) 823-831
[179]Rhodes G et al..: Czy przeciętne konfiguracje twarzy są atrakcyjne tylko ze względu na ich symetrię? Nauki psychologiczne 10 (1999) 52-58

niepokojące skazy skórne, a także znikają normalne asymetrie kierunkowe. Obraz może być zatem idealnie symetryczny, bez możliwości dokładnego rozróżnienia między dwoma czynnikami: symetrią i przeciętnością.

W badaniach **Langlois'a**[180] stosuje się następującą procedurę w celu uzyskania dokładnie przeciętnych twarzy: Każdy obraz składa się z wielu, pojedynczych komórek obrazu, które składają się na ogólny obraz i tworzą siatkę. Każdy z tych tak zwanych pikseli (picture-element = pix-el) ma określony odcień szarości. W zdigitalizowanym zdjęciu do każdego odcienia szarości przypisana jest zatem wartość liczbowa, dzięki czemu zamiast siatki odcieni szarości tworzona jest siatka wartości liczbowych. Każda wartość liczbowa oznacza konkretny odcień szarości.

Taka matryca liczb może być obliczona dla wszystkich twarzy. Możesz teraz utworzyć średnią twarz, biorąc średnią wartość dla wszystkich pikseli znajdujących się w tym samym miejscu (przykład: z 32 twarzy weź piksel na czubku nosa i podziel go przez 32: daje to średnią wartość szarości dla pikseli znajdujących się w tym samym miejscu). W ten sposób uzyskuje się średnie wartości szarości, a tym samym matematyczną średnią twarz.

Langlois zamienił więc 32 twarze w jedną i porównał je z 32 indywidualnymi twarzami użytymi do tego celu, a także z ośmioma innymi atrakcyjnymi i ośmioma nieatrakcyjnymi twarzami oraz dwoma idealnie symetrycznie odzwierciedlonymi.

Zadano pytanie o najwyższą symetrię, aby dowiedzieć się, czy 22 testerzy, w liczbie, byli w stanie w ogóle wykryć symetrię. Stwierdzono, że powierzchnie lustrzane są najbardziej symetryczne z wysokim stopniem współzależności pomiędzy oceniającymi. Nie istniał jednak żaden związek pomiędzy atrakcyjnością a symetrią.[181]

Aby jednak udowodnić, że uśrednianie jest czynnikiem decydującym o wysokiej atrakcyjności, musiał on wykazać, że proces produkcyjny uśredniania twarzy nie ma znaczenia. Krytycznymi punktami zabiegu jest wygładzenie skóry w wyniku zabiegu morfingu oraz wyrównanie indywidualnych asymetrii, co prowadzi do optycznie odmłodzonego i symetrycznego wrażenia obrazu. Ale Langlois wygładził również poszczególne oryginalne twarze, tak aby były bardziej zbliżone do tych sztucznie wykonanych. W każdym razie, obrazy wymieszane ze sobą

---

[180]a) Langlois JH et al..: Co jest przeciętne, a co nie jest przeciętne w atrakcyjnych twarzach. Nauki psychologiczne 5 (1994) 214- 220
b) Langlois JH, Roggman LA: Atrakcyjne twarze są tylko przeciętne. Nauki psychologiczne 1 (1990) 115-121

[181]a) Langlois JH et al..: Co jest przeciętne, a co nie jest przeciętne w atrakcyjnych twarzach. Nauki psychologiczne 5 (1994) 217
b) Langlois JH, Roggman LA: Atrakcyjne twarze są tylko przeciętne. Nauki psychologiczne 1 (1990) 115-121

podlegają tym samym efektom wygładzania i symetrii, co przeciętna wersja stworzona z różnych twarzy.

Zdjęcie składające się z 32 indywidualnych twarzy zostało następnie porównane z 32 twarzami, z których każda została obrobiona 32 razy ze sobą (zdjęcie składające się z 16 fotografii tej samej osoby pod nieco innymi kątami i odbiciem lustrzanym), tak aby proces produkcji nie odgrywał już żadnej roli w porównaniu. W rezultacie twarz składająca się z 32 twarzy była znacznie bardziej atrakcyjna niż osobniki, które się z nią obracały. Był jednak jeden wyjątek, gdzie jedna twarz, uśredniona sama w sobie, była piękniejsza niż 32 razy większa od przeciętnego obrazu. Można przynajmniej wyciągnąć z tego wniosek, że proces produkcyjny nie miał wpływu na postrzeganie przeciętności.

Normalne, nieco asymetryczne twarze są nawet preferowane w niektórych przypadkach. **Swaddle**[182] miał do dyspozycji 32 obiekty testowe, z których stworzył pięć różnych typów różnych wariantów symetrii. Najpierw pierwotna twarz z normalną symetrią, drugi obraz lustrzany, trzeci do piątego wariant został wykonany z dwóch obrazów. Wariant trzeci składał się z morfingu twarzy normalnej i lustrzanej. Autor zakłada, że twarz ta jest idealnie symetryczna (wątpliwe jest, co odróżnia ją od obrazów lustrzanych, które powinny być absolutnie symetryczne).

Dwa kolejne, niemal symetryczne (NsymmI) warianty zostały wykonane jako gradacje o doskonałej symetrii: jeden, w którym twarz normalna pokazana jest w 75% (NsymmI[183]) i drugi, w którym twarz lustrzana stanowi 75% (NsymmII[184]). Zdjęcia te zostały następnie ocenione pod kątem ich atrakcyjności przez 37 mężczyzn i 45 "studentów". Pozwolono im oglądać zdjęcia przez 10 sekund w celu ich oceny.

Zdumiewający wynik był taki, że preferowane były normalne i lustrzane obrazy. Nie było żadnej różnicy między nimi. Istniała tendencja do preferowania obrazów prawie symetrycznych w stosunku do absolutnie symetrycznych, ale rezultat nie był znaczący. Tylko mniej atrakcyjne twarze korzystały z większej symetrii.

Właściciel[185] porównywał zwykle asymetryczne przedmioty z ich lewymi lub prawymi "kompozytami". Kompozyty te są twarzami zmniejszonymi o połowę w poprzek linii

[182]Swaddle JP, Cuthill IC: Asymetria i atrakcyjność ludzkiej twarzy: symetria nie zawsze może być piękna. Postępowanie Royal Society of London: Seria B, 261 (1995) 111-116
[183]Por. Ibid., str. 112.
[184]Ibidem.
[185]Właściciel R: Asymetria twarzy i ocena atrakcyjności w perspektywie rozwoju. Journal of Experimental Psychology: Human Perception and Performance 22 (1996) 662-675

środkowej twarzy, a następnie lustrzanymi, tak aby uzyskać twarz składającą się z dwóch lewych lub dwóch prawych połówek twarzy (lustrzanych). Efekty świetlne i nierówności zostały zrekompensowane. Badanie Kowner jest również jedynym badaniem, w którym oceniane są bodźce pochodzące ze wszystkich grup wiekowych do późnej starości (średnio 32 zdjęcia dzieci w wieku 4,9 lat, 32 młodych dorosłych (średnia wieku 24,1 lat) i 32 osób starszych (wiek 77,5 lat)).

Na pytanie o to, co badane osoby uważały za piękniejsze, stwierdzono, że częściej wybierano symetryczne twarze osób starszych (55,1%), ale asymetryczne preferowały dzieci i młode osoby dorosłe (dzieci 52,5%, dorośli 55%).

Jednak wszystkie wyniki są blisko siebie. Symetria wydaje się mieć większy wpływ na stare twarze, być może dlatego, że asymetria była spowodowana oznakami starzenia się, takimi jak zmarszczki. Normalna asymetria może być również atrakcyjna.

W celu zbadania, czy manipulacje na symetrycznych kompozytach (w końcu tylko te zostały zmienione przez odbicie lustrzane) mogły zniekształcić ocenę, przeprowadzono drugą serię testów, w których normalne asymetryczne twarze zostały zamienione na lewe-prawe. Wynik pozostał ten sam: preferowane były stare, symetryczne twarze (56%), natomiast wśród dzieci i dorosłych częściej wybierano twarze asymetryczne (dzieci 53,3%, dorośli 55,2%).

Absolutnie symetryczne twarze wyglądają nienaturalnie i niepokojąco. Nie mogą one przenosić emocji, którym towarzyszy asymetryczne zniekształcenie mimiki twarzy. Idealnie symetryczny śmiech promieniuje czymś nierealnym. Może to być jeden z powodów, dla których stuprocentowa symetria prawej i lewej strony nie jest ani piękna, ani pożądana.

Z drugiej strony, preferowanie ponadprzeciętnej twarzy może wynikać również z faktu, że taki prototyp po prostu ułatwia rozpoznanie pewnej kategorii. Dlatego też predyspozycje czysto zmysłowe ludzkiego mózgu mogą być za to odpowiedzialne. Następnie służyłyby one po prostu do dyskryminacji pewnych wzorców, takich jak mężczyzna-kobieta. Lepsza dyskryminacja (a nie funkcja wskaźnika zdrowia) byłaby alternatywnym wyjaśnieniem faktu, że często preferowana jest symetria (zob. również pkt 2.4.3).

Pozostaje powiedzieć, że nie jest jasne, czy symetryczne twarze są zawsze piękniejsze.

2.4.2.3.1 Symetria i zdrowie

Czy symetria i zdrowie są naprawdę powiązane? Gillian Rhodes przeprowadziła zatem dochodzenie "Czy symetria twarzy sygnalizuje zdrowie?"[186]"Czy zdrowie wskazuje na symetryczne rysy twarzy?" Jeśli twierdzi się, że symetria jest wskaźnikiem zdrowotnym, który jest stosowany jako kryterium oceny atrakcyjności, pierwszym krokiem byłoby udowodnienie, że istnieje związek między zdrowiem a większą symetrią. Rhodes znalazła niewiele dowodów w swoim gabinecie: "Asymetria twarzy nie miała żadnego związku ze zdrowiem."

Przedmioty zostały zmierzone, a ich symetria została oceniona również przez oceniających. Teoria była taka, że gdyby asymetria wiązała się z niestabilnością rozwojową, to zdrowie badanych byłoby z nią ujemnie skorelowane. Innymi słowy, im bardziej asymetryczni są uczestnicy, tym bardziej chorzy musieliby być niż średnia symetryczna.

Przedmioty pochodziły z wcześniejszej puli osób testowych (Intergenerational Studies Archive of Berkeley University California), które urodziły się w latach 1920-1929.

Dlatego też istniały archiwalne fotografie (tutaj do pomiaru symetrii) 316 osób w wieku 17 lat oraz większość archiwalnych zapisów medycznych o ich historii medycznej w dzieciństwie (3-10 lat), dorastaniu (11-18 lat), dorosłości (30-36 lat) i obecnym wieku. Studenci uczelni oceniali symetrię i odchylenie od średniej. Ocena atrakcyjności i stanu zdrowia oceniana przez obserwatora została zaczerpnięta z wcześniejszego badania. Symetria ta została nie tylko oszacowana, ale także zmierzona bezpośrednio przez dwie osoby korzystające z fotografii.

Zarówno oszacowanie asymetrii przez 48 studentów, jak i pomiar metryczny zdjęć, były ze sobą istotnie, choć niezbyt silnie, skorelowane. Nie stwierdzono korelacji pomiędzy *mierzoną* asymetrią a atrakcyjnością. Zaskakująco, asymetria i atrakcyjność *oceniana* przez 48 studentów okazała się być powiązana, aczkolwiek słabo powiązana.

Jeśli jednak symetria idzie w parze z atrakcyjnością twarzy, to albo istnieje błąd w pomiarze, albo asymetria jest po prostu atrakcyjna (przynajmniej lżejsze formy asymetrii). Te dwie rzeczy nie muszą się wzajemnie wykluczać.

Badania Jones & Hill 1993 i Shackelford[187] 1997[188] również miały swoje problemy ze znalezieniem (negatywnej) korelacji pomiędzy mierzoną asymetrią a atrakcyjnością.

---

[186]Rhodes G et al..: Czy uśrednianie twarzy i symetria sygnalizują zdrowie? Ewolucja i ludzkie zachowanie 22 (2001) 31-46

[187]Jones D, Hill K: Kryteria atrakcyjności twarzy w pięciu populacjach. Natura ludzka 4 (1993) 271-296

[188]Shackelford TK, Larsen RJ: Asymetria twarzy jako wskaźnik zaburzeń psychicznych, emocjonalnych i fizjologicznych. Journal of Personality and Social Psychology 72 (1997) 456-466

Ocena subiektywnie postrzeganego zdrowia i (przez uczniów) szacowanej asymetrii była skorelowana, tzn. asymetryczna twarz była postrzegana jako mniej zdrowa. Ponownie znaleziono tu zaskakujący wynik: ponownie, podobnie jak w przypadku pomiaru korelacji pomiędzy asymetrią i atrakcyjnością powyżej, nie znaleziono korelacji pomiędzy rzeczywiście zmierzoną asymetrią a szacowanym stanem zdrowia.

Ogólnie rzecz biorąc, nie było żadnej korelacji pomiędzy rzeczywistym stanem zdrowia w rzeczywistości (tj. nie tylko szacowanym stanem zdrowia) a asymetrią. Dla charakterystyki asymetrii porównano stopień, w jakim symetria twarzy była wskaźnikiem zdrowia dla dzieciństwa, dorastania, dorosłości i obecnego wieku. Zarówno w symetrii szacowanej, jak i mierzonej, nie stwierdzono korelacji pomiędzy większą liczbą problemów zdrowotnych a asymetrycznymi cechami twarzy, ani u kobiet, ani u mężczyzn w żadnym z tych obszarów. Był tylko jeden wyjątek, i to w wieku 17 lat dla płci żeńskiej. Korelacja ta znajduje się dokładnie na granicy znaczenia, a więc jest jedynie marginalna.

W pracy tej, podobnie jak w wielu innych badaniach, nie zwrócono uwagi na oddzielenie asymetrii kierunkowej od asymetrii wahadłowej przy pomiarze.

Pozostaje do stwierdzenia, że w tym badaniu nie znaleziono żadnych dowodów na istotny związek pomiędzy zdrowiem a symetrią w większej grupie badanej.

2.4.2.3.2 Asymetria i zdrowie psychiczne

W innym badaniu badano, czy asymetria jest prawdopodobnie wskaźnikiem problemów ze zdrowiem psychicznym. Już w początkowym pytaniu popełniono tu błąd. Nie można bezpośrednio zakładać, że asymetria jest swego rodzaju genetycznym wskaźnikiem problemów psychologicznych. Równie dobrze może być tak, że asymetria, która istniała na początku, powodowała przede wszystkim problemy psychologiczne (na przykład poprzez otoczenie, które wyklucza tę osobę). Oznaczałoby to, że problemy psychologiczne byłyby wynikiem, a nie przyczyną asymetrii. Van Fraasen daje dobry przykład:

"...100-metrowy maszt rzuca 75-metrowy cień. Możemy wyjaśnić, dlaczego cień jest tak długi, określając kąt nachylenia Słońca i odwołując się do przyjętej teorii prostoliniowego rozchodzenia się światła. Ponieważ, jeżeli podany jest kąt i wysokość masztu, za pomocą obliczeń trygonometrycznych możemy uzyskać podstawową długość trójkąta prostokątnego, który maszt tworzy z wiązką światła i cienia. Ale możemy również wyprowadzić długość masztu z długości cienia i kąta nachylenia. Jeśli jednak ktoś nas zapyta dlaczego maszt ma 100 stóp wysokości, nie możemy tego faktu wyjaśnić odpowiadając: "Ponieważ rzuca on cień o długości 75 stóp.[189] Maszt wyjaśnia, dlaczego cień jest tak długi. Ale rzut cienia nie wyjaśnia, *dlaczego maszt* istnieje dokładnie w tej długości.

W badaniu Shackelford et al.: "Asymetria twarzy jako wskaźnik psychologicznego, emocjonalnego i fizjologicznego niepokoju",[190] dwie grupy studentów zostały wykorzystane do zbadania tego rzekomego związku. Pierwsza grupa badanych składała się z 41 kobiet i 16 mężczyzn w wieku od 18 do 23 lat oraz druga grupa 26 kobiet i 18 mężczyzn w mniej więcej tym samym wieku.

Musieli pisać dwa razy dziennie (w południe i wieczorem) w ciągu semestru raport o aktywności, nastroju i objawach fizycznych w nieprzerwanym okresie czterech tygodni. Aktywność obejmowała typowe lub nowe, poważne lub zabawne działania, niezależnie od tego, czy były one wykonywane samodzielnie, czy z innymi. Podano 40 przymiotników nastroju i ich definicję, które powinny być wskazane w skali od 0 do 6 w zależności od ich występowania. Objawy fizyczne obejmowały bóle głowy, zaburzenia koncentracji, problemy z żołądkiem i jelitami, napięcie mięśni, ból gardła, kaszel, bóle pleców i nerwowość. Druga grupa testowanych osób musiała również udzielić informacji o swoim zachowaniu podczas snu i ilości jedzenia, które jadła rano. Sprawność układu krążenia mierzono za pomocą ergometru, a następnie mierzono czas regeneracji serca. Wykonano zdjęcia wszystkich osób testowych.

Pierwsza grupa oceniających (18 mężczyzn i 19 kobiet, średnia wieku 19 lat) musiała następnie ocenić ich pod kątem przeciwstawnych biegunów: nieszczęśliwy, nieatrakcyjny-atrakcyjny, ospały-aktywny, introwertyczny-ekstrowertyczny, nierzetelny-pewny, niesympatyczny-atrakcyjny, niestabilny emocjonalnie-emocjonalny, nieinteligencki-inteligentny. Dziewięciopunktowa skala wahała się od -4 (pierwszy, przymiotnik "ujemny") do +4 (odpowiednik "dodatni"), przy czym zero było neutralnym środkiem skali.

Druga grupa osób oceniających (18 mężczyzn i 40 kobiet w średnim wieku 20 lat) oceniała drugą grupę podmiotów pod kątem tych samych aspektów, co pierwsza grupa podmiotów, z wyjątkiem wymiaru inteligencji.

---

[189] Van Fraassen B: Pragmatyka wyjaśnienia. Dlaczego pytania i ich odpowiedzi. W: Explanation and Understanding in Science (1990) 39

[190] Shackelford TK, Larsen RJ: Asymetria twarzy jako wskaźnik zaburzeń psychicznych, emocjonalnych i fizjologicznych. Journal of Personality and Social Psychology 72 (1997) 456-466

Trzecia grupa oceniających (sześciu mężczyzn i dziewięć kobiet) oceniła grupy tematyczne 1 i 2 w odniesieniu do pytania "Jaki jest "wyraz twarzy osoby?" z -4: przemyślany na temat 0 = neutralny do +4: śmiech, i "Jak prawdziwy jest wyraz twarzy?" w tej samej skali od -4: bardzo fałszywy do 0 = neutralny do +4: bardzo prawdziwy.

Program komputerowy opracowany przez Grammer and Thornhill został użyty do pomiaru symetrii twarzy w celu uzyskania wyniku asymetrii pionowej i poziomej. Odległości między pionową linią środkową twarzy a pięcioma dwustronnymi rysami twarzy (wewnętrzny i zewnętrzny kącik oka, zewnętrzna nozdrza, kość policzkowa, szczęka) zostały zmierzone po lewej i prawej stronie. Następnie obliczono odchylenie bezwzględne, odejmując prawy minus lewy. Wartość ta została następnie podzielona przez średnią odległość danej cechy od poziomej linii podstawowej (styczna biegnąca wzdłuż podstawy brody).

W ten sposób dla każdej z pięciu dwustronnych cech ustalono punktację poziomą i pionową. Te pięć punktów poziomych lub pionowych (tj. łącznie dziesięć) zostało następnie dodanych do całkowitego wyniku poziomego jako średnia z pięciu punktów indywidualnych lub całkowitego wyniku pionowego. Oba wyniki sumaryczne zostały połączone w całkowitą asymetrię wyników.

Jednak w 40 procentach wszystkich wykorzystanych zdjęć osoby testujące zawróciły głowy w taki sposób, że nie można było już dokładnie ocenić poziomych asymetrii. W tym celu opracowano równanie, które umożliwiło oszacowanie asymetrii poziomych na podstawie asymetrii pionowych poprzez wykorzystanie pozostałych 60 procent zdjęć, na których badani nie odwrócili głowy na bok, jako podstawy do obliczeń. Niemniej jednak duża ilość (40 procent) zdjęć, których nie można właściwie wykorzystać, oraz związana z tym ocena poziomej asymetrii, którą można jedynie przewidzieć, ale która nie jest prawdziwa, sprawiają, że wątpliwe jest, czy w ogóle można wykorzystać pomiary asymetrii jako całość.

Główna teza autora jest teraz następująca: "Hipotezowaliśmy konkretnie, że korelacje [...] uzyskają taką wielkość, że większa asymetria będzie związana z gorszym zdrowiem psychicznym, emocjonalnym lub fizjologicznym".[191] Sam projekt badania wydaje się jednak wątpliwy: czterotygodniowe samoujawnienie się na temat wrażliwości psychicznej i fizycznej nie może dostarczyć wiarygodnych informacji o trwałej kondycji danej osoby. To tymczasowe oświadczenie nie zawiera żadnych informacji na temat przyszłego lub trwałego stanu i nie może być powiązane z trwałą asymetrią twarzy. Co więcej, metoda samoujawniania nie jest

[191]Shackelford TK, Larsen RJ: Asymetria twarzy jako wskaźnik zaburzeń psychicznych, emocjonalnych i fizjologicznych. Journal of Personality and Social Psychology 72 (1997) 461

wiarygodnym źródłem informacji, jak to miało miejsce w badaniu Bussa, ponieważ osoby badane mogą nie odpowiadać w sposób prawdziwy.

Autor jest weiterhin der Meinung, dass die sexuelle Selektion eine größere Auswirkung auf Männer in puncto Symmetrie hat:"...jednym ze wskaźników dobrych genów jest symetria twarzy. Tak więc, w historii ewolucji człowieka, mężczyźni ze stosunkowo większą symetrią twarzy mogli radzić sobie lepiej w rywalizacji intraseksualnej i interseksualnej, [...]. Każdy wskaźnik dobrych genów, na przykład, może mieć większy wpływ na wybory męskie kobiet niż średnio na wybory męskie, a zatem uzasadnione jest oczekiwanie, że na przykład asymetria twarzy może dostarczać stosunkowo ważniejszych informacji, gdy jest wyświetlana przez mężczyzn".[192]

Sehen wir uns nun weiter an, wie der Autor die Korrelationen interpretiert. Er benutzt dazu als Referenz das statistische Standardwerk von Cohen: "Według Cohena (1988) korelacje między .10 a .29 reprezentują małe rozmiary efektu, korelacje między .30 a .49 reprezentują średnie rozmiary efektu, a korelacje między .50 a 1.0 reprezentują duże rozmiary efektu. Korelacje reprezentujące średnie lub duże rozmiary efektów są podkreślone w obu tabelach".[193] Die Interpretation einer Spanne von 0,5 bis 1,0 als hoch ("large effect size") ist in Cohens Buch "Statistical Power Analysis for the behavioural sciences" [194]allerdings nicht zu finden. Cohen schreibt über den effect size Index d: "Nie jest konieczne obliczanie **d na** podstawie zadanej różnicy między środkami a szacowanymi odchyleniami standardowymi; można pozyskać **d** *bezpośrednio*. Tak więc, jeśli badacz uważa, że wpływ jego metody leczenia na zdolność uczenia się w fenylopiruwii jest niewielki, może on pozyskać wartość **d,** taką jak .2 lub .3. Jeśli przewiduje, że będzie duża, może pozyskać **d** jako .8 lub 1.0" [195]i weiter:

Terminy "mały", "średni" i "duży" są względne, nie tylko w stosunku do siebie nawzajem, ale do obszaru nauk behawioralnych, a nawet bardziej szczegółowo do konkretnej treści i metody badawczej stosowanej w danym badaniu.... W obliczu tej względności, istnieje pewne ryzyko nieodłącznie związane z oferowaniem konwencjonalnych definicji operacyjnych dla tych terminów do wykorzystania w analizie władzy w tak zróżnicowanym obszarze badań jak nauka behawioralna. Ryzyko to jest jednak akceptowane w przekonaniu, że można zyskać więcej niż stracić, dostarczając wspólne, konwencjonalne ramy odniesienia, które są zalecane do

[192]Por. ibid. str. 459
[193]Shackelford TK, Larsen RJ: Asymetria twarzy jako wskaźnik zaburzeń psychicznych, emocjonalnych i fizjologicznych. Journal of Personality and Social Psychology 72 (1997) 461
[194]Cohen J: Statystyczna analiza mocy dla nauk behawioralnych. (1977) 474 S.
[195]Por. Ibid., str. 25.

stosowania tylko wtedy, gdy nie ma lepszej podstawy do oszacowania wskaźnika ES".[196] Natürlich muss man sich darauf verlassen können, dass die Effektgröße eine gewissenhafte Verwendung innerhalb eines geeigneten Bezugsrahmens findet. Ohne Grundlage eine standardisierte, mittlere Effektgröße in einer Population zugrundezulegen überfordert die Aussagekraft der Effektstärke.

W swoich dwóch tabelach w tym artykule Shackelford podkreślił wszystkie rozmiary efektów średnich i wysokich, począwszy od >0,3, tj. wszystko to, co zgodnie z jego projektem osiąga średnie i wysokie efekty. Jednak przy ścisłej interpretacji wielkości efektu, wysokie wartości osiągane są dopiero od >0,8. Wartość ta nigdy nie jest jednak osiągana w żadnej z tabel.

[196]Ibidem.

Table 1
Correlations of Facial Asymmetry With Personality and Psychological, Emotional, and Physiological Variables, With How Time Spent, and With Observer Ratings of Photographs in Sample 1

Variable	Horizontal asymmetry			Vertical asymmetry			Total asymmetry[a]		
	Women	Men	Total	Women	Men	Total	Women	Men	Total
Personality and psychological scales									
BDI Depression	.06	.11	.07	.09	.51*	.20	.09	.33	.15
EPQ Extraversion	.27	−.17	.10	.32*	−.04	.18	.32*	−.12	.15
EPQ Neuroticism	−.05	.46	.06	−.15	.40	−.01	−.11	.49*	.03
EPQ Psychoticism	.16	−.02	.13	.25	.23	.27*	.23	.11	.21
EPQ Lie	−.12	−.25	−.15	−.23	−.46	−.29*	−.19	−.39	−.24
LOT Optimism	−.10	−.20	−.10	.17	−.50*	−.01	.02	−.38	−.06
Repression-Sensitization	−.05	.61**	.13	−.15	.56*	.05	−.11	.67**	.11
NPI Entitlement	.17	.21	.20	.13	.12	.14	.17	.19	.20
NPI Leadership	.04	−.25	−.01	.30	.10	.26	.17	−.10	.12
NPI Superiority	.13	−.48	−.03	.22	−.61**	−.03	.19	−.62**	−.03
NPI Self-Admiration	−.12	−.05	−.07	−.02	−.53*	−.16	−.09	−.30	−.13
NPI General Narcissism	.08	−.14	.05	.21	−.47	.03	.16	−.33	.05
EASI 3 Emotionality	−.03	−.16	.01	.05	.18	.23	.01	−.01	−.04
EASI 3 Fear	−.35*	.09	−.22	−.23	.11	−.13	−.33*	.11	−.20
EASI 3 Anger	.00	−.11	−.04	.07	.38	.15	.03	.12	.05
EASI 3 Tempo	−.31	−.24	−.29*	−.03	−.16	−.06	−.21	−.23	−.21
EASI 3 Vigor	−.10	−.33	−.19	.09	−.18	−.01	−.02	−.30	−.13
EASI 3 Sociability	.06	−.27	−.07	.17	−.21	.02	.12	−.28	−.04
EASI 3 Inhibition	.26	.31	.22	.18	.43	.22	.26	.42	.25
EASI 3 Decision Time	.25	.09	.21	.42**	.41	.41**	.37*	.26	.33**
EASI 3 Sensation Seeking	.23	−.14	.14	.30	−.04	.21	.29	−.11	.19
EASI 3 Perseverance	.14	.45	.27*	.13	.46	.26	.16	.52*	.30*
EASI 3 Impulsivity	.34*	.42	.35**	.40**	.70**	.47***	.42**	.62**	.46***
EASI 3 Activity	−.26	−.34	−.29*	.02	−.20	−.04	−.16	−.32	−.21
EASI 3 General Emotionality	−.14	−.08	−.15	−.03	.31	.04	−.10	.11	−.08
ECQ Rehearsal	−.05	.41	.09	−.09	.42	.07	−.08	.47	.09
ECQ Emotional Inhibition	.21	−.08	.15	.00	−.20	−.04	.13	−.15	.08
ECQ Anger Control	−.18	.30	−.11	−.18	−.28	−.21	−.20	.05	−.17
ECQ Benign Control	−.05	−.08	−.06	−.17	−.58*	−.30*	−.12	−.37	−.19
Taylor Manifest Anxiety	.00	.39	.12	.10	.64**	.27*	.05	.57*	.21
Augmenting (Form G2)	.13	−.67**	−.05	.33*	−.46	.14	.25	−.66**	.04
Internal Locus of Control	.20	−.56*	−.11	.21	−.56*	−.11	.23	−.64**	−.12
How time spent, mean over 2 months									
Time spent in typical (vs. novel) activities	.11	.58*	.24	.17	.56*	.28*	.15	.65**	.29*
Time spent alone (vs. in social situations)	−.06	.23	.07	−.23	.50*	.05	−.15	.40	.07
Time spent in serious (vs. playful) activities	−.17	−.02	−.12	−.08	.54*	.12	−.15	.27	−.02
Emotions experienced, mean over 2 months									
Envious	.15	.46	.27*	.14	.19	.16	.17	.39	.25
Jealous	.25	.44	.32*	.22	.28	.25	.27	.42	.32*
Relaxed	.21	.38	.28*	.22	−.10	.12	.24	.19	.23
Physiological complaints or events									
Headaches	−.16	−.01	−.10	.00	.28	.10	−.10	.14	−.01
Runny or stuffy nose	.08	−.06	.05	.19	.02	.13	.15	−.03	.09
Upset stomach/GI trouble	.06	−.03	.03	.08	.24	.08	.08	.11	.06
Muscle soreness, cramps, aches	.14	−.12	.09	.25	−.21	.13	.21	−.19	.12
Sore throat or cough	−.08	−.12	−.07	.21	−.12	.11	.05	−.14	.01
Trouble concentrating or loss of interest	.02	.44	.12	.10	.45	.18	.07	.50*	.17
Backache	−.08	.00	−.01	.13	−.06	.04	.01	−.03	.01
Jittery	−.01	.28	.08	−.09	.44	.08	−.05	.40	.09
Brief Symptom Inventory physical symptoms	−.32	.36	−.12	−.05	.71**	.17	−.23	.59*	.01
Cardiovascular fitness[b]	−.17	.22	−.02	−.02	.02	−.01	−.12	.15	−.02
Observer ratings from photograph									
Happiness	−.27	.12	−.14	−.15	−.16	−.17	−.25	−.01	−.18
Attractiveness	−.04	−.08	−.06	.24	−.37	.05	.10	−.24	−.01
Activity level	−.27	−.20	−.24	−.11	−.42	−.23	−.22	−.34	−.27*
Extraversion	−.28	.16	−.14	−.04	−.34	−.15	−.20	−.08	−.16
Conscientiousness	−.24	−.51*	−.36**	−.21	−.42	−.30*	−.25	−.53*	−.38**

(table continues)

Rys. 8: Tabela 1 według Shackelforda/Larsena: Korelacje między asymetriami twarzy a osobowością, zmiennymi psychologicznymi, emocjonalnymi i fizjologicznymi, z "jak spędzałeś/aś czas" i oceną za pomocą zdjęć badanych osób.

Table 2
Correlations of Facial Asymmetry With Personality and Psychological, Emotional, and Physiological Variables, With Participation in Various Activities, and With Observer Ratings of Photographs [redacted]

Variable	Horizontal asymmetry			Vertical asymmetry			Total asymmetry[a]		
	Women	Men	Total	Women	Men	Total	Women	Men	Total
Personality and psychological scales									
EPQ Extraversion	.42*	.07	.22	.16	−.42	−.09	.32	−.25	.03
EPQ Neuroticism	−.04	−.20	−.13	.18	−.09	.05	.06	−.18	−.07
EPQ Psychoticism	.04	−.42	−.14	−.08	−.18	−.13	−.01	−.37	−.16
EPQ Lie	.01	−.06	−.08	−.26	−.25	−.23	−.11	−.14	−.16
EASI 3 Emotionality	.12	.36	.18	.05	.40	.23	.11	.41	.22
EASI 3 Fear	.02	.06	−.02	−.18	.14	−.04	−.08	.10	−.03
EASI 3 Anger	.17	.20	.23	−.38	.35	.01	−.06	.28	.17
EASI 3 Tempo	−.17	−.14	−.12	−.07	.27	.10	−.15	.01	−.05
EASI 3 Vigor	−.16	.17	.00	−.40*	−.03	−.07	−.36	.05	−.05
EASI 3 Sociability	.14	−.08	.08	.03	.05	.03	.12	−.04	.07
EASI 3 Inhibition	−.25	−.20	−.23	−.02	.12	.05	−.19	−.09	−.14
EASI 3 Decision Time	−.02	−.23	−.12	.13	.09	.11	.05	−.13	−.04
EASI 3 Sensation Seeking	−.10	−.32	−.18	.29	.02	.18	.07	−.21	−.05
EASI 3 Perseverance	.19	−.29	−.13	.00	.03	.02	.14	−.19	−.09
EASI 3 Impulsivity	−.11	−.37	−.25	.16	.11	.14	.00	−.22	−.12
EASI 3 Activity	−.32	−.10	−.12	−.13	.24	.07	−.29	.03	−.06
EASI 3 General Emotionality	.13	.27	.18	−.23	.39	.09	−.01	.35	.17
ECQ Rehearsal	.08	.12	.06	−.01	.09	.04	.05	.12	.06
ECQ Emotional Inhibition	−.11	−.48	−.30	.00	−.57*	−.20	−.05	−.59*	−.27
ECQ Anger Control	−.13	.06	−.13	−.04	−.15	−.07	−.11	−.02	−.12
ECQ Benign Control	.08	.43	.21	−.35	.08	−.15	−.11	.33	.08
Augmenting (Form G2)	.33	−.02	.13	−.13	−.52*	−.17	.07	−.36	−.06
Internal Locus of Control	.15	−.14	.03	.01	−.47*	−.24	.08	−.39	−.16
MMPI Lie	.02	.35	.27	.07	.14	.10	.05	.30	.23
MMPI Fake Good	.09	.25	.24	.32	.14	.20	.22	.22	.25
MMPI Hysteria	−.02	−.35	−.11	.08	−.12	−.06	.02	−.29	−.10
MMPI Depression	−.19	.03	−.03	.18	.07	.12	−.05	.05	.03
MMPI Hypochondriasis	.07	−.38	−.11	.18	−.16	−.04	.13	−.33	−.10
MMPI Psychopathic Deviance	.07	−.16	.00	.37	−.23	.10	.23	−.20	.04
MMPI Masculinity/Femininity	.07	.23	.25	.16	.20	.12	.13	.24	.23
MMPI Paranoia	.09	.24	.22	.13	.28	.20	.13	.28	.24
MMPI Psychasthenia	.15	.09	.20	.26	.09	.14	.23	.10	.20
MMPI Schizophrenia	.40*	.21	.26	.09	.33	.30	.26	.31	.32*
MMPI Mania	.43*	.02	.21	.05	.48	.31*	.24	.34	.31*
MMPI Social Introversion	−.18	.13	−.06	−.26	.05	−.11	−.26	.11	−.09
Physiological complaints or events, mean over 2 months									
Trouble getting to sleep	.12	.04	.07	.29	−.11	.12	.22	−.01	.10
Trouble staying asleep	.20	.62*	.41**	.23	.31	.29	.26	.47	.38**
Amount eaten	.17	.45	.28	.25	.25	.28	.26	.35	.32*
Physiological complaints or events, total over 2 months									
Headaches	.02	−.36	−.17	.19	.02	.11	.10	−.24	−.07
Trouble concentrating	.07	−.30	−.07	.35	−.01	.23	.21	−.21	.05
Runny nose or congestion	−.05	−.12	−.08	−.07	.32	.15	−.07	.05	.01
Nausea or upset stomach	−.16	−.38	−.27	.05	−.01	.01	−.09	−.27	−.19
Muscle soreness	.46*	.07	.12	.21	−.32	−.09	.37	−.20	−.02
Sore throat	−.26	−.17	−.17	−.05	.13	.04	−.21	−.07	−.10
Backache	.59**	−.02	.07	.06	−.39	−.22	.33	−.28	−.13
Nervousness	.17	.00	−.03	.15	−.05	.07	.19	−.14	.01
Shortness of breath	.01	−.25	−.10	−.21	−.48*	−.29	−.15	−.43	−.25
Crying or urge to cry	.42*	.11	.28	.45*	.01	.15	.52**	.05	.23
Cardiovascular fitness[b]	−.01	−.29	−.07	.09	−.06	.01	.03	−.22	−.04
Total activity participation over 2 months									
Went on date	.32	.02	.20	.38	.12	.22	.43*	.09	.24
Bicycle riding	−.38	.03	−.21	−.48**	.19	−.20	−.53**	.15	−.24
Paint, draw, crafts	.02	−.14	−.08	−.30	−.45	−.37*	−.23	−.37	−.30
Worked at job	−.46*	−.04	−.24	−.41*	−.19	−.28	−.51**	−.15	−.30*
Novelty of recent events[c]	.25	−.03	.13	.08	−.50*	−.12	.17	−.36	−.03
Observer ratings from photograph									
Happiness	.17	−.06	−.01	−.13	.37	.13	.06	.11	.05

(table continues)

Rys. 9: Tabela 2 (Próba 2) autorstwa Shackelforda Larsena: Korelacje między asymetriami twarzy a osobowością, zmiennymi psychologicznymi, emocjonalnymi i fizjologicznymi, aktywnością fizyczną i oceną za pomocą zdjęć badanych osób.

Table 2 (*continued*)

Variable	Horizontal asymmetry			Vertical asymmetry			Total asymmetry[a]		
	Women	Men	Total	Women	Men	Total	Women	Men	Total
Attractiveness	.03	−.13	−.11	.00	.27	.12	.02	.01	−.02
Activity level	.01	−.12	−.09	−.08	.38	.15	−.03	.07	.00
Extraversion	.17	−.20	−.08	−.14	.32	.11	.05	−.01	−.01
Conscientiousness	.09	.52*	.22	−.01	.32	.17	.06	.49*	.23
Agreeableness	.15	.16	.05	−.01	.46	.21	.10	.30	.13
Emotional stability	.05	.05	.04	−.11	.45	.15	−.02	.22	.09
Smiling	.22	−.05	−.02	−.09	.40	.16	.11	.13	.06
Genuineness of expression	−.02	.15	.04	−.18	−.05	−.10	−.10	.09	−.02

Note. Data were based on responses from 26 women and 18 men. According to Cohen (1988), correlations between .10 and .29 represent small effect sizes, correlations between .30 and .49 represent medium effect sizes, and correlations equal to or greater than .50 represent large effect sizes. Correlations representing medium or large effect sizes are underlined. EPQ = Eysenck Personality Questionnaire; EASI = Emotionality, Activity Level, Sociability, Impulsivity; ECQ = Emotional Control Questionnaire; MMPI = Minnesota Multiphasic Personality Inventory.
[a] Total asymmetry is the mean of horizontal and vertical asymmetry. [b] Cardiovascular fitness (CF) is the inverse of cardiac recovery time after a rief period of vigorous exercise. CF was standardized across all Sample 2 participants. [c] Reported as mean atypicality rating over 2-month period.
* $p \leq .05$. ** $p \leq .01$.

Rys. 10: Kontynuacja tabeli 2 z Shackelford/ Larsen (Rys. 8)

Teraz przyjrzyjmy się bliżej wynikom.

W Próbie 1 (tab. 1) asymetria jest uważana za związaną z depresją, podczas gdy w Próbie 2 (tab. 2) nie można wykazać żadnej zależności. Indywidualne cechy psychiatryczne są również określane za pomocą różnych kwestionariuszy (na przykładzie depresji: BDI, MMPI). Z tabeli 1 wynika, że wartość depresji samoujawnienia przyjmuje jedynie wartość 0,51 (tj. średnia siła efektu) w przypadku asymetrii pionowej u mężczyzn. W Total Asymmetry Score osiąga tylko 0,33, tuż powyżej progu słabości. Z kolei w Tabeli 2, wartość dla mężczyzn w Ogólnym wyniku asymetrii wynosi 0,05, czyli prawie zero. Istnieje więc zupełnie inny związek pomiędzy asymetrią i depresją.

Podobnie, w Próbie 1 (tab. 1) więcej asymetrycznych mężczyzn było bardziej neurotycznych, podczas gdy w Próbie 2 (tab. 2) stwierdzono odwrotną zależność między mierzoną asymetrią a stwierdzonym neurotyzmem. W Tabeli 1 (Próba 1) wynik EPQ (Eysenck Personality Questionnaire) neurotyczności wyniósł u mężczyzn 0,49 w skali Asymetrii Ogólnej, natomiast w Tabeli 2 (Próba 2) osiągnął wartość -,18. Ściśle mówiąc, oznacza to, że więcej twarzy

asymetrycznych w grupie badanej 2 było mniej neurotycznych niż symetrycznych (o słabej sile efektu), natomiast dokładnie odwrotnie było w grupie badanej 1.
W przypadku psychopatii autor twierdzi, że zauważył "pewne oznaki, że psychopatia miała pozytywny związek z asymetrią twarzy zarówno dla mężczyzn, jak i kobiet w Próbie 1", chociaż w Tabeli 1 w Ogólnym wyniku asymetrii wartość dla mężczyzn wynosi tylko 0,11, a dla kobiet 0,23. Ale wtedy przynajmniej zauważa, że w próbie 2 (Tabela 2) wartość całkowitej asymetrii z -0,37 u mężczyzn koreluje nawet ujemnie z psychotyzmem, tzn. bardziej symetryczni mężczyźni byli w tym przypadku bardziej psychotyczni.
Weiter konstatiert der Autor, dass "próbka 1 mężczyzn z większą asymetrią twarzy były bardziej rozgniewane, miały niższe tempo fizjologiczne, były mniej energiczne, były mniej towarzyskie, były bardziej hamowane, spędzał mniej czasu na podejmowaniu ważnych decyzji, były bardziej obsesyjne, były znacznie bardziej impulsywne, były mniej aktywne i były bardziej emocjonalne niż mężczyźni z mniejszą asymetrią twarzy".
Stwierdzenie to jest poparte jedynie bardzo słabymi wynikami w tabeli 1, na przykład EASI 3 "gniew": 0,38 (dla asymetrii pionowej), EASI 3 "czas podejmowania decyzji" 0,41 (dla asymetrii pionowej), EASI 3 "aktywność" -0,34 (dla asymetrii poziomej). Tylko w przypadku "impulsowości" można dostrzec wyraźniejsze połączenie. W "Ogólnej emocjonalności", na przykład, wartość dla mężczyzn wynosi 0,31 dla asymetrii pionowej, co oznacza, że większej asymetrii towarzyszy większa emocjonalność. Jednak dla tego samego kryterium wartość asymetrii poziomej wynosi -0,08, czyli dokładnie odwrotnie: im większa asymetria, tym mniej emocji.
Dla EASI 3 "towarzyskość" żadna z wartości nie osiąga progu > +/- 0,30 ustawionego przez Shackelford.
Większość wyników z Próby 1 (Tabela 1) nie może być powtórzona w Próbie 2 (Tabela 2) ("czas decyzji", "wigor", "towarzyskość", "hamowanie", "impulsywność", "tempo", "aktywność"). Biorąc pod uwagę fakt, że jednym z fundamentów pracy naukowej jest możliwość powielania wyników, ten opublikowany artykuł nie jest spójny sam w sobie.
Analogicznie czytamy "ustalenia" problemów fizjologicznych. "Próbka 1 mężczyzn wykazujących mniejszą symetrię twarzy była nieco bardziej skłonna zgłaszać bóle głowy". Mniej symetryczna Próba 1 Mężczyźni byli nieco bardziej skłonni skarżyć się na zaburzenia żołądkowe lub problemy żołądkowo-jelitowe i byli znacznie bardziej skłonni do problemów z koncentracją, doświadczać utraty zainteresowania i odczuwać drżenie (objawy depresji i lęku), w porównaniu z bardziej symetrycznymi mężczyznami. Potwierdzenie tego obrazu asymetrii twarzy sygnalizującej chorobę fizyczną w Próbie 1 mężczyzn [...] asymetria twarzy również

okazała się świadczyć o fizycznym cierpieniu w Próbie 2 mężczyzn".[197] Patrząc na Tabelę 1, która wymienia wyniki dla grupy Próby 1, można zauważyć, że poza problemem "koncentracji lub utraty zainteresowania" i "roztargnienia" (= zdenerwowanie, uwaga autora), wszystkie wyniki problemów fizycznych wymienionych przez autora powyżej nie przekraczają określonego progu 0,3. W związku z tym zasadniczo nie wystąpiły żadne znaczące skutki pomiędzy asymetrią a fizycznymi dolegliwościami. Interpretacja tabeli przez Shackelforda wydaje się więc niezwykle dziwna i sugeruje, że wartości liczbowe są kompulsywnie interpretowane w kierunku jego hipotezy.

Bei den Bewertungen der Fotografien stellte Shackelford fest, dass "Próbka 1 mężczyzn, którzy wykazywali większą asymetrię były ogólnie oceniane jako mniej atrakcyjne, mniej aktywne, mniej ekstrawaganckie, mniej sumienne, mniej stabilne emocjonalnie i znacznie mniej inteligentne, w stosunku do mniej asymetrycznych mężczyzn". Dem widersprechend stellt er aber auch fest, dass die Bewertung der zweiten Probandengruppe "starał się nie powielać ustaleń dla Próby 1 mężczyzn i, rzeczywiście, mniej symetryczne Próba 2 mężczyzn zostały ocenione jako bardziej sumienny niż bardziej symetryczne mężczyzn".[198]

Dasselbe widersprüchliche Resultat ergab sich auch für die Frauen. "Kobiety z Próby 1, które wykazywały większą asymetrię twarzy, były generalnie oceniane jako mniej szczęśliwe, mniej aktywne, mniej ekstrawaganckie, mniej sumienne, mniej stabilne emocjonalnie i znacznie mniej inteligentne niż bardziej symetryczne Kobiety z Próby 1. [...] Oceny obserwatorów dla Próby 2 kobiet zwykle nie powielają wyników dla Próby 1 kobiet".[199] In der Diskussion schreibt Shackelford dennoch: "Nasze ustalenia sugerują, że asymetria twarzy, choć z pewnością nie jest jedynym wskazaniem na psychologiczne, emocjonalne i fizjologiczne samopoczucie danej osoby, jest bez wątpienia jednym z takich wskazań. [...] Ponadto, więcej asymetrycznych osób w jednej próbie zostało ocenionych na podstawie zdjęcia głowy i ramion jako mniej zdrowych".[200]

Wnioski Shackelforda wydają się dziwne w świetle omawianych wyników badań. Jak widzieliśmy powyżej, nie było jednolitych wyników (tj. przedstawionych zarówno w Próbie 1, jak i w Próbie 2) w ocenie zdjęć. Co więcej, wątpliwe jest, w jaki sposób można wyprowadzić

---

[197]Shackelford TK, Larsen RJ: Asymetria twarzy jako wskaźnik zaburzeń psychicznych, emocjonalnych i fizjologicznych. Journal of Personality and Social Psychology 72 (1997) 463

[198]Shackelford TK, Larsen RJ: Asymetria twarzy jako wskaźnik zaburzeń psychicznych, emocjonalnych i fizjologicznych. Journal of Personality and Social Psychology 72 (1997) 464

[199]Ibidem.

[200]Ibidem.

rzeczywisty stan zdrowia jako "fizjologiczne samopoczucie człowieka" z "oceny postrzeganego zdrowia".

Weiter heißt es, "oceny mężczyzn w jednej z naszych próbek powielił Grammer i Thornhill'a, że osoby o asymetrycznej twarzy są mniej atrakcyjne fizycznie. Nie powtórzyliśmy negatywnej zależności między asymetrią twarzy a oceną atrakcyjności dla mężczyzn w naszej próbie, ani nie powtórzyliśmy tej zależności dla kobiet w żadnej z prób".

Innymi słowy, o ile stwierdzono, że asymetryczne twarze mężczyzn są postrzegane jako mniej atrakcyjne, o tyle nie stwierdzono negatywnego związku pomiędzy asymetrią i atrakcyjnością (im bardziej asymetryczne, tym mniej atrakcyjne lub im bardziej atrakcyjne, tym mniej asymetryczne). To znaczy, w rzeczywistości nie było żadnego wyraźnego rezultatu. Autor kontynuuje na stronie 465[201]: "Wykonując tabele 1 i 2, wyraźnie widać, że asymetria twarzy sygnalizuje słabe zdrowie psychiczne, emocjonalne i fizjologiczne zarówno dla mężczyzn, jak i kobiet".

CV to nie odpowiada wynikom badań Shackelforda i może bardzo łatwo prowadzić do błędnych cytatów, ponieważ w większości przypadków tylko interpretacja wyników w części poświęconej dyskusji jest przyjmowana przez innych autorów.

Shackelford twierdzi o swoich badaniach, że jest to "Według naszej wiedzy, nasze badania były pierwszymi, które wyszły poza społeczne osądy ludzi wykazujących szczególne cechy twarzy".[202] Biorąc pod uwagę, że w tym badaniu ludzie są oceniani przez inne osoby pod względem pewnych cech, zdanie to wydaje się bez znaczenia.

2.4.3 Dyskryminacja sensoryczna jako alternatywne wyjaśnienie atrakcyjności symetrii oraz cech młodości i dojrzałości u ludzi

Wiele badań, jak widzieliśmy, stara się wyjaśnić, co powoduje preferencje dla pewnych cech piękna. Alternatywne wyjaśnienia rzadko znajdują się w tych badaniach. W sposób bardzo spekulacyjny próbuje się ustalić związek między preferencjami dotyczącymi pewnych pięknych twarzy a funkcją wskaźnika zdrowia. Alternatywne wyjaśnienie dla powszechnej funkcji zdrowotnej znajduje się w bardzo zabawnym badaniu, z którego wynika, że kurczęta wolą piękne osoby.[203] Tytuł "Kurczaki wolą pięknych ludzi" ma oczywiście prowokacyjne znaczenie.

---

[201]Shackelford TK, Larsen RJ: Asymetria twarzy jako wskaźnik zaburzeń psychicznych, emocjonalnych i fizjologicznych. Journal of Personality and Social Psychology 72 (1997) 465

[202]Ibidem.

[203]Ghirlanda S et al..: Kurczęta wolą pięknych ludzi. Natura ludzka 13 (2002) 383-389

Ideą stojącą za teorią "dobrego genu" jest to, że fenotyp, czyli pojawienie się osoby, jest sygnałem dla potencjalnego partnera. Oznacza to, że odbiornik sygnału (w tym przypadku płeć przeciwna) musi posiadać jakąś formę biologicznego mechanizmu adaptacyjnego do dekodowania tych sygnałów o "matowej jakości".

Inna teoria mówi jednak, że chociaż sygnały te można wykorzystać do wnioskowania pewnych cech, takich jak wiek i płeć, to jednak drobniejsze informacje uzyskuje się poprzez zniekształcenia wynikające ze struktury układu nerwowego. Jak wspomniano powyżej, preferencje dotyczące przesadnych cech mogą być po prostu spowodowane sposobem, w jaki układ nerwowy rozróżnia kategorie (tutaj na przykład, mężczyzna-kobieta). Są one zatem produktem ubocznym tego procesu różnicowania. Kobayashi zasugerował następnie, że jeśli ta hipoteza o "wypaczeniu" jest prawidłowa, to można ją udowodnić w każdym układzie nerwowym, zarówno ludzkim jak i zwierzęcym.

Z kolei teoria "dobrych genów" potencjalnego partnera musi zakładać, że jakość sygnału jest absolutnie specyficzna dla danego gatunku: jest ona ewolucyjno-biologicznie zaprojektowana tak, aby wybrać dokładnie właściwego partnera.

W swoich badaniach Ghirlanda następnie porównała ludzkie preferencje seksualne z preferencjami kurczaków. 35 pojedynczych kobiecych twarzy zostało wbitych w przeciętną twarz, to samo zrobiono z 35 męskimi twarzami. Następnie dwie przeciętne twarze zostały połączone w jedną przeciętną twarz.

Przy pomocy innej komputerowej manipulacji, przeciętna twarz kobiety została zmodyfikowana, aby nadać jej przesadne kobiece cechy (większe oczy, wyższe kości policzkowe). Twarze te są generalnie uważane za bardziej atrakcyjne niż przeciętne. Wykonano dwie wersje tej kobiecej twarzy. Ten sam zabieg został zastosowany w przypadku przeciętnego mężczyzny, tak że dla tej twarzy stworzono również dwa silnie zmaskulinizowane obrazy (szersze kości szczęki itp.).

Następnie osoby testujące zostały poproszone o sklasyfikowanie twarzy według tego, kogo najbardziej by chciały do tej pory. Pomiar wykazał, że jest najmniej prawdopodobne, aby badane osoby płci męskiej spotkały się na randce z dwiema męskimi twarzami i normalnie przeciętną męską twarzą. Następnie podążano za pośrednią twarzą, na którą składały się poszczególne twarze żeńskie i męskie. W porządku rosnącym podążały za nimi normalnie kobiece, a następnie dwa bardzo kobiece warianty na górze.

Kurczęta były wtedy również prezentowane z dwoma twarzami na ekranie. Kury były trenowane i nagradzane do "dziobania" na męskich twarzach, natomiast koguty były trenowane i nagradzane do dziobania na żeńskich wersjach w odwrotnej kolejności, za co były nagradzane.

O dziwo, koguty płci męskiej również miały silną preferencję dla zbyt kobiecych twarzy (ponieważ prawdopodobnie najłatwiej było im rozpoznać, że te zdjęcia przedstawiały kobiety). Atrakcyjność dla daty osób testowanych przez człowieka i liczba "dziobania" przez kurczaki była więc taka sama, innymi słowy, kurczaki wykazywały taką samą preferencję dla bardzo atrakcyjnych twarzy jak ludzie.

Ze zdrowym rozsądkiem widzimy, że wynik tego badania prawdopodobnie nie oznacza, że kurczaki rzeczywiście mają estetyczne preferencje dla szczególnie atrakcyjnych ludzi. Jednak teoria interpretowania atrakcyjności zewnętrznej jako absolutnie specyficznego dla gatunku sygnału dla dobrych genów staje się w tym badaniu wątpliwa. Chociaż kurczaki również wolą te same twarze, przesadnie rozwinięte rysy ludzkiej twarzy prawdopodobnie nie mogą być ewolucyjnym mechanizmem adaptacyjnym dostosowanym do człowieka jako wskazanie "dobrych" genów potencjalnego partnera. Dlatego też niniejsze opracowanie raczej wspiera teorię, że pewne cechy zewnętrzne są po prostu sygnałem w sensie rozpoznawania kategorii i dlatego są preferowane. Oczywiście nie oznacza to, że mechanizm rozpoznawania twarzy u kurcząt i ludzi jest taki sam.

2.5 Podsumowanie

Symetria, przeciętność, młodość i cechy dojrzałości są ważnymi czynnikami wpływającymi na atrakcyjność danej osoby. Jednak opublikowane do tej pory wyniki, które są kluczem do piękna, nie są tak jednoznaczne i solidne, jak można by sądzić.

Badania międzykulturowe i badania nad niemowlętami, które poszukują przyczyn ewolucyjnych i uniwersalnego standardu postrzegania piękna, jak dotąd nie były w stanie dostarczyć żadnych wiarygodnych dowodów. Nie jest łatwo wyznaczyć granicę między preferencjami kulturowymi a wrodzonymi. Przede wszystkim, w coraz bardziej zglobalizowanym i połączonym w sieć świecie, takim jak dzisiejszy, trudno jest przeprowadzić badania, w których całkowicie osłoniętą kulturę można by zbadać pod kątem jej preferencji.

Wykazano, że badania międzykulturowe w żaden sposób nie ujawniły jednolitego standardu piękna. Badania nad niemowlętami również wykazały niespójność i sprzeczność wyników.

W odniesieniu do metodyki należy stwierdzić, że stwierdzono znaczne problemy z pomiarami symetrii, wskaźnikami symetrii i korelacjami statystycznymi, które częściowo wynikały z samej metodyki (stosowanie współczynników korelacji, pomiary symetryczne, tworzenie powierzchni symetrycznych), a także ze stosowania i użytkowania (zob. Unifikacja wskaźników symetrii i interpretacja korelacji). Większość uczestników testu to również bardzo

młodzi ludzie w wieku szkolnym, osoby starsze są bardzo rzadkie. Z badań wynika również jasno, że wyniki są już interpretowane w kategoriach pożądanego rezultatu.
Zwolennicy ewolucyjnych preferencji urody również w większości uważają piękno za piękno biologiczne, to znaczy, że mają pojęcie atrakcyjności seksualnej, która służy reprodukcji. Uczucie piękna jest więc wywoływane przez pożądanie. Badania nad tą formą atrakcyjności wykluczają więc od samego początku inne motywacje, a nawet kantyjską "bezinteresowną przyjemność".

Część 3: Darwin, inwestycje macierzyste i zasada upośledzenia

W poniższym tekście omówimy teraz bardziej szczegółowo Teorię inwestycji rodzicielskich Trivers'a oraz Zasadę Upośledzenia Zahavi'ego, które mają na celu uzupełnienie myśli Darwina dotyczących selekcji seksualnej o nowe elementy, które zostaną krytycznie omówione w dalszej części. Na kolejnych dwunastu stronach najpierw omówione zostaną teorie Darwina dotyczące selekcji naturalnej i seksualnej, wyboru kobiet i preferencji estetycznych (głównie teksty z "Pochodzenia człowieka") jako wiedzy historycznej.

Teoria inwestycji rodzicielskich Trivers'a, która postrzega wysiłek rodzicielski jako główną zmienną selekcji płciowej, jest zilustrowana poniżej jako pierwsza teoria tych dwóch hipotez. Zasada upośledzenia" Zahaviego stara się z kolei wyjaśnić wybór płci na podstawie upośledzenia, które wskazuje na sprawność. Pogląd ten jest omawiany jako druga hipoteza. Zahavi widzi swoją "Zasadę upośledzenia" w kategoriach teorii ewolucji Darwina, jak sugeruje podtytuł jego teorii upośledzenia, "brakujący element w układance Darwina".

3.1 Ideał międzykulturowy

Zobaczmy teraz, jakie były myśli Darwina na temat piękna, selekcji naturalnej i seksualnej oraz kobiecego wyboru.

Darwin schreibt zum Thema interkulturelles Schönheitsideal: "Pan Winwood Reade ...który miał wiele okazji do obserwacji, nie tylko z Murzynami z zachodniego wybrzeża Afryki, ale tych z wnętrza, którzy nigdy nie kojarzyli się z Europejczykami, jest przekonany, że ich wyobrażenia o pięknie są, ogólnie rzecz biorąc, takie same jak nasze; i dr. Rohlfs pisze do mnie to samo w odniesieniu do Borneo i krajów zamieszkałych przez plemiona Pullo... Kapitan Burton uważa, że kobieta, którą uważamy za piękną, jest podziwiana na całym świecie".[204]

Zdanie z tego cytatu pochodzi ze słynnej książki Darwina "The descent of man": "that their ideas are, on the whole, the same as ours [...]" stało się tytułem jednego z różnych opracowań Cunninghama, które zostały już wspomniane w powyższym tekście.[205] Niestety, opracowanie nie cytuje pełnego tekstu darwinowskiego, ponieważ w dalszej części okaże się, że Darwin był przekonany, iż kryteria selekcji ludzkiego piękna są różne w każdej kulturze. W "The descent of man" Darwin pozwala powyższemu panu Reade'owi kontynuować w następujący sposób:

---

[204]Darwin CR: Pochodzenie człowieka: I wybór w odniesieniu do seksu. John Murray Bd II (1871) 350

[205]Cunningham MR, Roberts AR et al..: Ich wyobrażenia o pięknie są, ogólnie rzecz biorąc, takie same jak nasze: Spójność i zmienność w międzykulturowym postrzeganiu fizycznej atrakcyjności kobiet. Journal of Personality and Social Psychology 68 (1995) 261-279

"Niezależnie od powyższych stwierdzeń, pan Reade przyznaje, że murzyni "nie lubią kolorów naszej skóry; z niechęcią patrzą na niebieskie oczy i uważają nasze nosy za długie, a usta za cienkie". Nie uważa on za prawdopodobne, by Murzyni kiedykolwiek woleli najpiękniejszą Europejkę, tylko z powodu fizycznego podziwu, od dobrze wyglądającej negacjonistki".[206]
Weiter Schreibt Darwin: "Ogólna prawda o zasadzie, dawno temu podkreślanej przez Humboldta, że człowiek podziwia i często próbuje wyolbrzymiać wszelkie postacie, jakie natura mogła mu dać, jest wykuta na wiele sposobów. [...] Czaszka została znacznie zmodyfikowana w czasach starożytnych i współczesnych przez wiele narodów [...] w celu wyolbrzymiania pewnych naturalnych i podziwianych osobliwości. Wielu Indian amerykańskich jest znanych z tego, że podziwiają głowę tak bardzo spłaszczoną, że wydaje nam się ona idiotyczna. Tubylcy z północno-zachodniego wybrzeża ściskają głowę w spiczasty stożek: [...] Mieszkańcy Arakhanu "podziwiają szerokie, gładkie czoło, a żeby je wyprodukować, przymocowują na głowach nowonarodzonych dzieci płytkę z ołowiu". Z drugiej strony, "szeroki, dobrze zaokrąglony potok jest uważany za wielkie piękno" przez tubylców z wysp Fidżi".[207]
Darwin beobachtet also, dass es eine gewisse Tendenz gibt, das Bekannte als schön zu empfinden, bemerkt aber, dass die Abweichung von diesem allzu Bekannten in Richtung einer extremeren Ausprägung eines Merkmales für oftmals noch schöner gehalten wird. "W modzie na nasz własny strój widzimy dokładnie tę samą zasadę i to samo pragnienie niesienia każdego punktu do ekstremum [...]. W sztuce hodowlanej obowiązuje ta sama zasada: podziwiają wyłącznie to, do czego są przyzwyczajeni, ale gorąco pragną zobaczyć każdą cechę charakterystyczną nieco bardziej rozwiniętą".[208]
Nie wie jednak, jak odpowiedzieć na pytanie, dlaczego postrzegamy pewne cechy jako piękne, tzn. jak i na jakiej podstawie preferencje te rozwinęły się, dopóki nie stały się cechami preferowanymi poprzez przyzwyczajenie. Arbitralne jest zatem faworyzowanie niektórych cech i odrzucanie innych. Uważa on, że możliwe jest przekazanie pewnych doznań estetycznych (bez żadnych dowodów), ale wtedy byłyby one różne dla każdej rasy. Niewielkie wyolbrzymienie pewnych cech jako odchylenie od przeciętnej byłoby postrzegane jako najpiękniejsze, a następnie wybieramy najpiękniejsze spośród twarzy, które znamy. Tak więc nie może być uniwersalnego ideału piękna, bo każda kultura jest przyzwyczajona do czegoś innego.

---

[206]Darwin CR: Pochodzenie człowieka: Wybór w odniesieniu do płci. Klasyka pingwinów (2004) 649
[207]Por. Ibid., str. 650.
[208]Por. Ibid., str. 651.

"Zmysł człowieka i niższych zwierząt wydaje się być tak ukształtowany, że błyskotliwe kolory i pewne formy [...] dają przyjemność i są nazywane pięknymi: ale dlaczego tak ma być, nie wiemy. Z pewnością nie jest prawdą, że w umyśle człowieka istnieje jakikolwiek uniwersalny standard piękna w odniesieniu do ludzkiego ciała. Jest jednak możliwe, że pewne smaki mogą z czasem zostać odziedziczone, chociaż nie ma dowodów na poparcie tego przekonania; a jeśli tak, to każda rasa miałaby swój własny wrodzony idealny standard piękna. Argumentowano, że brzydota polega na podejściu do struktury zwierząt niższych, i bez wątpienia jest to po części prawdą w przypadku bardziej cywilizowanych narodów, w których intelekt jest wysoko ceniony: ale to wyjaśnienie nie będzie miało zastosowania do wszystkich form brzydoty. Mężczyźni każdej rasy wolą to, do czego są przyzwyczajeni; nie mogą znieść żadnej wielkiej zmiany; ale lubią różnorodność i podziwiają każdą cechę niesioną na umiarkowanym poziomie. Mężczyźni przyzwyczajeni do prawie owalnej twarzy, prostych i regularnych rysów oraz jasnych kolorów, podziwiają, jak my Europejczycy wiemy, te punkty, gdy są silnie rozwinięte. Z drugiej strony, mężczyźni przyzwyczajeni do szerokiej twarzy, z wysokimi kośćmi policzkowymi [man beachte, dass dieses Merkmal heute in "europäischen Gesichtern" als schön gilt! Anm. d. Verf.], przygnębiony nos, i czarna skóra, podziwiają te osobliwości, gdy są silnie zaznaczone. Bez wątpienia wszelkiego rodzaju postacie mogą być zbyt rozwinięte dla piękna. Stąd też doskonałe piękno, które implikuje wiele postaci w szczególny sposób, będzie w każdej rasie cudem. Jak powiedział dawno temu wielki anatom Bichat, gdyby każdy był odlewany w tej samej formie, nie byłoby czegoś takiego jak piękno. Jeśli wszystkie nasze kobiety miałyby stać się tak piękne jak Wenus Medyceuszka, to wkrótce powinniśmy życzyć sobie różnorodności: a gdy tylko otrzymamy odmianę, powinniśmy chcieć widzieć pewne postacie nieco przesadzone ponad istniejący wówczas wspólny standard".[209]

Welche Schönheitskriterien für Darwin als zeitgemäß galten, mag aus der heutigen Perspektive ein wenig merkwürdig klingen: "Widzieliśmy w ostatnim rozdziale [...], że mężczyźni oceniają piękno swoich kobiet według bardzo różnych standardów. [...] Cywilizowani mężczyźni są w dużej mierze przyciągani przez uroki psychiczne kobiet, przez ich bogactwo, a zwłaszcza przez ich pozycję społeczną; dla mężczyzn rzadko żenią się na znacznie niższym poziomie. Mężczyźni, którym uda się zdobyć piękniejsze kobiety, nie będą mieli większych szans na opuszczenie długiej kolejki potomków niż inni mężczyźni z prostymi żonami".[210]

---

[209]Darwin CR: Pochodzenie człowieka: Wybór w odniesieniu do płci. Klasyka pingwinów (2004) 651/652

[210]Por. Ibid., str. 653.

Ten fragment w "The descent of man" jest sprzeczny z dzisiejszymi poglądami, w których powyższe stwierdzenie staje się jego przeciwieństwem, tak że utrzymuje on, iż mężczyźni poślubili kobiety ze względu na ich wygląd, a kobiety wybierają mężczyzn ze względu na ich status. Kobiety zapewniały w ten sposób zaopatrzenie własne i potomstwa, podczas gdy mężczyzna zapewniał "dobre geny" dla potomstwa poprzez piękno kobiety. Wybór partnera byłby zatem dokonywany świadomie lub nieświadomie, zgodnie z kryteriami biologicznymi. Ale według Darwina, poślubienie pięknej kobiety obiecuje nie więcej potomstwa niż poślubienie mniej pięknej kobiety (patrz cytat powyżej). Zauważcie więc, że Darwin mówi tutaj o tym, że piękniejsi ludzie niekoniecznie produkują więcej potomstwa, a więc także zaprzecza związkowi pomiędzy sukcesem reprodukcyjnym a wyglądem (przynajmniej jeśli chodzi o ludzi). Jednak Darwin kontynuuje: "w odniesieniu do odwrotnej formy selekcji, a mianowicie bardziej atrakcyjnych mężczyzn przez kobiety [...], jednak na ich wybór duży wpływ ma pozycja społeczna i bogactwo mężczyzn: a sukces tych ostatnich w życiu zależy w dużej mierze od ich intelektualnej siły i energii [...]".[211] Tutaj argument Darwina staje się niezdecydowany. Podczas gdy mężczyźni są bogaci własną siłą i bogactwo to ma być oznaką ich zdolności do przetrwania, to samo kryterium wyboru (bogactwo) nie jest oczywiście oznaką sprawności kobiety. Więc dlaczego, według Darwina, bogactwo kobiet powinno być czynnikiem w wyborze kobiet przez mężczyzn jest niejasne. Najwyraźniej kryterium dobrobytu ma inne (nie biologiczne, tzn. nie związane z kondycją) znaczenie dla mężczyzn niż dla kobiet, ale Darwin nie komentuje tego dalej.

W społeczeństwie wiktoriańskim bogactwo kobiet było w większości zapewnione przez dziedziczenie kobiety, a nie przez jej własne ręce pracy (co nie oznacza, że nie było też mężczyzn, których bogactwo zostało odziedziczone, zobacz sam Darwin). Tutaj widać wyraźnie, jak bardzo społeczeństwo, w którym się żyje, wpływa na sposób, w jaki można interpretować istniejące fakty. Środowisko społeczne, w którym mieszkał Darwin, również odegrało ważną rolę, ponieważ Darwin zinterpretował fakty, które znalazł w królestwie zwierząt.

[211]Darwin CR: Pochodzenie człowieka: Wybór w odniesieniu do płci. Klasyka pingwinów (2004) 653

3.2 Pochodzenie ras

Prawdziwą myślą Darwina przy pisaniu jego książki "The descent of man" było uchwycenie zdarzeń, których nie można wytłumaczyć doborem naturalnym.

Uważał, że różne rasy są wynikiem selekcji *seksualnej*, a nie selekcji naturalnej. Jako zdecydowany przeciwnik niewolnictwa i przytoczone dla jego usprawiedliwienia wyjaśnienie, że niewolnicy są niską rasą ludzką, starał się on pokazać w swojej książce "The descend of man", że wszyscy ludzie pochodzą od tego samego przodka. Musiał być inny rodzaj selekcji, a to była selekcja seksualna. Ta forma selekcji doprowadziła do tego, że od wspólnego przodka rozwinęły się wówczas różne przejawy człowieka, czyli jego rasy.

W tym celu przyjrzymy się temu, co Darwin postrzegał jako różnicę między selekcją naturalną a seksualną.

3.2.1 Selekcja naturalna i seksualna w Darwinie

"Selekcja seksualna zależy od sukcesu niektórych osobników nad innymi tej samej płci w odniesieniu do rozmnażania się gatunków; natomiast selekcja naturalna zależy od sukcesu obu płci, w każdym wieku, w odniesieniu do ogólnych warunków życia.

Walka seksualna jest dwojakiego rodzaju: w jednym jest między osobami tej samej płci, na ogół między płcią męską w celu odpędzenia lub zabicia rywali, kobieta pozostaje bierna; podczas gdy w drugim walka jest podobnie między osobami tej samej płci, w celu podniecenia lub oczarowania tych z płci przeciwnej, na ogół między kobietami, które nie pozostają już bierne, ale wybierają bardziej przyjemnych partnerów".[212]

Ein und demselben Vorfahr entspringend, wurden, laut Darwin, durch sexuelle Selektionspräferenzen die veschiedenenen Rassen "geformt": "Na pierwszy rzut oka wydaje się monstrualnym przypuszczeniem, że odrzutowa czerń murzyna powinna była zostać uzyskana poprzez selekcję seksualną [...]".[213] Als Beispiel führt er dazu die menschliche Haut und ihre Farbe an: "Nikt nie przypuszcza, że nagość skóry jest jakąkolwiek bezpośrednią korzyścią dla człowieka; [...] Nie mamy też, jak napisano w poprzednim rozdziale, żadnych dowodów na to, że może to być spowodowane bezpośrednim działaniem klimatu, ani że jest to wynikiem skorelowanego rozwoju". Brak włosów na ciele jest w pewnym stopniu drugorzędnym charakterem seksualnym: [...] Wydaje się jednak, że włoski zostały usunięte, nie ze względu na

---

[212]Darwin CR: Pochodzenie człowieka: I wybór w odniesieniu do seksu. John Murray Bd II (1871) 398

[213]Darwin CR: Pochodzenie człowieka: Wybór w odniesieniu do płci. Klasyka pingwinów (2004) 673

na nagość, ale na to, że kolor skóry może być pełniej widoczny".[214] Wegen der Nutzlosigkeit verschiedener Merkmale und ihrer damit verbundenenen Funktionslosigkeit im Sinne der natürlichen Selektion zog er die Konsequenz, dass "[...] zostało jednak wyjaśnione, że rasy ludzkie różnią się od siebie [...] w pewnych postaciach, które nie służą im w ich codziennych nawykach życiowych, a które najprawdopodobniej zostałyby zmienione poprzez selekcję seksualną".[215] Darwin schlussfolgert: "Ze swojej strony wnioskuję, że ze wszystkich przyczyn, które doprowadziły do różnic w wyglądzie zewnętrznym między rasami ludzkimi [...] selekcja płciowa była najbardziej skuteczna".[216] Und "Selekcja seksualna najwyraźniej działała po stronie męskiej i żeńskiej, powodując, że obie płci różniły się ciałem i umysłem, a kilka ras różniło się od siebie w różnych postaciach [...]".[217]

3.2.2 Dokładne rozróżnienie między selekcją naturalną a seksualną

Darwin dokonuje drobnego rozróżnienia pomiędzy mechanizmem selekcji, który odgrywa rolę w selekcji naturalnej i seksualnej. Pojęcie to, obecnie rozumiane głównie jako selekcja naturalna, można opisać w następujący sposób:

"Ekologiczna selekcja jest przykładem twardej selekcji. [...] Pojedynczy organizm, w takich okolicznościach, "zmaga się" przede wszystkim ze środowiskiem zewnętrznym, a nie z innymi osobnikami gatunku, ponieważ jego przetrwanie zależy przede wszystkim od jego własnych cech w bezpośrednim związku z wymaganiami środowiska zewnętrznego [...]".[218]

Selekcja środowiskowa wyznacza absolutny standard. Albo jednostka dostosowuje się do tego standardu "wszystko albo nic", potem przeżywa, albo nie dochodzi do niego, potem jest gaszony. Osoby, które osiągnęły ten poziom, można więc uznać za sprawne, podczas gdy wszystkie inne były "niezdolne". Istnieją tylko kryteria "sprawny" (przeżycie) i "nie sprawny" (umieranie). "Wszystkie te osoby, które nie spełniają bezwzględnego standardu, są automatycznie eliminowane, podczas gdy wszystkie te (jeśli w ogóle) spełniające standard przetrwają".[219]

---

[214]Por. Ibid., str. 669.
[215]Por. Ibid., str. 675.
[216]Por. Ibid., str. 675.
[217]Por. Ibid., str. 687.
[218]Kottler MJ: Charles Darwin i Alfred Russel Wallace: Dwie dekady debaty na temat selekcji naturalnej. W: Darwinowskie dziedzictwo. (1985) 372
[219]Ibidem.

W przypadku selekcji konkurencyjnej ("selekcji miękkiej"), z drugiej strony, zdolność do przetrwania jest mierzona konkurencyjnością w stosunku do innych członków tego samego gatunku. W tej formie selekcji decydujące znaczenie ma nie tylko to, czy jednostka jest przystosowana do warunków środowiskowych (a tym samym sprawna i zdolna do przetrwania w prawdziwym tego słowa znaczeniu), ale także to, czy potrafi konkurować z innymi członkami swojego gatunku. "Tak więc, w ramach konkurencyjnej (miękkiej) selekcji, jednostki, które nie przetrwają, nie są w ogóle niezdolne do życia. Są one po prostu mniej sprawne od tych, którzy przeżyli i są eliminowane tylko z powodu obecności i zachowania bardziej sprawnych osobników".[220]

Selekcja środowiskowa ma bezpośredni wpływ, podczas gdy na przetrwanie ma jedynie pośredni wpływ selekcja konkurencyjna. Selekcja środowiskowa (selekcja twarda) może kiedykolwiek stworzyć pewną wartość w rozwoju ewolucyjnym, ponieważ nie eliminuje się wszystkich osób, które osiągnęły wystarczający poziom wyposażenia niezbędnego do przeżycia. Tylko wtedy, gdy warunki zewnętrzne ulegną drastycznej zmianie, selekcja środowiskowa ponownie wpłynie na populację w sposób promujący zmiany. "W odniesieniu do struktur nabytych w drodze zwykłej lub naturalnej selekcji, w większości przypadków, tak długo jak warunki życia pozostają takie same, istnieje ograniczenie ilości korzystnych modyfikacji [...]; ale w odniesieniu do struktur przystosowanych do tego, by mężczyzna zwyciężył nad innym, czy to w walce, czy w oczarowaniu kobiety, nie ma ostatecznego ograniczenia ilości korzystnych modyfikacji: tak długo, jak powstają odpowiednie modyfikacje, praca selekcji seksualnej będzie trwała" (Zejście 1: 278)".[221]

Przez selekcję seksualną Darwin rozumie selekcję konkurencyjną. W rozumieniu Darwina, wybór cech seksualnych jest czysto arbitralny. Do pewnego stopnia preferowane byłoby zazwyczaj wzmacnianie cech istniejących struktur. Jednak cecha sama w sobie nie jest wyznacznikiem sprawności w sensie doboru naturalnego. Selekcja seksualna i naturalna spotkałaby się w obszarze samców walczących o samice. Mierzona jest tam siła fizyczna, a więc również zdolność do przetrwania. "Piękno" samo w sobie nie jest cechą, która wyraża indywidualną sprawność fizyczną, to znaczy nie jest czymś, co wcześniej udowodniło, że zapewnia przetrwanie.

[220]Ibidem.

[221]Kottler MJ: Charles Darwin i Alfred Russel Wallace: Dwie dekady debaty na temat selekcji naturalnej. W: Darwinowskie dziedzictwo. (1985) 374

3.3 Wybór kobiet

Jak odbywa się selekcja seksualna u ludzi? Ponieważ później omówimy szczegółowo teorie "inwestycji rodzicielskich" (Trivers) i "zasady upośledzenia" (Zahavi), które dotyczą czynników decydujących o wyborze partnera, w tej części omówimy również bardziej szczegółowo wyjaśnienia Darwina na temat "kobiecego wyboru".

Według Darwina, królestwo zwierząt jest zdominowane przez "kobiecy wybór", który decyduje o rozwoju pięknych ozdób po stronie samców.

Jednak system "kobiecego wyboru" nie jest tak wyraźnie rozpoznawalny u ludzi. Te niespójności są rażącym problemem dla teorii Darwina, którego nawet on nie mógł rozwiązać całkowicie bez sprzeczności. W teorii "inwestycji rodzicielskich" kierowcy znajdujemy stosunkowo uproszczony wariant "kobiecego wyboru": ponieważ samice miałyby większy wysiłek rodzicielski, musiałyby być bardziej zróżnicowane w wyborze partnerów niż samce. Problemem jest to, czy modele wygenerowane na podstawie obserwacji zwierząt mogą być przeniesione na ludzi bez dalszych ado. Zachowanie pary ludzkiej obejmuje prawdopodobnie o wiele więcej zmiennych, które musiałyby zostać uwzględnione w takich modelach teoretycznych. Darwin miał problemy z przeniesieniem obserwacji, które znalazł w królestwie zwierząt, na ludzi. Z jednej strony, znalazł wybór samicy w królestwie zwierząt (z czego, jak wiemy, jest wiele wyjątków). Na tym opierał się jego pomysł selekcji płciowej: mężczyźni byli "piękni", ponieważ musieli walczyć o to, by wybrały ich raczej niepozorne kobiety. Darwin założył też, że zwierzęta zachowywały się "moralnie" (termin ten pochodzi z językowego użycia o *ludzkich* zachowaniach społecznych). Zachowanie to pozostawało w sprzeczności z jego obserwacją, że prymitywne ludy (tj. ludzie) traktowały swoje kobiety jak niewolnice pracy i (w przeciwieństwie do zwierząt) prowadziły w jego oczach "amoralne" życie (obejmowało to odbieranie kobietom prawa do wyboru partnera, rabowanie kobiet przez plemiona pod nieobecność kobiet i wykorzystywanie dzieciobójstwa).

Z drugiej strony, według Darwina, współczesny człowiek stał w "cywilizowanym" społeczeństwie. Tam, według Darwina, kobieta znów ma wolny wybór, ale wybiera według innych kryteriów niż wygląd. Darwin zakładał ciągły, ewolucyjny rozwój poprzez selekcję naturalną i seksualną, przy czym "kobiecy wybór" był elementarnym elementem selekcji seksualnej. Dlatego też problem "kobiecego wyboru" i możliwości jego przeniesienia na ludzkie zachowania był kluczowym punktem, który musiał być wyjaśniony bez sprowadzania ludzi do poziomu animalistycznego.

Zu den Naturvölkern bemerkte er folgendes: "W większości, ale nie we wszystkich częściach świata, mężczyźni są bardziej ozdabiani niż kobiety, [...] Ponieważ kobiety są stworzone przez

dzikusów do wykonywania największej części pracy, i [...] ceniąc je wyłącznie jako niewolnice".[222] W ten sposób można wyeliminować "kobiecy wybór" i zapewnić, że nie będzie to łatwe. Die eigentlich Wählenden (Frauen) sind hier unterdrückt, können auch keine Wahl mehr ausüben. "Widzimy więc, że z dzikusami panuje kilka zwyczajów, które muszą ogromnie zakłócać, lub całkowicie powstrzymywać, działanie selekcji seksualnej".[223]
Ponieważ Darwin nie mógł włączyć do swojej teorii eliminacji selekcji seksualnej (jako elementu element elementarnego), obserwowane przez niego u prymitywnych ludów eliminowanie kobiet (jako element napędzający selekcję seksualną) musiało być dla niego szczególnym przypadkiem. Jako rozwiązanie problemu skonstruował: "Jeden jest potężniejszy w ciele i umyśle niż kobieta, a w stanie dzikim utrzymuje ją w znacznie bardziej obrzydliwym stanie niewoli, niż samiec jakiegokolwiek innego zwierzęcia; dlatego nie dziwi, że powinien był zdobyć moc selekcji".[224] To służyło mu jako wyjaśnienie, dlaczego u ludzi wybór przeszedł na człowieka. To, co jednak pozostaje niejasne i sprzeczne, to oczywiście fakt, że w świecie zwierząt samiec jest zazwyczaj większy i silniejszy (bo w teorii Darwina musi walczyć o samicę), ale fakt ten nie doprowadził do tego, że samce również przejęły władzę nad wyborcą. Za odwrotne zachowanie w głosowaniu u ludzi Darwin argumentował, że uczucie piękna mogło zostać odziedziczone. Piękne kobiety przekazywały swoją urodę potomkom kobiet, a potomkom obu płci - preferencję dla właśnie tej formy urody. W ten sposób zostaje utrzymana praca selekcji seksualnej.
Wojna jest wybierana przez "kobiece wybory" w Naturvölkern, które nie są już tak męskie, a także przez prymitywne Stämmen ("w całkowicie barbarzyńskich plemionach", jak folgendes Zitat), które nie są już znane, nie są już znane Vorgängern ("przodkowie", jak folgendes Zitat): "Kobiety są wszędzie świadome wartości własnego piękna; [...] Ponieważ kobiety od dawna są wybierane do urody, nie dziwi, że niektóre z ich kolejnych odmian powinny były być przekazywane wyłącznie tej samej płci: w konsekwencji powinny były przekazywać piękno w nieco większym stopniu swojej kobiecie niż swojemu męskiemu potomstwu, a tym samym stały się piękniejsze, według ogólnej opinii, od mężczyzn. Kobiety z pewnością jednak przekazują większość swoich charakterów, w tym niektóre piękno, swoim potomkom obojga płci; tak więc dalsze preferowanie przez mężczyzn każdej z ras bardziej atrakcyjnych kobiet, zgodnie z ich standardami gustu, będzie miało tendencję do modyfikacji w ten sam sposób

[222]Darwin CR: Pochodzenie człowieka: Wybór w odniesieniu do płci. Klasyka pingwinów (2004) 643f
[223]Por. Ibid., str. 662.
[224]Por. Ibid., str. 666.

wszystkich jednostek obu płci należących do tej rasy.[...] W odniesieniu do innej formy selekcji płciowej (która w przypadku niższych zwierząt jest znacznie bardziej powszechna), a mianowicie, gdy samice są selekcjonerami i przyjmują tylko te samce, które najbardziej je podniecają lub oczarowują, mamy powody, by sądzić, że wcześniej działała ona na naszych przodków. [...] Ale ta forma selekcji mogła od czasu do czasu zadziałać w późniejszych czasach, gdyż w całkowicie barbarzyńskich plemionach kobiety mają większą władzę w wyborze, odrzucaniu i kuszeniu swoich kochanków, a potem w zmianie męża, niż można było się spodziewać".[225]

Da Darwin w "The descent of man" chce rygorystycznie przestrzegać "kobiecego wyboru", aby móc, planować, realizować i wdrażać programy selekcji. Er spricht von doppelter Selektion. W tym celu należy zwrócić uwagę na to, jak bardzo atrakcyjne są dla kobiet i mężczyzn, jak również na to, jak wyglądają ich wybory i jak wyglądają ich wybory: "Widzimy więc, że z dzikusami kobiety nie są w tak obrzydliwym stanie w stosunku do małżeństwa, jak często się przypuszcza. Mogą kusić mężczyzn, których wolą, a czasem odrzucić tych, których nie lubią, przed lub po ślubie.[...] bo kobiety na ogół wybierałyby nie tylko najprzystojniejszych mężczyzn, według ich gustu, ale tych, którzy jednocześnie najlepiej potrafiliby ich bronić i wspierać.[...] gdyby po obu stronach była selekcja: to znaczy, gdyby im bardziej atrakcyjni, a jednocześnie potężniejsi mężczyźni woleli, i byli przez nich preferowani, tym bardziej atrakcyjne kobiety. I wydaje się, że ta podwójna forma selekcji rzeczywiście miała miejsce, zwłaszcza we wcześniejszych okresach naszej długiej historii. [...] nie musimy mówić nic o wielkiej różnorodności w kształcie rysów i czaszki między rasami, jak widzieliśmy w ostatnim rozdziale, jak różny jest standard piękna w tych aspektach. Postaci te będą więc prawdopodobnie działały poprzez selekcję płciową; nie mamy jednak możliwości oceny, czy były one działane głównie po stronie męskiej czy żeńskiej".[226]

Niemniej jednak pozostaje niejasne, jaki model wyborczy ostatecznie chce zastosować wobec rdzennych mieszkańców: czasami mówi o tym, że traktują oni swoje kobiety jak niewolnice, czasami kobiety miałyby wybór (patrz poprzednie cytaty). Jak więc Darwin próbuje rozwiązać sprzeczność między kobiecym wyborem dla zwierząt, kobiecym wyborem dla prymitywnych ludów, a nie wyborem dla prymitywnych ludów, a potem znowu kobiecym wyborem dla cywilizowanych ludów? Poprzez dodanie do serii "człowieka prehistorycznego" (jako

---

[225]Darwin CR: Pochodzenie człowieka: Wybór w odniesieniu do płci. Klasyka pingwinów (2004) 666

[226]Darwin CR: Pochodzenie człowieka: Wybór w odniesieniu do płci. Klasyka pingwinów (2004) 668

poprzednika dzikich "dzikusów"). Zachowywał się moralnie (żadnych dzieciobójstw, kobiety były traktowane sprawiedliwie) i był tym samym kolejnym etapem rozwoju od małpy do człowieka. W bardzo wczesnych czasach, jak wyjaśnia Darwin, ("W bardzo wczesnym okresie, zanim człowiek osiągnął swoją obecną rangę w skali, wiele z jego warunków różniło się od tego, co obecnie uzyskuje wśród dzikusów"[227]), ludzie nie mieliby tak rozwiniętego intelektu i kierowaliby się raczej instynktami (w sensie działań moralnych) niż rozumem (w sensie działań amoralnych, czysto racjonalnych). Należy zauważyć, że użycie terminu instynkt w tym kontekście jest używane w sposób dokładnie odwrotny do tego, co by się najpierw myślało: Instynkt oznacza tu moralność (poprzez instynktowną ochronę swojego potomstwa i kobiet). W tamtych czasach kobiety nie byłyby[228] traktowane "tylko jako użyteczne niewolnice lub bestie z burdelu": "rządziłby nimi bardziej instynkt, a mniej rozum, niż są dzikusami w dzisiejszych czasach"[229] i "obie płcie, gdyby zarówno kobiety, jak i mężczyźni mieli możliwość wyboru, wybieraliby swoich partnerów nie ze względu na wdzięki psychiczne, własność czy pozycję społeczną, ale prawie wyłącznie z wyglądu zewnętrznego. [...] Tak więc w tych czasach wszystkie warunki selekcji seksualnej byłyby korzystniejsze niż w późniejszym okresie, kiedy to człowiek rozwijał swoje zdolności intelektualne, ale cofał się w swoich instynktach. Dlatego też, niezależnie od tego, jaki wpływ miała selekcja płciowa na wytworzenie różnic między rasami ludzkimi, a także między człowiekiem a wyższą Quadrumaną, wpływ ten byłby silniejszy w odległym okresie niż w chwili obecnej, choć prawdopodobnie nie całkowicie stracony.[230] Wybór odnosi się tu wyłącznie do wyglądu (w przeciwieństwie do kryteriów wyboru "nowoczesnych" kobiet i mężczyzn).

W "The descent of man" Darwin wprawdzie wyjaśnił dlaczego, jego zdaniem, wszyscy ludzie pochodzą od wspólnego przodka. Czyniąc to, zdecydowanie sprzeciwia się argumentowi zwolenników niewolników, którzy twierdzili, że niewolnicy nie są tak naprawdę ludźmi i że pod tym założeniem niewolnictwo nie jest niesprawiedliwością. Jednocześnie jednak pisze, że prymitywne narody ("dzikusy") żyjące w jego czasach były mniej rozwinięte moralnie, a więc bardziej oddalone od zwierząt niż zwykli przodkowie wszystkich ras ludzkich żyjących we wczesnym okresie (przy założeniu, że zwierzęta żyły bardziej "moralnie", że tak powiem, niż "dzikusy").

[227]Por. Ibid., str. 662.
[228]Por. Ibid., str. 663.
[229]Por. Ibid., str. 662.
[230]Por. Ibid., str. 663.

Rosemary Jann pisze: "Ostatecznie Darwin mógł utrzymać ciągłość między zwierzętami a pierwotnym człowiekiem tylko poprzez podcinanie ciągłości między pierwotnym człowiekiem a dzikim".[231] Z prób wyjaśnienia Darwina wynika również jasno, że można je rozpatrywać tylko w kontekście okresu wiktoriańskiego, w którym Darwin żył. Koncepcja traktowania zachowań zwierzęcych jako aktu moralnego, a tym samym ich humanizacji, ma sens jedynie na tle bardzo pruderyjnej epoki wiktoriańskiej. Rewolucyjny pomysł Darwina, że istnieje ciągła seria rozwojowa od zwierzęcia do człowieka, na końcu której najbardziej rozwiniętym etapem jest człowiek, musiał być starannie przedstawiony. Idea, że człowiek nie jest moralny, musiała zostać wtedy odrzucona. Jeśli więc człowiek zrodził się z małpy, małpa również musiała być "dobra" w sensie moralnym. Z drugiej strony, sposób życia prymitywnych ludów zaprzeczał wszystkiemu, co w tamtych czasach uważano za moralne (poligamia itp.). Trzeba było więc "wytłumaczyć" zachowanie prymitywnych ludów i zamiast tego postulować innego poprzednika. Można zauważyć, że bezstronna interpretacja istniejących faktów jest czasami bardzo trudna. Darwin również spojrzał na wiele rzeczy w świetle swojej wyobraźni i próbował je w ten sposób wyjaśnić.

Koncepcja "kobiecego wyboru" nie jest łatwa do przeniesienia na ludzi. Model Darwina tylko na pierwszy rzut oka wydaje się wiarygodny, ale przy bliższym przyjrzeniu się nie da się jasno określić, kto kogo wybiera pod jakim względem. Istnieją również luki w takich pojęciach jak pojęcie kierowców, którzy postrzegają "kobiecy wybór" z perspektywy "inwestycji rodzicielskich".

To z powodu częściowo niespójnych fragmentów tekstowych w niezwykle obszernej pracy Darwina i interpretacji ludzkich struktur zachowania, które wyjaśnił w świetle epoki wiktoriańskiej, wielu autorów może wybrać z książek Darwina właśnie te cytaty, które sprzyjają ich własnym hipotezom, pomijając inne fragmenty, które przyjmują inny pogląd.

3.4 Zmysł estetyczny

Jak widzieliśmy w poprzednim akapicie, na pierwszym planie znajduje się model "kobiecego wyboru" Darwina (przynajmniej w królestwie zwierząt). Ale jakie są kryteria tego wyboru? Darwin propagował estetyczny wybór ze zmieniającymi się tendencjami smakowymi jako jeden z głównych czynników selekcji seksualnej. Pisze on: "Ponieważ selekcja płciowa zależy

[231] Jann R: Darwin i antropologowie: selekcja seksualna i jej brak. Studia wiktoriańskie 37 (1994) 300

od tak zmiennego elementu jak smak, możemy zrozumieć, jak to jest, że w obrębie tej samej grupy ptaków [...] Wydaje się nawet, że sama nowość, czy zmiana na rzecz zmiany, zachowywała się czasem jak urok na żeńskich ptakach, w taki sam sposób jak zmiany mody u nas. Książę Aegyll mówi [...] "Jestem coraz bardziej przekonany, że odmiana, sama odmiana, musi być uznana za przedmiot i cel w Przyrodzie" ".[232]

O poczuciu piękna formułuje następujące słowa: "To poczucie zostało uznane za osobliwe dla człowieka. Kiedy jednak patrzymy na samce, które przed samicami misternie prezentują swoje pióropusze i wspaniałe kolory, podczas gdy inne ptaki, które nie są w ten sposób udekorowane, nie można wątpić, że samice podziwiają piękno swoich męskich partnerów. [...]".[233] Oznacza to jednak również, że nie istnieje żaden szczególny, czysto funkcjonalny mechanizm dostosowawczy, który by to umożliwiał. Jeśli samce piór ptaków są sygnałem dla ich dobrych genów i samice powinny rozpoznać ten szczególny sygnał, to dlaczego my, ludzie, również uważamy, że pióra są piękne? Jeśli podziwiamy piękno ptasich piór, to nie może to być sygnał specjalnie zaprojektowany dla ptaków (na przykład dla ich zdrowia), ponieważ nie jesteśmy jego adresatem.

"Smak piękna, przynajmniej jeśli chodzi o kobiece piękno, nie ma szczególnego charakteru w ludzkim umyśle, ponieważ różni się on znacznie w różnych rasach człowieka, jak będzie później utopiony, i nie jest całkiem taki sam nawet w różnych narodów tej samej rasy".[234]

Dabei legt Darwin dar, dass seiner Ansicht nach die Vorliebe für das Neuartige, das vom Gewohnten Abweichende, die ästhetischen Präferenzen hervorbringt: "But not only can we perceive how it is that man is capricious, but the lower animals are, as we shall hereafter see, capricious in their feelings, aversions, and sense of beauty. Są też powody, by podejrzewać, że kochają nowość, dla jej własnego dobra".[235]

Das Schönheitsideal könnte also wandelbar sein. Um Selektion überhaupt zu ermöglichen, muss es Verschiedenheit geben: "Prawo spadkowe określa, czy postacie uzyskane w drodze selekcji płciowej przez jedną z płci są przekazywane tej samej płci, czy też obu płci; [...] Zróżnicowanie jest niezbędną podstawą działania selekcji i jest od niego całkowicie niezależne.

---

[232]Darwin CR: Pochodzenie człowieka: i selekcja w odniesieniu do płci. John Murray Bd II (1871) 230/231

[233]Darwin CR: Pochodzenie człowieka: i selekcja w odniesieniu do płci. John Murray Bd I (1871) 63

[234]Por. Ibid., str. 65.

[235]Ibidem.

[...] zmiany [...] nagromadzone poprzez selekcję płciową w odniesieniu do rozmnażania się gatunku, jak również poprzez selekcję naturalną w odniesieniu do ogólnych celów życia".[236]

3.5 Inwestycje rodzicielskie a zasada upośledzenia

Teraz, gdy mamy historyczny przegląd teoretycznych rozważań Darwina, wyjaśnimy teorie inwestowania rodziców i zasady upośledzenia, które są postrzegane jako rozszerzenie darwinowskiej teorii selekcji seksualnej.

3.5.1. Inwestycja jednostki dominującej

Rodzicielska teoria inwestycji nie wyjaśnia piękna jako takiego. Zamiast czysto estetycznych preferencji jako kryterium selekcji seksualnej, teoria ta postrzega wysiłek rodzicielski jako czynnik napędzający wybór potencjalnych partnerów. Teoria ta jest tutaj wspomniana, ponieważ Shackelford, już wspomniany w drugiej części, odnosi się do teorii kierowcy inwestycji rodzicielskich w odniesieniu do znaczenia symetrii[237] w badaniu dotyczącym rzekomego związku między asymetrią a zdrowiem psychicznym omówionym powyżej. Pisze on, że znaczenie męskiej symetrii twarzy (w aspekcie zdrowia) dla kobiet jest ważniejsze niż wartość wskaźnikowa symetrii kobiecej dla mężczyzn: "Sugeruje to, że asymetria twarzy może być bardziej wiarygodnym sygnałem słabego zdrowia, gdy jest wyświetlana przez mężczyzn w stosunku do wartości sygnału asymetrii twarzy, gdy jest wyświetlana przez kobiety. Jest to zgodne z logiką dominującej teorii inwestowania (Trivers, 1972)". Męska symetria (a tym samym pośrednio piękno) jest zatem ważna, ponieważ kobiety mają więcej do zainwestowania (w ramach "praw" rodzicielskiej teorii inwestycji) i dlatego muszą zwracać uwagę na dobre geny swojego partnera. Rodzicielska teoria inwestycji jest tu połączona z teorią symetrii. Ponadto, teoria symetrii jest stosowana do męskiej twarzy w sposób quasi-inwersyjny (a nie jak zwykle do kobiecej twarzy).

Zgodnie z hipotezą Trivers'a, Shackelford twierdzi, że kobiety powinny być bardziej wybredne w wyborze mężczyzn ze względu na większy wysiłek rodzicielski. Ponieważ kobiety są bardziej zależne od zdrowia swojego męskiego partnera jako żywiciela, znaczenie symetrii twarzy dla mężczyzn jako wskaźnika zdrowia powinno być większe niż w przypadku symetrii

---

[236] Darwin CR: Pochodzenie człowieka: Wybór w odniesieniu do płci. Klasyka pingwinów (2004) 685

[237] Shackelford TK, Larsen RJ: Asymetria twarzy jako wskaźnik zaburzeń psychicznych, emocjonalnych i fizjologicznych. Journal of Personality and Social Psychology 72 (1997) 465

kobiecej. Związek ten nie może być jednak wyprowadzony po prostu z teorii Trivers'a, ponieważ w oryginalnym tekście Trivers'a niewiele jest odniesień do ludzi, a kryteria estetyczne, takie jak symetria, nie odgrywają żadnej roli jako kryteria selekcji w rodzicielskiej teorii inwestycji.

Trivers zaczyna się od Darwinowskiej koncepcji selekcji płciowej, która jest zdeterminowana przez rywalizację w ramach jednej płci o członków drugiej płci i dokonywanie wyboru (partnera) przez członków kwestionowanej płci: "on [Darwin, notatka autora] wskazał, że zwykle oznacza to konkurowanie ze sobą mężczyzn o kobiety i kobiety wybierające niektórych mężczyzn, a nie innych".[238]

Davon abgeleitet besagt Trivers' Theorie folgendes: "Względna inwestycja rodziców płci w ich młodym wieku jest kluczową zmienną kontrolującą działanie selekcji seksualnej. W przypadku, gdy jedna płeć inwestuje znacznie więcej niż druga, członkowie tej drugiej będą rywalizować między sobą, aby połączyć się z członkami tej pierwszej".[239] Darwins Theorie wird also um die Variable "Elternaufwand" erweitert.

Wyzwala hipotezę, że istnieje związek między wysiłkiem rodzicielskim a wyborem partnera i zachowaniem konkurencyjnym. Przede wszystkim należy obserwować populację (klasę), aby uzyskać informacje o zachowaniach: "Do badania tych zjawisk potrzebne są dokładne dane na temat różnicowego sukcesu reprodukcyjnego analizowane według płci".[240] Dane te oparte są na doświadczeniach przeprowadzonych przez Batemana w celu uzyskania wglądu w zachowania reprodukcyjne. "Aby zebrać dokładne dane na temat obu płci, Bateman (1948) badał w warunkach laboratoryjnych jeden gatunek, Drosophila melanogaster. [...] Jego metoda polegała na wprowadzeniu pięciu dorosłych samców do pięciu dorosłych dziewic, tak że każda samica miała do wyboru pięć samców, a każdy samiec konkurował z czterema innymi samcami".[241] Oznacza to, że dane pochodzą z kilku eksperymentów dotyczących zachowania się dziesięciu much rosy każda. Odbywało się to w zamkniętych warunkach laboratoryjnych, co oznacza, że w każdym eksperymencie muchy miały tylko ograniczony wybór. Rezultatem tego było to, że męski sukces w reprodukcji był bardziej zróżnicowany niż sukces kobiet. Tylko cztery procent samic nie miało żadnego potomstwa, podczas gdy samce miały 21 procent. W przeciwieństwie do tego, niektóre samce produkowały trzy razy więcej potomstwa niż reszta.

---

[238]Trivers R: Inwestycje rodzicielskie i selekcja seksualna. W: Selekcja seksualna i pochodzenie człowieka. (1972) 137

[239]Por. Ibid., str. 173.

[240]Por. Ibid., s. 137.

[241]Ibidem.

U czterech procent samic brak sukcesu reprodukcyjnego nie wynikał z tego, że nie były one uprzejme. Natomiast 21 procent samców, którzy nie urodzili potomstwa, wydawało się nie być w stanie zaakceptować ich jako "partnerów". Sukces rozrodczy samic nie zwiększył się wraz ze wzrostem liczby kopulacji, natomiast sukces rozrodczy samców (mogli oni kopulować z kilkoma samicami poprzez większą liczbę kopulacji). Po jednej lub dwóch kopulacjach samice nie wykazywały już zainteresowania dalszym kryciem (więcej kopulacji nie mogło zwiększyć ich sukcesu reprodukcyjnego). "Bateman (1948) argumentował, że jego wyniki powinny być stosowane bardzo szeroko, to znaczy do "wszystkich, z wyjątkiem kilku bardzo prymitywnych organizmów, i tych, w których monogamia w połączeniu ze stosunkiem płci jedności wyeliminowała wszelką wewnątrzseksualną selekcję".[242]

Za pomocą rozumowania indukcyjnego (obserwuje się pewną liczbę X pewnej klasy zwierząt, a następnie na ogół wnioskuje się o zachowaniu tego gatunku (klasa ogólna)) często można wyciągnąć prawidłowe wnioski. Nie jest jednak dopuszczalne wnioskowanie na podstawie *tych* obserwowanych okazów (zwierząt) zupełnie *innej* klasy (ludzi), jak to robi Shackelford, między innymi, twierdząc (jak wyjaśniono na poprzednich stronach), że zachowanie pary ludzkiej jest zgodne z Teorią Inwestycji Macierzyńskiej, ponieważ samice podejmowały większy wysiłek rodzicielski i dlatego musiały zwracać większą uwagę na zdrowie samców. Sugeruje to, że asymetria twarzy może być bardziej wiarygodnym sygnałem słabego zdrowia, gdy jest wyświetlana przez mężczyzn w stosunku do wartości sygnału asymetrii twarzy, gdy jest wyświetlana przez kobiety. Jest to zgodne z logiką dominującej teorii inwestycji (Trivers, 1972)")[243].

To dodatkowo łączy argument Trivers'a o wysiłku rodzicielskim z inną zmienną, mianowicie symetrią jako znacznikiem zdrowia, i nie występuje w tej formie w teorii Trivers'a. Co więcej, oświadczenia przedstawione na poparcie teorii Trivers'a nie były oparte na obserwacji ludzkiej populacji i dlatego nie mogą być ekstrapolowane na ludzi.

Trivers zakłada, że sukces reprodukcyjny dostosowałby się do sukcesu reprodukcyjnego samic gatunku monogamicznego, ale także tylko wtedy, gdyby stosunek płci był zrównoważony i nie było "flamingów". Gdyby stosunek liczb między płciami nie był zrównoważony, więcej samców konkurowałoby o mniejszą liczbę samic lub więcej samic zabiegałoby o mniejszą liczbę samców, zmieniając tym samym wskaźnik rozrodu.

---

[242]Trivers R: Inwestycje rodzicielskie i selekcja seksualna. W: Selekcja seksualna i pochodzenie człowieka. (1972) 138

[243]Shackelford TK, Larsen RJ: Asymetria twarzy jako wskaźnik zaburzeń psychicznych, emocjonalnych i fizjologicznych. Journal of Personality and Social Psychology 72 (1997) 465

Teoria Trivers'a mówi dalej, że selekcja płciowa może być opisana jako funkcja zmiennej "inwestycja rodzicielska". W zależności od systemu (monogamia lub poligamia) i relacji między płcią męską i żeńską, "wskaźnik rozrodu" zależałby wtedy również od "kosztów", które np. samice inwestują w jaja, ale również w karmienie i ochronę potomstwa przez samca lub oba. "Inwestycja rodzicielska jest zdefiniowana jako "*każda inwestycja dokonana przez rodzica w pojedyncze potomstwo, która zwiększa szanse przetrwania potomstwa (i tym samym jego sukces reprodukcyjny) kosztem zdolności rodzica do inwestowania w inne potomstwo"*[244] i tym samym wyklucza walkę o ewentualnego partnera i inne wysiłki w celu reprodukcji ("nie *rodzicielskie* formy wysiłku reprodukcyjnego"[245]). Sukces reprodukcyjny jest wtedy określany tylko przez zmienną "inwestycja macierzysta". Te z gatunków, które mają największą "inwestycję rodzicielską" wybierają partnera, który najlepiej potrafi się nimi zaopiekować. Z drugiej strony, są one bardzo wybredne w stosunku do swojego partnera, ponieważ mają więcej do stracenia, jeśli chodzi o wysiłek, który muszą włożyć dla swojego potomstwa. Trivers graficznie przedstawił związek pomiędzy wysiłkiem rodzicielskim a sukcesem reprodukcyjnym zarówno dla płci żeńskiej jak i męskiej w różnych "systemach rozrodczych".

---

[244]Trivers R: Inwestycje rodzicielskie i selekcja seksualna. W: Selekcja seksualna i pochodzenie człowieka. (1972) 139
[245]Ibidem.

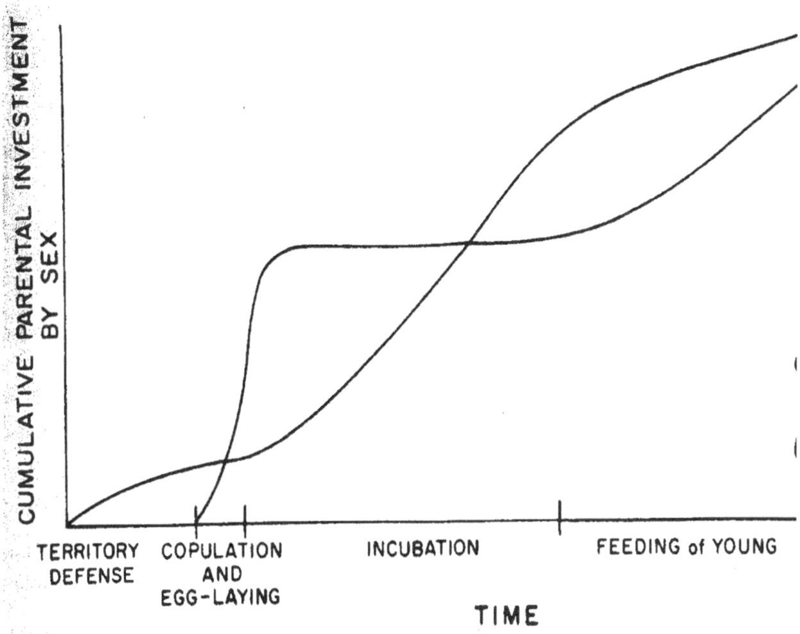

Rys. 11: Tryby 7.3 - Hipotetyczne, kumulatywne "inwestycje rodzicielskie" samca i samicy ptaka dla ich potomstwa w funkcji czasu (gdzie: krzywa górna na końcu = samiec (zaczyna się od zera); krzywa dolna na końcu = samica)

Trivers schreibt dazu: "Na rysunku 7.3., na przykład, dezercja samca zaraz po kopulacji będzie go bardzo niewiele kosztować, jeśli nie będzie wychowywać żadnego potomstwa, podczas gdy szanse samicy na wychowanie jakiegoś młodego mogą być na tyle duże, że dezercja będzie warta zachodu. [...] Jeśli krzywa inwestycyjna samca po kopulacji niewiele wzrośnie, to szanse samicy na samotne wychowanie młodego będą większe, a czas zmarnowany przez samca inwestującego umiarkowanie w swoje potomstwo może być lepiej wykorzystany na rozpoczęcie nowego potomstwa".[246]

Trivery ograniczają "wybór kobiet" (tabela 7.1: "Teoretyczne kryteria wyboru mężczyzn przez kobiety") do następujących punktów[247]:

[246]Trivers R: Inwestycje rodzicielskie i selekcja seksualna. W: Selekcja seksualna i pochodzenie człowieka. (1972) 147

[247]Por. Ibid., str. 168.

I. Wszystkie gatunki, a w szczególności te, które wykazują niewielką lub żadną inwestycję rodziców płci męskiej

A. Zdolność do zapłodnienia jaj

(1) właściwy gatunek

(2) właściwa płeć

(3) dojrzały

(4) kompetencje seksualne

B. Jakość genów

(1) zdolność genów do przetrwania

(2) zdolność reprodukcyjna

(3) komplementarność genów

II. Tylko te gatunki, które wykazują męskie inwestycje rodzicielskie

C. jakość opieki rodzicielskiej

(1) gotowość mężczyzn do inwestowania

(2) zdolność mężczyzn do inwestowania

(3) komplementarność atrybutów rodzicielskich

Patrząc na tę tabelę, staje się jasne, że teoria inwestycji rodzicielskich nie może być tak łatwo przeniesiona na ludzi. Taką listę można wykorzystać do "wyboru samic" kryteriów wyboru partnerów w odniesieniu do zachowań zwierząt, ale w niewielkim stopniu do zachowań ludzkich. W zachowaniach ludzkich wybór partnera zwykle wiąże się z czymś więcej niż tylko z odfiltrowaniem właściwego gatunku i płci (w przypadku małego wysiłku ojcowskiego ze strony rodziców, patrz punkt I. A)). Wątpliwy byłby również przypadek partnerów tej samej płci (która nie jest właściwą płcią pod względem reprodukcji). Konstelacja ta nie jest przeznaczona do reprodukcji, ale w wielu społeczeństwach nie jest tak rzadka. Nawet z ojcowskim zaangażowaniem rodziców (zob. punkt II.), potrzeba więcej w ludzkich relacjach, aby być dobrymi rodzicami niż chęcią i zdolnością człowieka do "inwestowania".
Widzieliśmy już w rozdziale o "kobiecym wyborze", jak wiele trudności Darwin musiał pokonać w przenoszeniu "kobiecego wyboru" zaobserwowanego u zwierząt na ludzi. Ograniczenie "wyboru samicy" do powyższych punktów A-C wydaje się jednak, na podstawie danych uzyskanych od Drosophili i ptaków, zdecydowanie zbyt dużym skokiem w łańcuchu

argumentów, aby wypowiedzieć się na temat zachowań godowych człowieka. Kiedy Shackelford mówi o znaczeniu męskiej symetrii dla wyboru partnera przez kobiety, Shackelford musiał sklasyfikować to w punkcie B, "Jakość genów", a to pod warunkiem "małej męskiej inwestycji rodzicielskiej".

Tylko na stronie 172 Trivers zawiera wyraźne odniesienie do wyboru człowieka i kobiety: "Istnieją dobre dowody na to, że amerykańskie kobiety mają tendencję do wychodzenia za mąż w skali społeczno-ekonomicznej, a fizyczna atrakcyjność w okresie dorastania ułatwia taki ruch (Elder 1969). Do niedawna takie uprzedzenia w wyborze kobiet przypuszczalnie korelowały ze zwiększonym sukcesem reprodukcyjnym, **ale wartość kobiecego piękna dla męskiego sukcesu jest niejasna, o ile w ogóle istnieje**".[248]

Zdrowy rozsądek podpowiada, że dobry wygląd atrakcyjnych fizycznie kobiet ułatwia im kontakt z partnerami płci męskiej, którzy są bardziej zaawansowani pod względem społeczno-ekonomicznym. Sam Trivers" ma jednak wątpliwości, czy piękno kobiety daje biologiczną przewagę w sensie zwiększonej zdolności reprodukcyjnej, a tym samym wskazuje na zdrowie danej osoby.

Jeśli bogatsi ludzie mają więcej dzieci, może to być również spowodowane tym, że po prostu mogą sobie na to pozwolić, ponieważ dzieci kosztują (edukację itp.). Nie dowodzi to jednak, że dobrze wyglądające kobiety, które poślubiły dobrze zarabiającego mężczyznę, są z tego powodu bardziej płodne. Jeśli spojrzymy także na kraje Trzeciego Świata, wskaźnik urodzeń jest bardzo wysoki, niezależnie od wyglądu kobiety czy statusu społeczno-ekonomicznego mężczyzny. Dzieje się tak, ponieważ środki antykoncepcyjne nie są dostępne, są zbyt drogie lub niepożądane, lub też dzieci są postrzegane jako zabezpieczenie emerytalne. Z drugiej strony, w krajach uprzemysłowionych wskaźnik urodzeń jest zazwyczaj niski (niezależnie od wyglądu kobiety) przy wyższym poziomie wykształcenia, ponieważ długie wykształcenie oznacza, że planowanie dziecka zaczyna się później, a kobiety w społeczeństwach postmodernistycznych są często bardziej niezależne zawodowo i finansowo.

Trivers bardzo dobrze wie, że istnieją również gatunki zwierząt, w których rozkład ról jest odwrócony (samiec zajmuje się wylęgiem), ale chce, aby było to traktowane jako wyjątek. "Ponieważ odwrócenie ról płciowych, w powiązaniu z dowodami na większe inwestycje rodzicielskie samców niż samic, jest tak rzadkie u ptaków i z powodu pewnych teoretycznych

[248]Trivers R: Inwestycje rodzicielskie i selekcja seksualna. W: Selekcja seksualna i pochodzenie człowieka. (1972) 172

rozważań omówionych poniżej, wstępnie klasyfikuję większość monogamicznych gatunków ptaków jako wykazujące nieco większe inwestycje samic niż samców w młode".[249]
Również w tym przypadku trudność zastosowania takich modeli do ludzkich zachowań staje się oczywista. Już w obrębie badanych gatunków ptaków występują różnice w zachowaniu par. U ludzi natomiast zakłada się jednolite i stereotypowe zachowanie, które bardziej odpowiada średniowiecznemu kodeksowi: kobiety obiecują się partnerowi i w zamian oczekują od mężczyzny pewnego "wysiłku rodzicielskiego".
Jeśli jednak z zachowań zwierząt, które mają służyć wyjaśnieniu zachowań ludzi, wyciągane są kłótliwe wnioski, to jak można wyjaśnić różnicę w zachowaniu szympansów i ludzi? Chociaż szympansy są najbliższymi krewnymi ludzi, ich zachowanie seksualne, wybór partnera i wychowanie jest zupełnie inne niż u ludzi: u szympansów samice małp uprawiają seks z wieloma różnymi samcami szympansów, ale samce nie biorą udziału w wychowaniu potomstwa.
W związku z tym, że jest to hipoteza, w ramach której Państwa Członkowskie dokonują wyłączeń z "inwestycji macierzystych", są to główni partnerzy dla Nachwuchów, którzy w ten sposób są w stanie stymulować ich rozwój. Wie Ann Fausto-Sterling w ihremie Artikel "Beyond Difference: Feminizm i psychologia ewolucyjna" [250]treffend schreibt: "Na przykład, biorąc pod uwagę, jak niepewna musiała być ludzka egzystencja, czyż nie jest możliwe, że samice zdały sobie sprawę, iż żaden pojedynczy samiec nie będzie żył wystarczająco długo lub nie pozostanie na tyle zdrowy, aby zapewnić potomstwu przez lata? Dlaczego nie jest tak prawdopodobne, że to nie samice, które przekazały więcej genów kolejnym pokoleniom, były tymi, które zabezpieczyły swoje zakłady i spały z więcej niż jednym samcem?".[251] W przypadku osób fizycznych, są to osoby, które nie są zdolne do samodzielnego funkcjonowania w społeczeństwie, ale które nie są zdolne do samodzielnego funkcjonowania w społeczeństwie (w przypadku osób, które nie są zdolne do samodzielnego funkcjonowania w społeczeństwie). Eigentlich ist es sogar sicherer, als auf einen männlichen Alleinversorger zu setzen, denn wenn dieser ausfällt, dann steht das weibliche Wesen ganz alleine da. Fausto-Sterling schreibt weiter: "Ewolucyjne wyjaśnianie różnic często wiąże się z eleganckimi teoriami opartymi na bardzo częściowej wiedzy o współczesnych kulturach i na analogiach pochodzących od zwierząt, ale

---

[249]Trivers R: Inwestycje rodzicielskie i selekcja seksualna. W: Selekcja seksualna i pochodzenie człowieka. (1972) 143
[250]Fausto-Sterling A: Poza różnicą: Feminizm i psychologia ewolucyjna. W: Niestety, biedny Darwin. (2000) 174-189
[251]Por. Ibid., str. 178f.

bez żadnych podstaw w konkretnej historii ewolucji człowieka. [...] dwa gatunki szympansów, na przykład, mają uderzająco różne systemy godowe. Którą wybierzemy jako naszą modelkę? Samice bardziej znanego gatunku szympansów mają powiązany wzorzec hormonów i kopulacji, ale samica bonobo uprawia seks stale zarówno z samcami jak i samicami i najwyraźniej używa seksu nie tylko do reprodukcji, ale jako medium mediacji społecznej".[252] Argumentacja ewolucyjnych prób wyjaśnień jest również skonstruowana ze znajomością aktualnych zachowań. Nie wiemy dokładnie, jak żyli nasi przodkowie. Na podstawie znalezisk szkieletu staramy się o tym przekonać. Na podstawie tych kilku znanych danych prehistorycznych trudno jest uzasadnić dzisiejsze zachowania i preferencje dotyczące wyglądu. W "Escaping Evolutionary Psychology" Steven Rose opisuje, jak bardzo i w jak krótkim czasie mogą się zmienić zachowania, a tym samym i preferencje dotyczące wyglądu.[253] W 1997 roku magazyn "Human Nature" chciał opublikować nowe wydanie badań przeprowadzonych w latach 1970-1980. Ówcześni badacze zostali zapytani, w jakim stopniu ich ówczesne ustalenia zmieniły się w odniesieniu do różnych kultur. W rezultacie "zgłaszają szybkie zmiany w swoim stylu życia". Kobiety Kipsigis nie preferują już bogatych mężczyzn (Borger, Mulder) [...] i tak dalej. W ostatnim dziesięcioleciu każde z tych społeczeństw przeszło szybkie zmiany gospodarcze, technologiczne i społeczne. Dlaczego te zakładane ludzkie uniwersalia nagle przestały działać? Czy nastąpił nagły wzrost wskaźników mutacji?[254]
Auch die Perspektive, aus der interpretiert wird, darf nicht vernachlässigt werden. Wie wir schon bei Darwin gesehen haben, spielt die Zeit, in der wir leben, und das Geschlecht, dem wir angehören, eine große Rolle. Dazu Fausto-Sterling: "Weźmy na przykład ojcostwo. Przez wiele lat dogmat - i język - utrzymywał, że samce "rodziły" potomstwo. Samice, niezależnie od tego, czy są ludźmi, kosami czy motylami, naukowcy wierzyli, po prostu położyli się i pomyśleli o Anglii ["dachten ans Vaterland", Anm. d. Verf.]. [...] Zgodnie z teorią, chronił ją i gniazdo przed drapieżnikami, podczas gdy ona pięknie składała jaja, zbierała drapieżne owady dla swojego potomstwa i trzymała dom".[255] Die herkömmliche Sichtweise, dass sich ein Weibchen im Gegenzug für Schutz einzig einem Männchen verpflichtet, mag von dieser paternalen Sichtweise herrühren. Doch dem scheint nicht so zu sein, denn "Używając technologii DNA, naukowcy dokonali intrygującego odkrycia: podczas gdy pisklęta w gnieździe kosów wszystkie

[252]Fausto-Sterling A: Poza różnicą: Feminizm i psychologia ewolucyjna. W: Niestety, biedny Darwin. (2000) 186
[253]Rose S: Escaping Evolutionary Psychology. W: Niestety, biedny Darwin. (2000) 262
[254]Por. Ibid., str. 263.
[255]Fausto-Sterling A. Poza różnicą: Feminizm i psychologia ewolucyjna. W: Niestety, biedny Darwin. (2000) 183

miały tę samą matkę, kilka różnych samców dostało się do aktu ojcostwa. Posiadanie kobiety na "swoim" terytorium [...] okazało się nie dawać żadnej gwarancji, że mężczyzna osiągnie ojcostwo".

"Inwestycja macierzysta nie zawsze może być zatem kluczową zmienną w wyborze partnera. Jednakże, jak widzieliśmy, teoria ta opiera się na danych uzyskanych z badań na zwierzętach. W związku z tym wątpliwe jest, czy wyniki mogą być przeniesione na ludzi bez dalszych ado. Wnioski takie jak te z Shackelford (patrz wstęp do rozdziału) wydają się zatem niedopuszczalne, gdy twierdzi się, że ze względu na większy wysiłek rodzicielski kobiety przestrzegają zasad rodzicielskiej teorii inwestowania i zwracają większą uwagę na symetrię (a tym samym pośrednio na dobre geny) swojego partnera. Wniosek ten wydaje się być dziwnym połączeniem teorii symetrii i rodzicielskiej teorii inwestycji w odniesieniu do zachowań związanych z doborem partnera ludzkiego. W teorii inwestycji rodzicielskich, wysiłek rodzicielski jest głównym czynnikiem selekcji seksualnej, aspekty estetyczne, takie jak symetria, nie odgrywają roli jako kryteria selekcji.

3.5.2 Zasada Zahavis Handicap

Zahavi's handicap theory is referred to by Thornhill as "The most prominent evolutionary theory of social signals, including sexual signals, is the handicap principle proposed by Amotz Zahavi in 1975".[256][257] Sam Zahavi nadał swojej książce "The Handicap Principle" podtytuł "A Missing Piece Of Darwin's Puzzle" (Brakujący kawałek układanki Darwina), jasno określając swoje dążenie do rozszerzenia teorii Darwina. Teoria ta stwierdza, że niezwykle wyraźna cecha (na przykład bardzo duże koło pawie męskiego pawia) jest kosztowną cechą dla jej użytkownika. Tylko bardzo stabilny organizm może sobie pozwolić na rozwinięcie pewnych cech twarzy i ciała do ekstremalnych rozmiarów (które są wtedy uważane za szczególnie atrakcyjne). Cecha ta powoduje zatem pewne upośledzenie, które jest wiarygodnym sygnałem dla jakości genetycznej nosiciela. Zahavi stwierdza na s. 27[258]: "Sygnały są wiarygodne, jeśli oszust nie może ich uzyskać za pomocą [...] Zakładamy, że konkretna inwestycja, której dokonuje sygnał, jest bezpośrednio związana z jego przekazem". Jak zostanie wyjaśnione

---

Ibidem.

[256]Thornhill R, Gangestad SW: Atrakcyjność twarzy. Trendy w naukach poznawczych 3 (1999) 452-460

[257]Zahavi A, Zahavi A: Zasada Ułomności: Brakujący kawałek układanki Darwina. (1997) 286 S.

[258]Por. Ibid., str. 27.

bardziej szczegółowo poniżej, teoria Zahaviego ma na celu dostarczenie ewolucyjnego wyjaśnienia dla cech sygnałowych cech estetycznych.

O ile teoria symetrii dotyczy niezmienionej ekspresji dobrych genów, przejawiającej się w pozytywnej charakterystyce (czyli symetrii jednostki), o tyle zasada upośledzenia ma paradoksalną wyrazistość w odniesieniu do genów, ponieważ nośnik cechy estetycznej jest przez nią upośledzony. W kontekście selekcji seksualnej obie teorie rozumieją wygląd (lub cechy interpretowane jako piękne) jako czynnik sygnalizujący dobre geny, ale mają inne podejście do wyjaśniania preferencji estetycznych.

Interpretacja cech selekcji seksualnej jako upośledzenia stwierdza, że osoby posiadające te cechy muszą posiadać szczególną sprawność, aby móc sobie pozwolić na noszenie tych cech. Logiczną konsekwencją tego założenia jest interpretacja pewnych selektywnie preferowanych cech twarzy jako cech zdrowotnych i tym samym deklaracja selekcji seksualnej jako formy selekcji naturalnej.

"Zasada upośledzenia jest bardzo prostą ideą: marnotrawstwo może mieć sens, ponieważ marnotrawiąc udowadnia się niezbicie, że ma się wystarczająco dużo aktywów do zmarnowania i więcej. [...] Zasada Upośledzenia stwierdza, że odbiornik sygnału ma wpływ na jego wiarygodność lub dokładność i nie będzie zwracał na niego uwagi, chyba że *jest* wiarygodny. Sygnały nie są zatem arbitralne; raczej każdy z nich jest tym, który najlepiej nadaje się do niezawodnego przekazania konkretnej wiadomości, którą niesie. [...] Zasada Upośledzenia umożliwia nam przewidywanie: pozwala ustalić z natury sygnału, jakie komunikaty on przekazuje [...]. Zasada Upośledzenia rozszerza nasze obecne rozumienie ewolucji w sposób podstawowy. Sygnały, podobnie jak inne cechy, ewoluują poprzez selekcję naturalną. Ale tam, gdzie te inne cechy są wybierane, ponieważ sprawiają, że organizm jest bardziej wydajny w prosty, utylitarny sposób, *sygnały* są wybierane, ponieważ *upośledzają* organizm w sposób, który gwarantuje, że sygnał jest niezawodny".[259]

Na s. 210 próbuje on uzasadnić wniosek, że z zachowania zwierząt można wywnioskować zachowanie ludzi: "Większość ludzkich społeczeństw, małżeństwo między bliskimi krewnymi [...] jest unikane lub zabronione. Zasady te są zwykle uważane za część lokalnego kodeksu moralnego lub religijnego. Ale niezależnie od tego, jaki jest ich pozorny powód, te tabu uniemożliwiają chów wsobny, który mógłby spowodować genetyczne uszkodzenia potomstwa.

[259]Zahavi A, Zahavi A: Zasada Ułomności: Brakujący kawałek układanki Darwina. (1997) 229/230

Zwierzęta zbyt często unikają kazirodztwa".[260] Ponieważ zarówno zwierzęta, jak i ludzie unikają kazirodztwa, dopuszczalne jest wyciąganie wniosków ze zwierząt na ludzi. Oprócz tego, że istniały kultury, które zawarły kazirodcze związki, takie jak królewskie wesela w starożytnym Egipcie, gdzie brat i siostra byli małżeństwem, hiszpański dom królewski jest doskonałym przykładem małżeństwa "między sobą".[261] Jak słusznie stwierdził Zahavi, to tylko efekt uboczny, że zakaz kazirodztwa uniemożliwia "chów wsobny". Kazirodztwo nie jest zakazane, ponieważ istnieje zwiększone ryzyko niepełnosprawności potomstwa, które z niego wynika, w przeciwnym razie wszystkie osoby z chorobami dziedzicznymi w społeczeństwie musiałyby mieć zakaz ojcostwa dzieci. Sam Darwin, którego teoria Amotz Zahavi chce udoskonalić, poślubił swojego pierwszego kuzyna. Trzech z dziesięciu jego dzieci zmarło przed dziesiątym rokiem życia i uważa się, że mogło to być spowodowane bliskimi więzami rodzinnymi.[262] Powyższa argumentacja, że można wnioskować, iż zwierzęta i ludzie zachowują się w ten sam sposób, ponieważ unikanie kazirodztwa istnieje zarówno u zwierząt, jak i u ludzi, uprawnia teraz Zahaviego, jego zdaniem, do wnioskowania z obserwacji zachowań zwierząt do zachowań ludzi. Jego zdaniem dotyczy to również preferencji estetycznych. W paragrafie "Symetria" można na przykład[263] przeczytać: "Korelacja symetrii z jakością, zarówno u zwierząt, jak i u ludzi, była ostatnio badana przez kilku naukowców. [...] Moller stwierdził, że samce jaskółek stodołowych preferowane przez samice miały zarówno dłuższe, jak i bardziej symetryczne ogony [...] niż samce, którym znalezienie matek trwało dłużej. Badania potwierdzają, że ludzie uważają symetryczne twarze za piękniejsze od nieco asymetrycznych. Thornhill odkrył, że samiec skorpiona, który wygrał walkę z rywalami, i który przyniósł więcej prezentów dla swoich kolegów, miał więcej symetrycznych skrzydeł niż samce, które pokonał".[264] Ponownie, wniosek jest błędny. Nawet jeśli preferowana jest symetria charakterystyczna, nie dowodzi to wniosku o związku pomiędzy symetrią a zdrowiem. Symetria może być preferowana z zupełnie innych powodów. Tutaj nie bada się korelacji pomiędzy symetrią i

---

[260]Por. Ibid., str. 210.

[261]Alvarez G et al..: Rola inbredu w wymarciu europejskiej dynastii królewskiej. (2009) PLoS ONE 4(4): e5174. doi:10.1371/journal.pone.0005174

[262]Berra T et al..: Czy dynastia Darwinów/ Wedgwoodów została dotknięta przez cosanguinity? BioScience 60 (2010) 376-383

[263]Zahavi A, Zahavi A: Zasada Ułomności: Brakujący kawałek układanki Darwina. (1997) 51

[264]Ibidem.

jakością, jak stwierdzono, a jedynie czy symetria jest preferowana ("jaskółki stodołowe preferowane przez samice", "ludzie uważają symetryczne twarze za piękniejsze").
Ale autor kontynuuje: "Tak więc symetryczny kształt wskazuje na lepsze ogólne zdrowie podczas rozwoju niż mniej symetryczny kształt".[265] Dochodzi on do tego wniosku tylko przy założeniu, że "tylko komórka w dobrej kondycji może sobie pozwolić na wyprodukowanie sygnału jakościowego".[266] Na przykład, wiele organów wewnętrznych w ludzkim ciele nie jest symetrycznych: Serce, wątroba, śledziona, trzustka i jelita. Poza pozycją w organizmie, organy te nie są symetryczne same w sobie (np. lewa i prawa komora nie są tej samej wielkości).
Zahrnehmung jest dla zahawioryzowanych osób, które mają problemy z poruszaniem się, łączy się z handicapem i niepełnosprawnością, a także z fitnessem: "Wynika z tego, że ci, którzy w efekcie wybierają wzór, muszą mieć jakiś wcześniej istniejący miernik, aby ocenić odznaczone osoby. Ten kij pomiarowy musi umożliwiać im nie tylko odróżnianie dobra od zła, ale co ważniejsze, tym lepiej od samego dobra. U ludzi ta zdolność wyraża się w tym, co ogólnie nazywa się wrażliwością na piękno, czyli estetyką".[267] Und: "Świadomość i zrozumienie "estetycznych" cech, takich jak symetria, dobry kolor i wzory, które pasują do tego, co zdobią, a więc przynieść prawdziwe i konkretne korzyści dla tych, którzy je posiadają. Rzeczywiście, w ostatnim rozdziale tej książki zasugerujemy, że ten związek pomiędzy "pięknem" a jakością jest podstawą ewolucji zmysłu estetycznego u ludzi".[268]
Przyjrzyjmy się ostatniemu rozdziałowi, który, jak wyjaśnił Zahavi, wyjaśnia związek między pięknem a jakością, o którym mowa powyżej. Tam, na przykład, od strony 213[269] można przeczytać następującą biblijną historię o brodzie mężczyzny: "[...] broda może uczynić człowieka bezbronnym w walce; sama Biblia mówi nam o tym w historii Joaba, który chwycił Amasę za brodę i zabił go mieczem. Zahavi wnioskuje z tej biblijnej historii, że pozwalanie brodzie rosnąć jest utrudnieniem, na które mogą pozwolić tylko silne jednostki. "Wyhodowanie brody jest więc sposobem na pokazanie męskiej pewności siebie. To również wyjaśnia, dlaczego kobiety nie zapuszczają brody: ani teraz, ani wcześniej w historii ewolucji kobiety z reguły nie przechwalały się swoimi zdolnościami bojowymi. Upośledzenie zarostu nie służyłoby do reklamowania żadnej ważnej cechy kobiecej". Jest to dość absurdalne wyjaśnienie faktu, że kobiety nie mają brody. Biblia (a tym samym jej domyślny autorytet) jest cytowana

---

[265]Ibidem.
[266]Ibidem.
[267]Zahavi A, Zahavi A: Zasada Ułomności: Brakujący kawałek układanki Darwina. (1997) 223
[268]Por. Ibid., str. 51.
[269]Por. Ibid., str. 213f.

jako świadectwo teorii Zahaviego. Jeśli jednak Zahavi spiera się z argumentem, że kazirodztwa unikają zarówno ludzie, jak i zwierzęta, i chce uzasadnić nim, że można porównywać zachowania ludzi i zwierząt, to przy okazji powinniśmy wspomnieć o podobnie biblijnej historii Lota ze Starego Testamentu, w której opowiadany jest przypadek kazirodztwa: Miasto Sodoma zostało odwiedzone przez dwóch aniołów w nadziei na odnalezienie innego prawego człowieka. Wściekły tłum chciał zatrzymać dla siebie dwóch aniołów w celu odbycia stosunku seksualnego. "Zadzwonili po Lota i zapytali go: "Gdzie są ludzie, którzy przyszli do ciebie dziś wieczorem? Wyjdźmy z nimi, bądźmy z nimi".[270] Lot oferuje im w zamian swoje dwie córki. Aniołowie uratowali go i jego rodzinę z miasta. Kiedy uciekają, jego żona odwraca się, nielegalnie, i staje się filarem soli. Lot ucieka w góry, jak powiedziano. Potem Bóg zniszczył Sodomę i Gomorę. Ponieważ nie ma już mężczyzn, obie córki upijają ojca i uprawiają z nim stosunki, których ojciec nie zauważa. Obie córki Lota zaszły w ciążę przez ojca.[271] Dwoje powstałych dzieci to Moab i Ben-Ammi, przodkowie Moabitów i Ammonitów.

Zahavi wykorzystuje historie z Biblii selektywnie i tylko te, które wydają się pasować do jego własnej koncepcji (historia Amasy i jego brody jest interpretowana jako upośledzenie, podczas gdy on całkowicie ignoruje kazirodztwo z Księgi Rodzaju). Ponadto w "Zasadach upośledzenia" często dochodzi do rzekomo rzeczowych dyskusji z uogólnieniami i wyciągania niedopuszczalnych wniosków. Łańcuch argumentacji Amotza Zahaviego często spotyka się jedynie z ogólnymi spostrzeżeniami, które przy bliższym przyjrzeniu się mogą zostać ujawnione jako błędne. Czerwone usta i różowe policzki są przedstawione jako upośledzenie, ponieważ energia musi być wykorzystana do krążenia krwi w tych częściach ciała. Według niego, widoczne przejawy tej cechy stanowią marnotrawstwo zasobów, na które dana osoba musi sobie pozwolić: "Szczególnie w zimnym środowisku, naczynia krwionośne w odsłoniętej skórze powodują straty ciepła, które marnują energię. W zimnym klimacie, na przykład w Skandynawii czy Rosji, dlatego czerwone usta i policzki są wiarygodnym sygnałem zdrowia i uważane są za piękne: osoby, które stać na taki "marnotrawny" pokaz udowadniają, że są zdrowe i energiczne".[272] Ponownie, argument nie jest rozstrzygający. Po pierwsze, nie jest jasne, dlaczego ze wszystkich rzeczy krążenie krwi w ustach i policzkach powinno być piękne, a nie w nosie (co

[270]Księga Rodzaju, Księga Rodzaju, 5
[271]Księga Rodzaju, Księga Rodzaju, 31-36
[272]Zahavi A et al..: Zasada Upośledzenia: Brakujący kawałek układanki Darwina. (1997) 214

byłoby jeszcze większą stratą ciepła, ponieważ nos ma większą powierzchnię na zewnątrz i dlatego byłby większym utrudnieniem), a po drugie, czerwone usta i zdrowe, czerwone policzki są również uważane za piękne w cieplejszych krajach (patrz Penelope Cruz (Hiszpania), Monica Belucci (Włochy)). Teoria ta nie wyjaśnia, dlaczego niektóre utrudnienia są piękne, a inne nie.

Niezależnie od tego, czy pewne cechy są interpretowane jako upośledzenia, czy nie, dokonuje się oceny estetycznej. W badaniu Nancy Burley, na przykład, zięby zebrowate zostały przygotowane z kolorowymi pierścieniami na nogach, które zazwyczaj są pomarańczowe. Następnie zmierzono czas spędzony przez ptaki płci przeciwnej ze sztucznie obrączkowanymi ptakami. Samce z czerwonymi pierścieniami były zdecydowanie preferowane, a także miały więcej potomstwa. Zielone (u samców) i jasnoniebieskie (u samic) pasma na nogach oceniono jako jeszcze mniej atrakcyjne niż neutralne (pomarańczowe)[273]: "[...] wskazują, że estetyczne lub arbitralne (niefunkcjonalne) preferencje matek posiadane przez osoby obu płci (nie tylko samice) są wystarczające, aby wpłynąć na zdolności mate-gettingowe, wzorce śmiertelności i RS [sukces reprodukcyjny, uwaga autora] posiadaczy cech zmiennej atrakcyjności".[274]

Preferowanie niektórych kolorów może oznaczać, że preferowane są kolory odpowiadające typowym dla danego gatunku (i które są następnie jeszcze bardziej podkreślone przez pasma) w sensie uproszczenia rozpoznawania. Z drugiej[275] strony, nie uniknięto szczególnie nietypowych dla gatunku kolorów samic obrączkowanych jeleniowatych (wspaniałe zięby), tak więc nie można wykluczyć, że sztuczne obrączkowanie mogło po prostu spowodować przypadkowe preferencje lub niepriorytetowość.[276]

Jeśli kolory są preferowane tylko dlatego, że sprawiają, że gatunek jest szczególnie łatwy do rozpoznania (jako kolor intensyfikujący), należy unikać kolorów bardzo nietypowych dla gatunku (byłyby one wówczas wskazówką, że gatunek jest niewłaściwy). Ale tak nie było.

---

[273]a) Burley N: Dzikie zięby zebrowate mają preferencje co do koloru taśmy. Zachowanie zwierząt 36 (1988) 1235-1237
b) Burley N: Manipulowanie proporcjami płci i selekcja pod kątem atrakcyjności. Nauka 211 (1981) 721/722

[274]Burley N: Selekcja płciowa dla cech estetycznych u gatunków z opieką dwupłciowych. The American Naturalist 127 (1986) 415-445

[275]Burley N: Porównanie preferencji kolorystycznych dwóch gatunków zięby estrydowej. Zachowanie zwierząt 34 (1986) 1732-1741

[276]Por. Ibid., str. 1738.

Dlatego też preferencje kolorystyczne nie mogą stanowić wyłącznej wartości sygnału do identyfikacji gatunku. W każdym razie eksperymenty te wyraźnie pokazują, że pewne cechy "estetyczne" nie muszą być koniecznie związane z kondycją genetyczną, aby mogły być preferowane i wybierane, ponieważ preferencje kolorystyczne mogą być sztucznie tworzone (w tym przypadku przez obrączkowanie ptaków przez człowieka, które nie miało żadnego związku ze specyficznym zdrowiem pojedynczego ptaka). Raczej nowatorska wartość kolorowego obrączki mogła spowodować preferowanie niektórych ptaków.
Przykładem u ludzi byłoby również sztuczne "upośledzenie" niektórych istniejących struktur twarzy. Wszyscy znamy zdjęcia kultur, których kobiety, aby być piękne, zakładają na talerz usta, kołki do ust czy ciężkie mosiężne spirale na szyję i nogi. Nawet Darwin obserwował takie praktyki urody: "W Starym i Nowym Świecie kształt czaszki był dawniej modyfikowany w niemowlęctwie w najbardziej niezwykły sposób, jak to wciąż ma miejsce w wielu miejscach [...]. Na przykład, dzikusy z Kolumbii uważają znacznie spłaszczoną głowę za "istotny punkt piękna".[277] I: "Dalej na południe z Makalolo, górna warga jest perforowana, a w otworze noszona jest duża metalowa i bambusowa obrączka, zwana peletką. "Dlaczego kobiety noszą te rzeczy?" zapytano czcigodnego wodza, Chinsurdi. Widocznie zaskoczony tak głupim pytaniem, odpowiedział: "Dla urody! To jedyne bautiful rzeczy, które mają kobiety; mężczyźni mają brody, kobiety nie mają żadnych. jaka byłaby osoba bez *peleletu?* Byłaby w ogóle kobietą z ustami jak mężczyzna, ale bez brody.[278] Ponieważ wiele takich zabiegów kosmetycznych było bolesnych i długotrwałych, piękno musiało mieć w tej kulturze niezwykłe znaczenie: "[...] myśl o ich konieczności musi być imperatywna".[279] Praktyki te są dość szkodliwe w sensie selekcji naturalnej, ponieważ ograniczają pewne funkcje organizmu, ale muszą oferować ogromną korzyść na poziomie selekcji seksualnej. Takie cechy mogłyby być również interpretowane jako upośledzenie, jednak nie staje się jasne, która struktura jest uważana za piękną, z jakiego powodu. W społeczeństwach zachodnich coś takiego byłoby bardziej "okaleczeniem" niż "upiększeniem". Sama struktura upośledzona nie może być przekazywana jako zaleta selekcyjna, posiada jedynie ograniczoną informację o genach nośnika (mianowicie, że jednostka była wystarczająco silna, aby przetrwać procedurę).

---

[277]Darwin CR: Pochodzenie człowieka: i selekcja w odniesieniu do płci. John Murray Bd II (1871) 340
[278]Patrz tamże, str.341/342.
[279]Darwin CR: Pochodzenie człowieka: i selekcja w odniesieniu do płci. John Murray Bd II (1871) 342

Teoria upośledzenia może być nawet interpretowana w kategoriach ludzkiej równowagi hormonalnej. Testosteron i estrogeny mają działanie immunosupresyjne, tzn. tłumią układ odpornościowy w jego funkcji obronnej. Pod wpływem tych hormonów wyrażane są jednak również pewne cechy ciała, takie jak kobiece piersi czy zwiększone owłosienie u mężczyzn. Pod wpływem estrogenu, który jest coraz częściej produkowany u kobiet na początku dojrzałości płciowej, tworzą się kości policzkowe i skóra staje się delikatniejsza. Na twarzy jednak męski hormon płciowy testosteron, którego większość jest następnie produkowana u mężczyzn w okresie dojrzewania, powoduje, że podbródek i wybrzuszenia brwi stają się bardziej widoczne u mężczyzn. Jeśli te dwa hormony nie są jeszcze odpowiednio zbilansowane, np. w okresie dojrzewania, mogą wystąpić problemy skórne (z powodu nadmiaru testosteronu). Hormony te mogą być zatem postrzegane jako utrudnienia, z którymi organizm musi się zmierzyć. Dlatego też bardzo męska lub kobieca twarz mogła być stworzona tylko przez odporną osobę. Im bardziej ekstremalne cechy twarzy wyrażają się w wpływie hormonalnym, tym bardziej atrakcyjna staje się twarz, ale tym bardziej szkodliwy wpływ i oddziaływanie na życiowy układ odpornościowy ma cały organizm. Tym samym stopień strukturalnego wyrazu twarzy byłby upośledzeniem, a w konsekwencji wyrazem sprawności fizycznej użytkownika.
Na pierwszy rzut oka, zastosowanie zasady upośledzenia do struktur twarzy wydaje się być wiarygodne. Weźmy za przykład męskie koło pawie: im większe koło, tym bardziej paw jest upośledzony w swojej swobodzie poruszania się (pod względem ciężaru do przenoszenia i widoczności dla wrogów). Zahavi uważa, że tylko bardzo silny paw może sobie pozwolić na ponadwymiarowe koło. Oczywiście, istnieje maksymalny rozmiar, od którego rozmiar koła pawia staje się tak przeszkadzający, że paw nie może na nim przeżyć.
Jeśli jednak spojrzymy na strukturę skóry i twarzy, nie ma zwiększonej preferencji dla tych upośledzonych twarzy (w przeciwieństwie do przykładu z kołem pawim) z rosnącym upośledzeniem. Im silniejszy jest wpływ testosteronu, tym bardziej niszczy on skórę, powodując trądzik. Z pewnego (nieznanego) stopnia, rysy twarzy pod wpływem testosteronu (wybrzuszenia brwi, brody) wydają się tak męskie, że nie wyglądają już przyjemnie męsko, ale brutalnie. Chociaż użytkownik tych struktur z powodzeniem oparł się wpływowi hormonów (wciąż żyje i widać ten wpływ na strukturę jego skóry i rysy twarzy), jego rysy twarzy nadal nie są preferowane. Oczywiście, sygnał ten nie jest interpretowany przez potencjalnych partnerów jako marker sprawności fizycznej.
John Maynard Smith, laureat Nagrody Crafoorda (a także Trivers) i jeden z założycieli teorii gier ewolucyjnych, wykorzystał model matematyczny do zbadania możliwości zastosowania

teorii upośledzenia.[280] Krytykuje on, że kobiety, które wybierają męską jednostkę jako partnera, który ma upośledzenie, aby wskazać swoje dobre geny, nie tylko przekazują dobre geny, ale także upośledzenie. Według Zahaviego, upośledzenie musi być dziedziczne i ograniczone do określonej płci (tylko pawie samce noszą wspaniałe pawie koło, aby się popisać i przekazać je dalej).

John Maynard Smith zauważył jednak, że osoby płci męskiej z upośledzeniem oraz osoby płci żeńskiej wybierające mężczyzn na podstawie ich upośledzenia (po odjęciu efektu *Fishera, aby* pokazać tylko efekt *upośledzenia*) nie są faworyzowane.

Dla wyjaśnienia: *Efekt Fishera* reprezentuje tak zwaną selekcję "ucieczki" (odkrytą przez Fishera), którą należy odróżnić od selekcji opartej na istniejącym handicapie. Wybór ucieczki jest samoczynnym wyborem określonej funkcji X. Ta forma selekcji składa się z dwóch elementów:

(a) *Preferencja* dla tej cechy X jest *przekazywana potomkom płci żeńskiej, tak że* w następnym pokoleniu osobniki płci żeńskiej ponownie wybierają cechę X na swoim partnerze (poprzez dziedziczne preferencje).

(b) Wybrana *cecha* X jest *przekazywana* potomkom płci *męskiej, dzięki* czemu mają oni przewagę selekcyjną (ponieważ *preferencje selekcyjne odziedziczone po potomkach płci żeńskiej oznaczają, że* ci *mężczyźni, którzy posiadają cechę X,* są ponownie wybierani).

John Maynard Smith sformułował w następujący sposób: "Jeśli niektóre samice wybierają samce B (Männchen mit Handicap, Anm. d. Verf.), reszta kryje się losowo, wtedy samce B zostawiają średnio więcej potomstwa. Dlatego też C (paaren sich nur mit B samce, sind also selektiv für das Merkmal B, Anm. d. Verf.) samice, wybierając B samce, zapewniają, że ich synowie będą sprawniejsi od przeciętnych. Efekt ten może być wystarczająco silny, aby przezwyciężyć obecność upośledzenia u samców B. [...] To [...] jest z powodu tego, co nazywam efektem Fishera. Nie ma to nic wspólnego z zasadą upośledzenia, ponieważ działa najlepiej, jeśli nie ma upośledzenia".[281]

Smith's Modell kommt hernach zu dem Schluss, dass "with additive inheritance of both handicap and fitness, the handicap principle appears not to work [...]" [282]und "[...] the proposed mechanism does not produce the results claimed for it, even allowing for sex-limited

---

[280]Smith JM: Selekcja seksualna i zasada upośledzenia. Journal of Theoretical Biology 57 (1976) 239-242

[281]Smith JM: Selekcja seksualna i zasada upośledzenia. Journal of Theoretical Biology 57 (1976) 241

[282]Por. Ibid., str. 242.

inheritance of the handicap".[283] Nur wenn man die Erblichkeit des Handicaps aus dem Zahavi-Modell striche, würde das Handicap Prinzip rechnerisch funktionieren: "Jedną z modyfikacji jest założenie, że upośledzenie nie jest dziedziczne".[284]

Ale wtedy sama zasada upośledzenia miałaby tylko słabe znaczenie. Możliwe jest, że upośledzenie wskazuje jednak na dobry makijaż genetyczny i że z tego powodu kobiety wybierają upośledzonego osobnika. Samice nie miałyby jednak żadnej korzyści dla swojego potomstwa, gdyby wybrana cecha nie została przekazana dalej. Odziedziczony, dobry makijaż genetyczny nie byłby wtedy bezpośrednio widoczny u potomstwa, ponieważ samo upośledzenie nie jest dziedziczone. Ponieważ jednak męskie koło pawia, interpretowane jako upośledzenie, ma być sygnałem dla genetycznych cech pawia, a ponieważ koło to jest oczywiście przekazywane dalej, teoria zasady upośledzenia, jeśli może funkcjonować tylko bez warunków dziedziczności, staje się bardzo wrażliwa w swojej strukturze argumentacji.

Zahavi schreibt dazu: "W moim modelu selekcji seksualnej nie ma potrzeby zakładać żadnego szczególnego powiązania genetycznego pomiędzy znacznikiem jakości a jakością jednostki. Ponieważ ilekroć marker jest obecny w fenotypie, upośledzenie, które już nałożył, jest dowodem na to, że fenotyp, a więc bardzo prawdopodobne jest, że również genotyp jest powyżej pewnego poziomu jakości [...]".[285]

Thus, there should not be a *direct* link between genetic make-up and marker ("no need to assume [...] a special genetic linkage"), but Zahavi now only assumes, according to John Maynard Smith's calculations, that the phenotype is above a [...] level of quality ("a proof that the phenotype and hence very likely also the genotype is above a [...] level of quality").

Jeżeli jednak upośledzenie jest spowodowane tylko zewnętrznymi wpływami i nie jest genetyczne (i dlatego nie jest samo w sobie upośledzeniem dziedzicznym), to pokazuje, że jednostka przetrwała (i jest tym samym powyżej pewnego "poziomu jakości"), ale niekoniecznie ma sens wybieranie tej jednostki, jeżeli istnieją inni bez upośledzenia. Dla samic może być lepiej wybrać bezpośrednio partnera bez upośledzenia, niż partnera osłabionego przez upośledzenie. Wyobraźmy sobie wspaniały jeleń ze złamanym rogiem. Chociaż to upośledzenie pokazałoby, że jeleń przeżył ciężką walkę i dlatego jest silnym zwierzęciem o możliwie dobrym makijażu genetycznym, to jednak jeleń ten jest w słabszej pozycji do kolejnej walki z jeleniem z pełnymi rogami i może nie być w stanie bronić swojego stada. Co więcej,

---

283Por. Ibid., str. 239.
284Por. Ibid., str. 241.
285Zahavi A: Wybór męża - wybór dla upośledzonego. Journal of Theoretical Biology 53 (1975) 208

jeśli założymy, że upośledzenie nie jest dziedziczne (ponieważ zasada upośledzenia nie działa matematycznie inaczej), to upośledzenie nie daje potomstwu żadnych korzyści w zakresie doboru: potomstwo płci męskiej nie może wykazywać tego upośledzenia (preferowane przez samice), ponieważ nie dziedziczą go.

Wreszcie jednak fakt, że wszystkie samce pawi mają duże koło pawie, wyraźnie pokazuje, że ta cecha musi być dziedziczna. Ponieważ teoria upośledzenia, która próbuje wyjaśnić preferencje estetyczne Koła Pawiego, nie działa w warunkach dziedzicznych, interpretacja Koła Pawiego jako upośledzenia jest wykluczona.

Zasada upośledzenia nie może również wyjaśnić, jak już wyjaśniono, dlaczego niektóre cechy są preferowane, a inne nie. Nawet gdyby pominąć stan dziedziczny, rozważania z punktu widzenia zwykłego upośledzenia nie mogą ujawnić cech estetycznych. Dwustronna amputacja ręki byłaby symetryczna i upośledzona, ale zazwyczaj nie jest preferowana. Z drugiej strony deformacje czaszki były cechą piękną w niektórych kulturach Ameryki Południowej, a wiązanie stóp chińskich dziewcząt było również uważane za nieunikniony zabieg upiększający. Tak więc piękno nie może być wyjaśnione jako upośledzenie tylko za pomocą tej teorii. Zasada upośledzenia Zahaviego jest rozstrzygająca tylko na pierwszy rzut oka, ale po bliższym przyjrzeniu się i na podstawie obliczeń Johna Maynarda Smitha można ją obalić jako niemożliwą do utrzymania.

Część 4: Zmienność ideału piękna

W tym rozdziale, portrety różnych piękności są wykorzystywane do pokazania, że ideał piękna twarzy i ciała zmieniał się kilka razy na przestrzeni wieków. Można powiedzieć, że proporcje rysów twarzy oczy, nos, usta, broda, czoło i kości policzkowe są niezwykle zmienne w ich składzie. W ostatnim stuleciu ideał ten zmieniał się coraz szybciej, do dziś istnieje obok siebie kilka ideałów.

Kobiecym ideałem starożytności było muskularne ciało (z wyraźnie widocznymi jednak złogami tłuszczu na brzuchu, biodrach i pośladkach) o dość szerokich biodrach, małych piersiach i mocnych, długich nogach. Twarz miała duże oczy, duży, prosty nos i niezbyt szerokie usta. Kształt twarzy był okrągły, owalny, z krótkim czołem, niezbyt wyraźnymi kośćmi policzkowymi i dość mięsistą powierzchnią podbródka z pewnym podwójnym podbródkiem. Ogólnie rzecz biorąc, dolna twarz wydaje się dość długa w porównaniu z resztą twarzy. Przedstawienie opierało się na doktrynach proporcji, które zostały ponownie podjęte w renesansie w tzw. kanonie neoklasycznym. Lekarz Leslie G. Farkas zbadał, czy te proporcje twarzy występują dziś w rzeczywistych twarzach (patrz rysunki 13 i 14).

W średniowieczu za idealne uznano chude, dziewczęce ciało, ale z wyraźnie widocznym brzuchem (który dziś mylnie interpretowalibyśmy jako brzuszek ciążowy), prostymi pączkującymi piersiami i zaokrągloną, filigranową powierzchnią barku. Uderzająca rzecz na twarzy to prawie bezwłosy na rzęsach i brwiach. W późnym średniowieczu również podstawa czoła została ogolona, aby jeszcze bardziej podkreślić wysokie, zaokrąglone czoło, które uważano za piękne. Piękne usta musiały być teraz szczególnie małe. Ogólnie rzecz biorąc, ta epoka jest naznaczona przez kościelną specyfikę grzesznego ciała, tak że zbyt wyraźna fizyczność (a nawet nagość) nie została uchwycona na zdjęciach.

W renesansie ideał ciała ponownie zbliżył się do ideału starożytnego: ciało powinno być miękkie i okrągłe, a ujędrnienie było małe, jędrne piersi. Duże oczy i dość małe usta były nadal uważane za piękne, ale górna warga powinna mieć nadgryziony. Podłużny, wąski nos ma mniej szorstki charakter, w przeciwieństwie do antyku, ponieważ zwęża się u nasady nosa. Lekki podwójny podbródek i okrągłe czoło dopełniają idealne oblicze renesansu. Portrety kobiet Botticellego i Tycjana również mają białą, prawie marmurkową skórę.

W klasycyzmie i romantyzmie piękna pani powinna mieć idealnie owalną twarz, duże oczy i prosty, nie mały nos. Ważna była jednak w tym okresie senna, niezgłębiona "ekspresja" tych kobiet, prawdopodobnie jako odzwierciedlenie biernej roli, w jakiej były widziane. Bardzo blada skóra była uważana za piękną, jak w poprzednich epokach. Marguerita, "Dama kameliowa", cierpiąca na gruźlicę, została opisana przez Alexandre'a Dumasa w jego powieści

z 1848 roku jako szczególnie piękna właśnie z powodu patologicznie białej skóry i stała się nieśmiertelna z tym literackim arcydziełem.
Rozpoznawalne cechy wspólne wyżej wymienionych epok to większe oczy, większy nos i w związku z tym mniejsze usta. Również wisząca część barku i optycznie wydłużony kark, który do niego pasuje, zostały prawdopodobnie uznane za piękne.
W latach dwudziestych XX wieku rozwinął się chłopięcy ideał kobiet o krótkich włosach i androgynicznej modzie na sukienki, który ukrywał kobiece formy, jeśli takie istniały, i był wyrazem nowo zdobytych przez kobiety swobód. Środkiem twarzy były małe usta w kształcie serca. W latach pięćdziesiątych powojenny ideał był typem kobiety á la Marilyn Monroe (Doris Day, Jayne Mansfield itp.) o wyraźnie kobiecych formach. Twarz odpowiada temu, co w dzisiejszych czasach stało się "schematem dziecka": większe oczy, bardzo mały nos i pełne usta. W tym połączeniu jest to jednak nowość, której nie można było znaleźć w ten sposób w poprzednich epokach. Lata sześćdziesiąte przyniosły następnie radykalną zmianę w postaci "Twiggy": androgyjska dziewczyna o krótkich włosach, która uosabiała chłopięcy wygląd. Twarz wydaje się składać prawie wyłącznie z oczu, nos i usta są wypychane z oczu przez nieproporcjonalnie duże oczy. W latach 80-tych i 90-tych propagowano sportowo ukształtowany ideał ciała. Ciała miały ponadprzeciętne rozmiary, ale oprócz wytrenowanych brzuchów i ud można było zobaczyć także krzywe klatki piersiowej i bioder (Claudia Schiffer, Cindy Crawford, Elle McPherson). Ten ideał został następnie zastąpiony przez ekstremalnie smukły ideał. Idealna twarz zmieniła się również z sportowej, ogólnoamerykańskiej piękności na bardziej indywidualne, cierpkie twarze (Kate Moss, Stella Tennant).
W ostatnich latach zaobserwowano, że ta tendencja do nietypowych twarzy, odbiegających od normy, idzie w skrajności: Twarze z bardzo szeroko rozstawionymi oczami, nieproporcjonalnymi rysami twarzy (Lily Cole), wystającymi uszami (Emily Baker, Kate Hudson), szczelinami między zębami (Georgia May Jagger, Lara Stone) i podobnymi "przebarwieniami". Na pierwszy rzut oka wydaje się to dziwne, ale teraz postrzega się takich facetów jako piękności. Nawet asymetrie są teraz zdolne do piękna (nos Cameron Diaz, usta Julii Stegner). Z Aimee Mullins, Alexander McQueen wysłał nawet model amputowanej dolnej części nogi na wybieg.
W międzyczasie można powiedzieć, że istnieją obok siebie różne ideały piękna. Klasycznie piękne twarze bez skazy stoją obok tych, których preferencje wydają się być odchyleniem od normy. Tylko wymóg nadmiernej szczupłości prawie nie wydaje się bez alternatywy.
Fakt, że coraz więcej podmiotów reklamuje produkty, które wcześniej były zarezerwowane do reklamy przez bezimiennych modeli, wydaje się wskazywać, że pożądana jest większa

indywidualność. Tilda Swinton dla Pomellato, Scarlett Johansson dla Dolce i Gabbana, Kirsten Dunst dla Bulgari, Charlotte Gainsbourg dla Balenciagi, Kate Winslet dla Longine.

Ważnym warunkiem wstępnym do założenia, że piękno jest związane z kondycją fizyczną jest to, że jego przedstawiciele zakładają, że wszystkie rozwiązania są zaprojektowane w sposób adaptacyjny i mają wartość sygnałową dla zdrowia i sprawności fizycznej użytkownika.

Ale czy to prawda, że pozory zewnętrzne zawsze mają wartość sygnału? Na przykład flamingi są różowe nie dlatego, że lepiej ukrywają się na różowym wieczornym niebie (możliwe, dość wiarygodne wyjaśnienie jako przykład adaptacyjności), ale dlatego, że żerują głównie na krewetkach.[286] Krewetki zawierają karotenoidy. Zjadając krewetki, karotenoidy są wchłaniane przez flamingo, a następnie wzbogacane w skórę i pióra flaminga. Podobny proces zachodzi u ludzi, którzy jedzą dużo marchewki. Ich skóra zmienia kolor na żółto-pomarańczowy z powodu zawartego w marchwi beta-karotenu. Różowy kolor flaminga jest więc w tym przypadku całkowicie pozbawiony tła adaptacyjnego, a jedynie ubocznym efektem spożycia żywności.

Istnieją również pewne ideały urody, takie jak deformacje czaszki czy wiązanie stóp w Chinach (co bardziej szczegółowo wyjaśnimy w tej pracy), które nie mają pozornie biologicznego celu. Można by argumentować, że jednostka wykazała się sprawnością fizyczną, przeżywając ten zabieg. Ale nawet ktoś, kto stracił rękę, na przykład, i przeżył pokazuje, że był wystarczająco sprawny, ale w przeciwieństwie do wyżej wymienionych zabiegów sztucznego upiększania, zazwyczaj nie jest postrzegany jako piękny.

Sam Darwin był zdania, że istnieją produkty uboczne ewolucji, które rozwijają się bez określonego celu. Wyjaśnił to zgodnie z zasadą "korelacji", "według której atrybuty bez bezpośredniej wartości selektywnej mogą powstać jako przypadkowe produkty uboczne działania selekcji naturalnej".[287] Czyniąc to, te nieużyteczne produkty uboczne stanowią dalszą formę ewolucji oprócz selekcji naturalnej i selekcji płciowej. To znaczy: "Darwin przyznał jednak, że wiele fizycznych i psychicznych atrybutów człowieka nigdy nie posiadało żadnej

---

[286]Rose S: Escaping Evolutionary Psychology. W: Niestety, biedny Darwin. (2000) 259

[287]Kottler MJ: Charles Darwin i Alfred Russel Wallace: Dwie dekady debaty na temat selekcji naturalnej. W: Darwinowskie dziedzictwo. (1985) 423

wybiórczej wartości w ogólnej walce o egzystencję, a zatem nie ewoluowało bezpośrednio poprzez selekcję naturalną".[288]

Oczywiście musiał on wyjaśnić to założenie o nieefektywnych produktach ewolucyjnych: Na podstawie doświadczeń "krzyżowej i hybrydowej sterylności" doszedł do wniosku, że "[...] pojedynczy *organizm*, jeśli jest lekko sterylny po skrzyżowaniu z jakąś inną odmianą, *nie dawałby w ten sposób pośrednio żadnej korzyści swoim najbliższym krewnym* ani żadnym innym osobnikom tej samej odmiany, prowadząc do ich zachowania".[289] Innymi słowy, sterylność krzyżowa, tj. sterylność w krzyżówkach pomiędzy dwoma różnymi gatunkami, lub sterylność mieszańcowa (tj. potomstwo dwóch organizmów, które same już się krzyżowały, tj. potomstwo pary "krzyżowej") nie jest korzystna dla jednostki, a jedynie dla samego gatunku. Darwin wyciągnął z tego wniosek, że przyczyna sterylności musi mieć inny mechanizm niż naturalna selekcja. Przydatność dla gatunku jest jedynie produktem ubocznym, ale nie jest sama w sobie powodem do przypuszczeń, że sama sterylność jest wynikiem naturalnej selekcji (ze względu na jej przydatność). Według Darwina, naturalna selekcja musi być koniecznie korzystna dla jednostki, co nie miało miejsca w przypadku krzyżowania jałowości dla pojedynczej rośliny. Darwin wykluczył więc selekcję naturalną jako mechanizm powstawania krzyżowej sterylności.

Im "Pochodzenie gatunku" jest zu lesen: "Z tych rozważań I [Darwin, Anm. d. Verf.] wywnioskowałem, jeśli chodzi o zwierzęta, że różne stopnie zmniejszonej płodności, które występują u gatunków po skrzyżowaniu, nie mogły być powoli akumulowane za pomocą naturalnej selekcji"[290], weil natürliche Selektion seiner Ansicht nach eben nur auf das einzelne Individuum und nicht auf ganze Gruppen Wirkung habe.

Darwin war schon der Ansicht, dass "cross-sterility would profit an *incipient species*... for thus less bastardised and deteriorated offspring would be produced [...]"[291], aber es machte für ihn dann keinen Sinn, wieso räumlich voneinander getrennte (allopatrische) Spezies sich teilweise steril zueinander verhalten. Również schlussfolgerte er daraus, dass "to oczywiście nie mogło być korzystne dla takich oddzielonych gatunków, aby były wzajemnie sterylne, a w konsekwencji nie mogło to być dokonane poprzez naturalną selekcję".[292]

---

[288]Kottler MJ: Charles Darwin i Alfred Russel Wallace: Dwie dekady debaty na temat selekcji naturalnej. W: Darwinowskie dziedzictwo. (1985) 422

[289]Por. Ibid., str. 406.

[290]Darwin CR: O pochodzeniu gatunku. Tekst wariantowy. (1959) 445

[291]Kottler MJ: Charles Darwin i Alfred Russel Wallace: Dwie dekady debaty na temat selekcji naturalnej. W: Darwinowskie dziedzictwo. (1985) 406

[292]Ibidem.

Widzimy więc, że Darwin, na podstawie doświadczeń nad sterylnością krzyżową i hybrydową, uznał za pewne, że istnieją początkowo bezużyteczne produkty uboczne, tj. rozwój ewolucyjny bez bezpośrednich korzyści adaptacyjnych. Chociaż Darwin uważał selekcję seksualną za siłę napędową w kształtowaniu cech estetycznych, to już w rozdziale "Wybór kobiet" widzieliśmy, że argumentacja na rzecz selekcji seksualnej poprzez wybór kobiet jest częściowo niejednoznaczna, zwłaszcza gdy selekcja seksualna jest stosowana w odniesieniu do ludzi. Ale rozpoznając produkty uboczne, możemy również sformułować, że pewne cechy estetyczne mogą być bezużytecznymi produktami ubocznymi, które stają się cenne jedynie jako cecha estetyczna z perspektywy czasu. Biorąc pod uwagę cel ewolucji, jakim jest stworzenie jak największej różnorodności, założenie to wydaje się bardzo rozsądne. Z badań wyjaśnionych w pierwszej głównej części wynika, że wątpliwe wydaje się przyjęcie na podstawie przeprowadzonych badań wrodzonego, jednolitego ideału urody u dzieci i międzykulturowego standardu piękna.
Zobaczmy teraz, jak ideał zmienił się wraz z pokazanymi poniżej rzeźbami, obrazami i zdjęciami. To pokazuje, że ludzki ideał piękna jest w dużej mierze zależny od kultury, ponieważ się zmienia i ponieważ w niektórych kulturach ideały są lub były obecne (np. związane stopy w Chinach), które są postrzegane jako szczególnie brzydkie w dzisiejszym świecie zachodnim w dokładnie odwrotny sposób.
Zwłaszcza ideał ciała widać, że od dobrze odżywionego do chudego (co widać również w kościach twarzy), powinien raczej pokazać dobrobyt. We wcześniejszych czasach nie każdego było stać na wystarczającą ilość jedzenia, podczas gdy obecnie w społeczeństwach zachodnich kompleksowe spożycie kalorii nie stanowi problemu. Dlatego w społeczeństwach zachodnich panuje bardzo chudy ideał, który wskazuje na samokontrolę i dyscyplinę w jedzeniu. Ci, których na to stać, pozostają szczupli, bo zdrowe jedzenie jest droższe od fast foodów.
Ponadto, ostatnio zaobserwowano, że typy modeli są preferowane jako ideały urody, których struktury twarzy odbiegają od przeciętnych, a tym samym od zwykłych zachowań wizualnych. Ponieważ ideał ten ulega coraz szybszej zmianie, zwłaszcza w ostatnich dziesięcioleciach, to przede wszystkim "nowy" jest obecnie propagowany tak pięknie, jak ten, który odbiega od normy. Poprzez wielokrotne naświetlanie tych nowych idealnych typów, widz odbiera również te twarze, kiedyś uważane za brzydkie, jako szczególne i piękne.
W dalszej części pokażemy teraz dominujące ideały antyku, średniowiecza, renesansu, Manieryzm, rokoko, neoklasycyzm, klasycyzm, realizm, prerafaelici, symbolizm, modernizm i postmodernizm. W rozdziale "Dziwne piękno" pokazujemy też kilka ideałów, które wydają nam się groteskowe.

4.1 Starożytność

4.1.1 Starożytne zasady dotyczące pięknej twarzy

Tak zwany kanon "neoklasyczny", w którym słynni artyści, tacy jak Albrecht Dürer i Piero della Francesca (obaj głęboko zaangażowani w matematyczną idealną proporcję człowieka) podsumowali zasady stosowane w starożytności dla idealnej twarzy, został ożywiony w okresie renesansu i podniesiony do idealnego standardu dla malarstwa i rzeźby. Kanon zawiera m.in. następujące zasady (numeracja odpowiada napisom na rysunku "Kanon neoklasyczny")

1: Głowa może być podzielona na dwie równe połowy poziomą linią przez oczy.

2: Głowa może być podzielona na trzy równe części, z nosem stanowiącym środkową trzecią część.

3: Głowa może być podzielona na cztery równe części, z czołem i nosem w środku.

4: Długość uszu odpowiada długości nosa.

5: Odciążenie wewnętrznych oczu odpowiada szerokości nosa

6: Wewnętrzna odległość oka odpowiada długości jednego oka (głowę można podzielić na pięć równych części w poziomej linii oka)

7: Szerokość ust jest półtora razy większa od szerokości nosa.

8: Szerokość nosa to jedna czwarta szerokości twarzy.

9: Kąt nachylenia nosa odpowiada kątowi ucha.

10: Dolna część twarzy może być podzielona na trzy równe części (Francesca)

11: Dolna część twarzy może być podzielona na cztery równe części (Dürer)

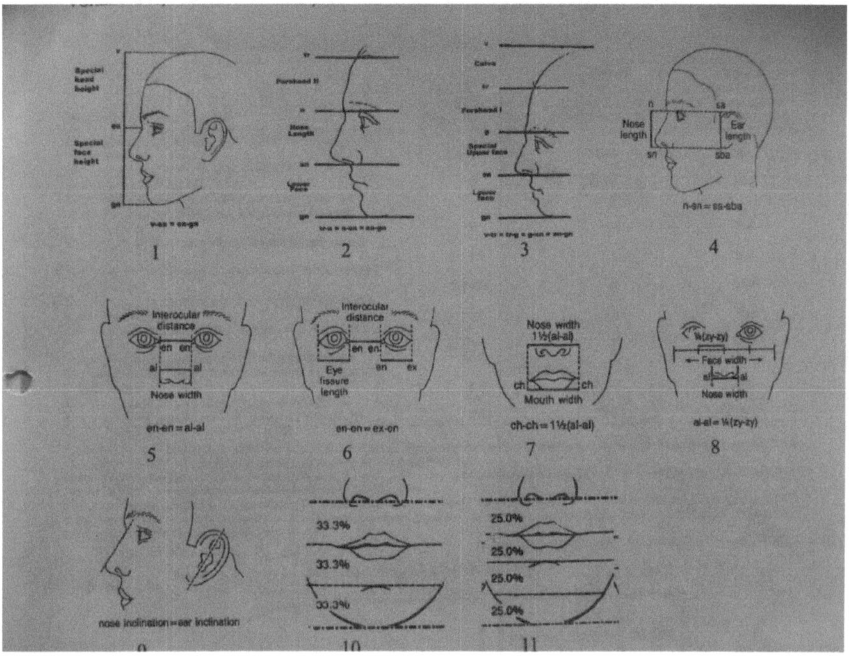

Rys.12: Kanon neoklasyczny

aus: Bashour, M: History and current concepts in the analysis of facial attractiveness, S.743.

Lekarz Leslie G. Farkas zbadał, czy zasady neoklasycznego kanonu mogą być ogólnie stosowane także do naszego obecnego poczucia piękna. Neoklasyczny kanon, jak widzieliśmy, udaje, że idealna twarz powinna być podzielona na cztery równe części, czyli 25% dla każdej z nich. Na poniższym rysunku "Proporcje przeciętnej (A), atrakcyjnej (B) i niezwykle atrakcyjnej (C) twarzy" widać, że żadna z badanych grup A-C nie odpowiada idealnemu standardowi dokładnie 25%. Przybliżone proporcje są niespodziewanie najbardziej prawdopodobne do zastosowania w przypadku przeciętnej atrakcyjnej twarzy (A).

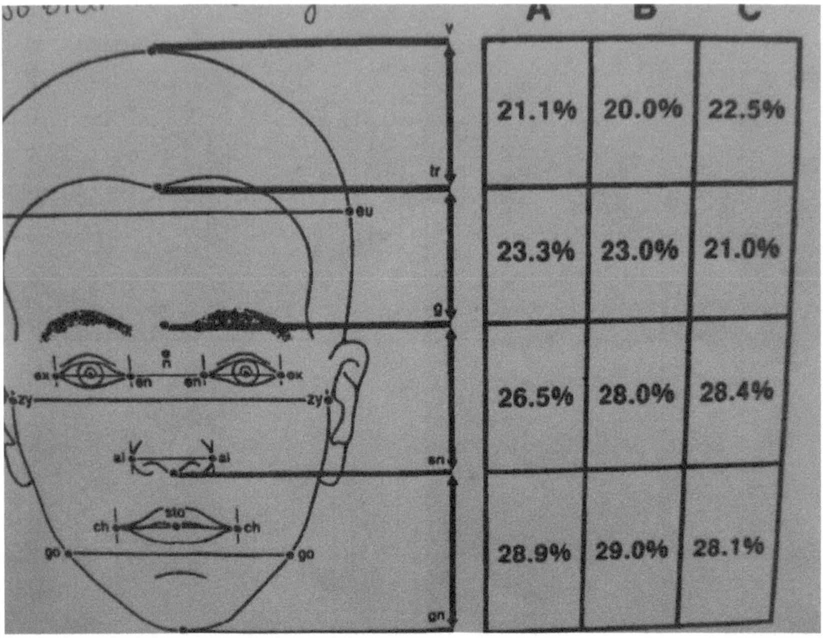

Rys.13: Proporcje przeciętnej (A), atrakcyjnej (B) i niezwykle atrakcyjnej (C) twarzy

aus: Bashour, M: Historia i aktualne koncepcje w analizie atrakcyjności twarzy. S.744.

Plastic and Reconstructive Surgery • September 1, 2006

Table 1. How Often Do the Neoclassical Canon Proportions Occur in Real Life?

Neoclassical Canon	Average Occurrence in Caucasian Population (%)*	Average Occurrence in African American Population (%)†	Average Occurrence in Chinese (Han) Population (%)‡
The head can be divided into halves at a horizontal line through the eyes	10	NA	NA
The face can be divided into thirds, with the nose occupying the middle third	0	0	NA
The head can be divided into quarters, with the middle quarters being the forehead and nose respectively	0	NA	NA
The length of the ear is equal to the length of the nose	4.9	1	NA
The distance between the eyes is equal to the width of the nose	40.8	3	35.4
The distance between the eyes is equal to the width of each eye	33	13	36.5
The width of the mouth is 1½ times the width of the nose	20.4	1	21.8
The width of the nose is ¼ the width of the face	36.9	0	51.5
The nasal bridge inclination is the same as the ear inclination	8.9	3	NA
The lower face can be divided into equal thirds	0%§	NA	NA
The lower face can be divided into equal quarters	0%§	NA	NA

NA, not applicable.
*Data derived from Farkas, L. G., Hreczko, T. A., Kolar, J. C., et al. Vertical and horizontal proportions of the face in young adult North American Caucasians: Revision of neoclassical canons. *Plast. Reconstr. Surg.* 75: 328, 1985.
†Data derived from Dawei, W., Guozheng, Q., Mingli, Z., et al. Differences in horizontal, neoclassical facial canons in Chinese (Han) and North American Caucasian populations. *Aesthetic Plast. Surg.* 21: 265, 1997.
‡Data derived from Farkas, L. G., and Kolar, J. C. Anthropometrics and art in the aesthetics of women's faces. *Clin. Plast. Surg.* 14: 599, 1987.
§Data derived from Farkas, L. G., Kolar, J. C., and Munro, I. R. *Geography of the Nose in an Attractive Face: A Morphometric Study.* Madrid: International Society of Aesthetic Plastic Surgery, 1985. P. 36.

Rys.14: Jak często proporcje z neoklasycznego kanonu występują w życiu codziennym?
aus: Bashour, M: History and current concepts in the analysis of facial attractiveness, S.744.

W tabeli na rysunku "Jak często proporcje z neoklasycznego kanonu występują w rzeczywistości?" Farkas zbadał, jak często pewne specyfikacje neoklasycznego kanonu mają zastosowanie w rzeczywistości. Przynajmniej w niektórych obszarach niektóre z badanych twarzy kaukaskich odpowiadały specyfikacjom kanonu (patrz również Rysunek 12 "Kanon neoklasyczny": 5, 6, 8): wewnętrzna odległość oczu odpowiada szerokości nosa (5), wewnętrzna odległość oczu odpowiada długości jednego oka (6), szerokość nosa odpowiada ćwierć szerokości twarzy (8). W powyższej tabeli widać również wyraźną różnicę między twarzami kaukaskimi a afroamerykańskimi. Tak więc ideał piękna wydaje się być raczej europejski.

Nie doszło do podziału dolnej części twarzy na równe tercje i kwatery, jak to propagowali Francesca i Dürer, ani do podziału całej głowy na tercje i kwatery. Dlatego "idealno-typowe" proporcje twarzy antycznych posągów mogą wydawać się nam nieco dziwne. Wenus z Milo przedstawiona na rysunkach 2 i 15, jedna z najbardziej znanych starożytnych rzeźb, ma dość okrągłą, lekko mięsistą twarz ze słabo zaznaczonymi kośćmi policzkowymi, krótkim czołem i mięsistą brodą. Nos wydaje się bardzo wydatny, oczy wąskie.

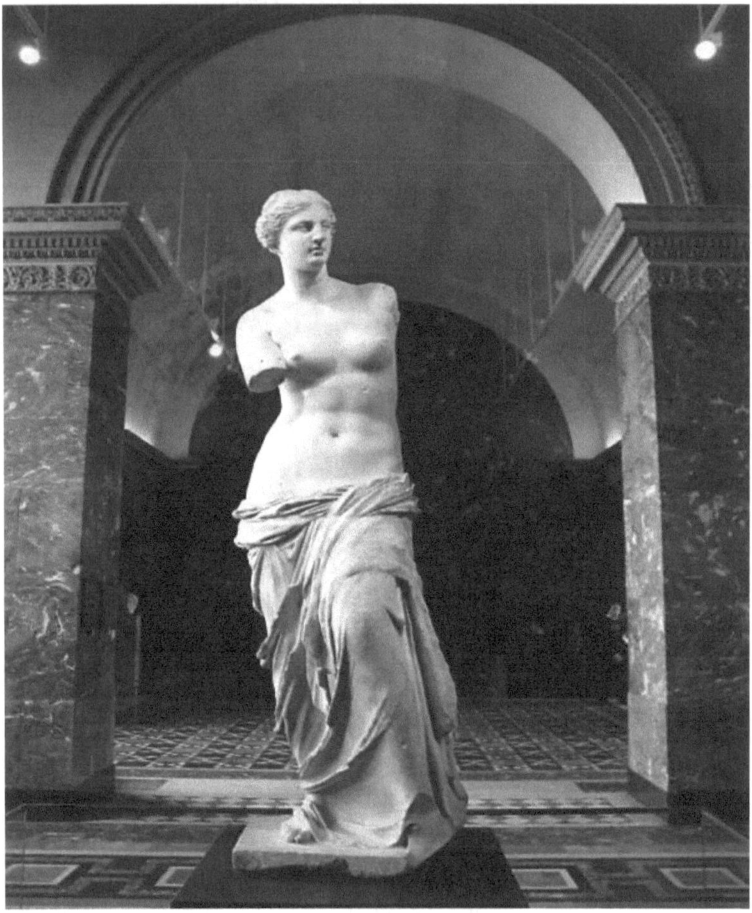

Rys.15: Wenus z Milo. Około 100 lat p.n.e.

z: http://denmark-en-vogue.de/venus-de-milo-fashion/

4.2 Średniowiecze

Na kolejnych stronach będziemy mogli przyjrzeć się przedstawieniom Madonny z okresu wysokiego i późnego średniowiecza. Ponieważ w średniowieczu obraz personalizowany w postaci pojedynczych portretów poszczególnych osób nie był jeszcze w pełni rozwinięty, w przeciwieństwie do renesansu, traktujemy wizerunki Maryi Panny jako przykład idealnego piękna. Chociaż nie ma tu seksualnych konotacji, Maryja została namalowana jako uosobienie kobiecego piękna.

Jeśli spojrzymy na obrazy różnych malarzy, to uderzające jest to, że Madonna przedstawiona na wszystkich obrazach ma twarz w kształcie serca, raczej wąskie oczy, uderzająco długi, cienki nos i małe usta. Struktura kostna twarzy wydaje się spłaszczona, tak że ani opuszki policzków, ani kości policzkowych nie wystają.

Wyraźnie widoczne są również stosunkowo dziecięce rysy twarzy Dzieciątka Jezus trzymanego przez Maryję: ma on większe, zazwyczaj bardziej rozstawione oczy niż Maryja, znacznie mniejszy, szerszy i bardziej zaokrąglony nos oraz okrągłą, "pulchnącą" twarz. Te dziecięce cechy (duże oczy w połączeniu z małym nosem), które dziś określa się jako niezbędne dla pięknej kobiecej twarzy, nie występują w średniowiecznym przedstawieniu wyidealizowanych Madonn.

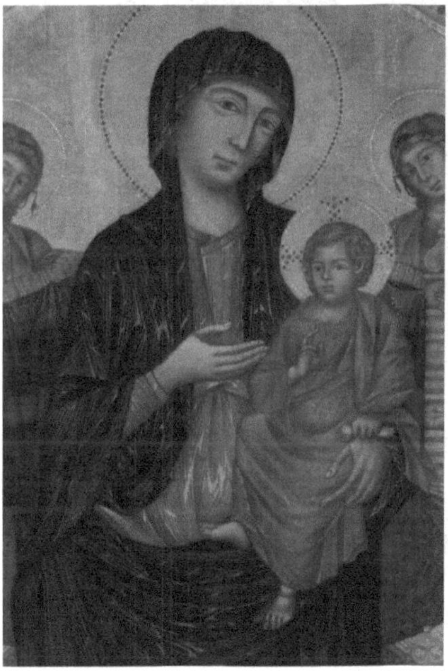

Rys.16: Cimabue (Cenni di Pepo), "Maria na tronie". Na 1280-1290.

aus: D´Ayala Valva, M: Gold-Ground: Malarstwo włoskie od średniowiecza do renesansu, S.51.

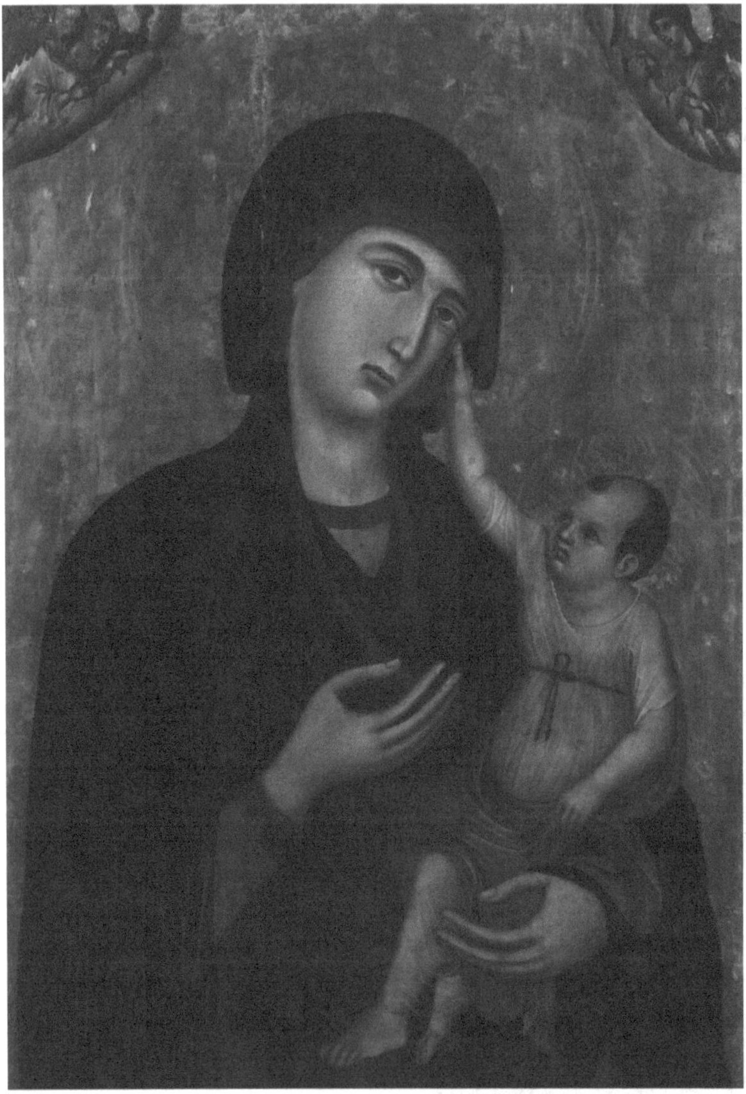

Rys.17: Duccio di Buoninsegna, "The Crevole Madonna". 1283-1284.

aus: D´Ayala Valva, M: Gold-Ground: Malarstwo włoskie od średniowiecza do renesansu, S.105.

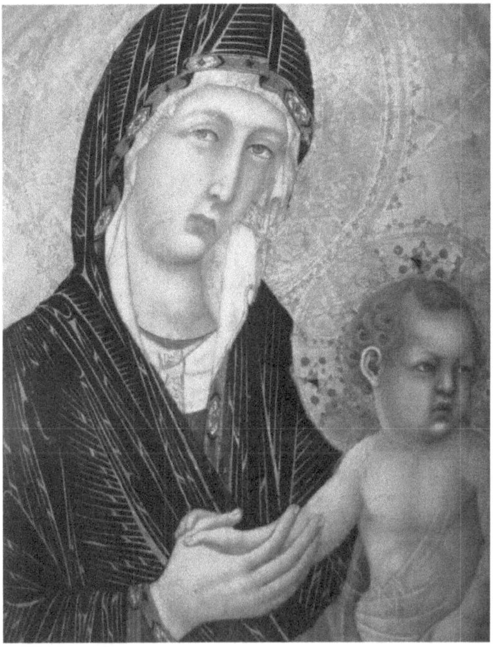

Rys.18: Simone Martini, "Mary z dzieckiem". Na 1305-1310.

aus: D´Ayala Valva, M: Gold-Ground: Malarstwo włoskie od średniowiecza do renesansu, S.128.

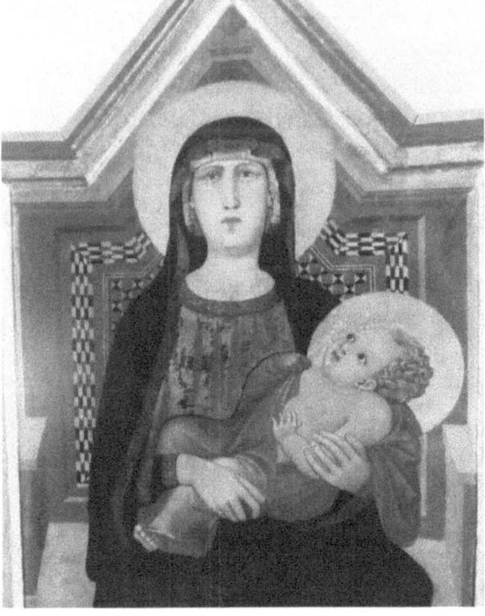

Rys.19: Ambrogio Lorenzetti, "Madonna i dziecko". O 1320-30.

aus: D´Ayala Valva, M: Gold-Ground: Malarstwo włoskie od średniowiecza do renesansu, S.120.

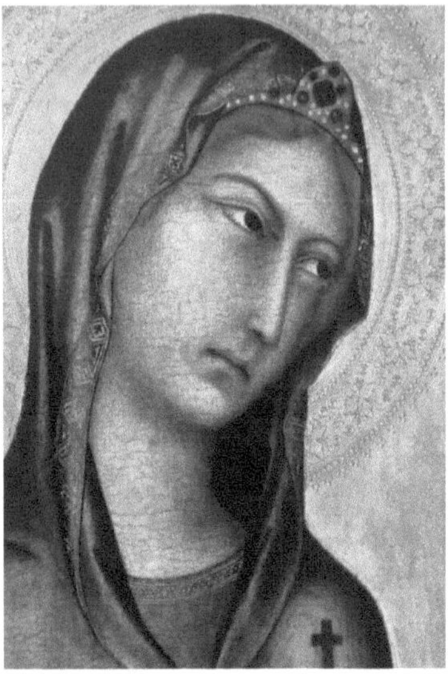

Rys.20: Lippo Memmi, "Święta Maria Magdalena". O 1320-1330.

aus: D´Ayala Valva, M: Gold-Ground: Malarstwo włoskie od średniowiecza do renesansu, S.135.

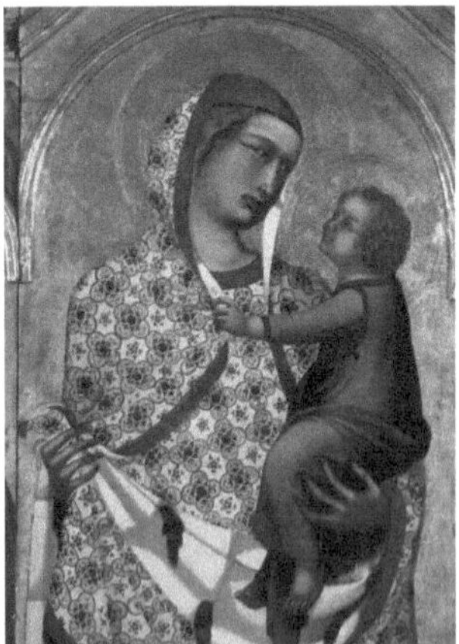

Rys.21: Pietro Lorenzetti, "Tarlati Polyptych and Detail of St. Donatus". Cięcie, 1320.

aus: D´Ayala Valva, M: Gold-Ground: Malarstwo włoskie od średniowiecza do renesansu, S.114.

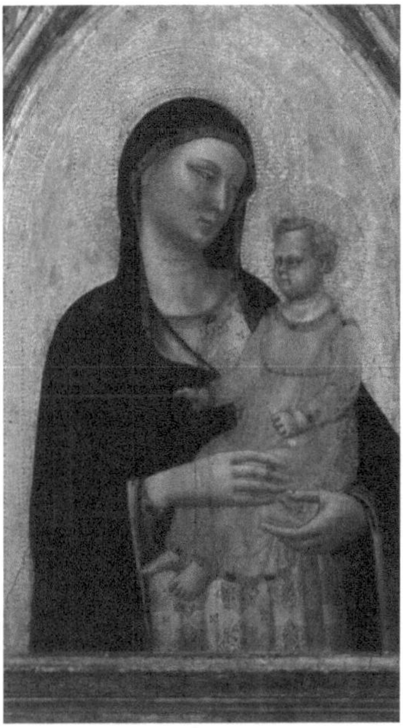

Rys.22: Bernardo Daddi, "Ognissanti Triptych" (Maryja z Dzieciątkiem i świętymi Mateuszem i Mikołajem). Sekcja, 1328.
aus: D´Ayala Valva, M: Gold-Ground: Malarstwo włoskie od średniowiecza do renesansu, S.76.

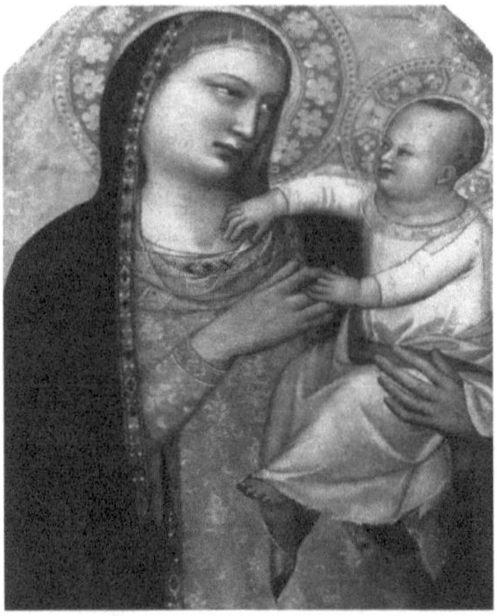

Rys.23: Maso di Banco, "Maryja z dzieckiem". 1335.

aus: D'Ayala Valva, M: Gold-Ground: Malarstwo włoskie od średniowiecza do renesansu, S.82.

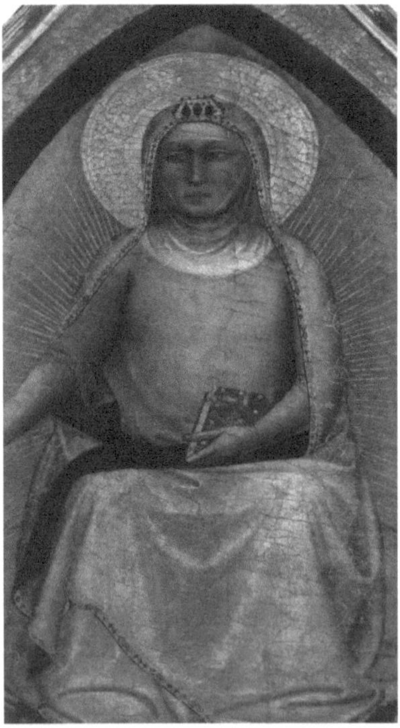

Rys.24: Bernardo Daddi, "Wniebowzięcie Dziewicy Maryi". 1340.

aus: D'Ayala Valva, M: Gold-Ground: Malarstwo włoskie od średniowiecza do renesansu, S.81.

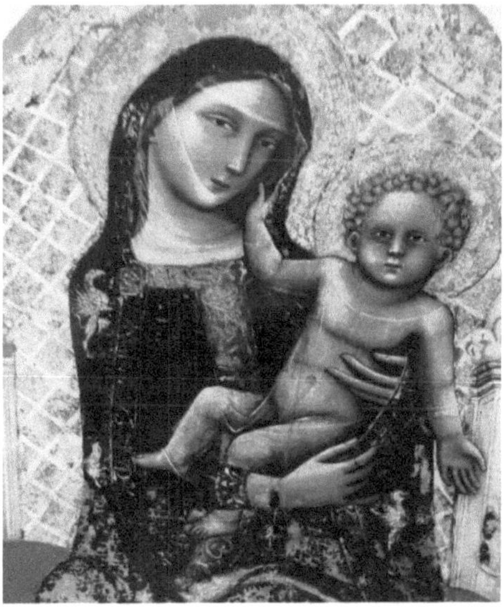

Rys.25: Vitale da Bologna, "Madonna dei denti". 1345.

aus: D'Ayala Valva, M: Gold-Ground: Malarstwo włoskie od średniowiecza do renesansu, S.158.

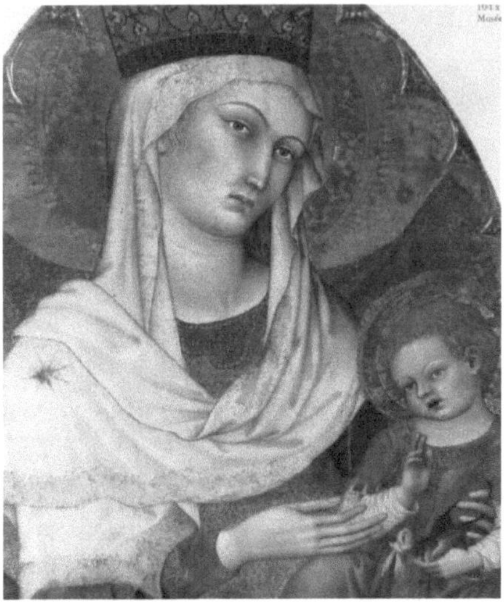

Rys.26: Taddeo di Bartolo, "Maryja z dzieckiem". O 14:00.

aus: D'Ayala Valva, M: Gold-Ground: Malarstwo włoskie od średniowiecza do renesansu, S.191.

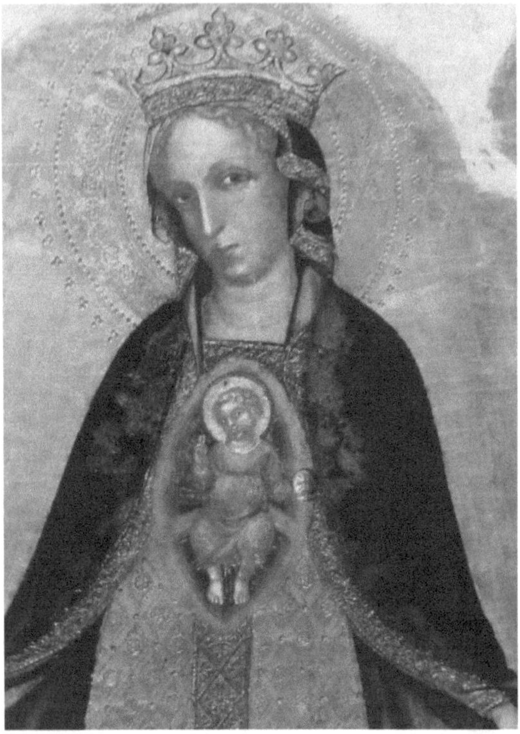

Rys.27: Jacobello del Fiore, "Madonna of Mercy (płaszcz ochronny Madonny)". Szczegół, około 1415.

aus: D'Ayala Valva, M: Gold-Ground: Malarstwo włoskie od średniowiecza do renesansu, S.205.

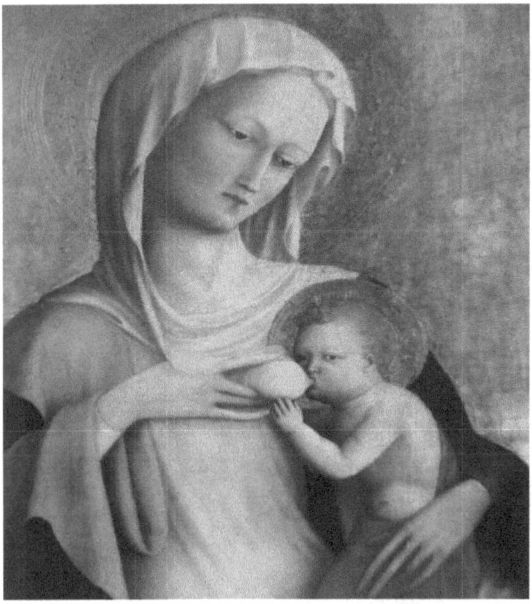

Rys.28: Masolino da Panicale, "Madonna Pokory" (Uffizi Florence). Przed 1423 rokiem. aus: D´Ayala Valva, M: Gold-Ground: Malarstwo włoskie od średniowiecza do renesansu, S.219.

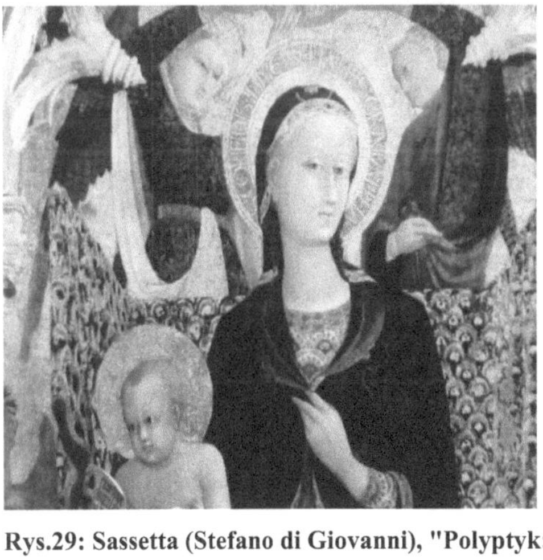

Rys.29: Sassetta (Stefano di Giovanni), "Polyptyk: Madonna della Neve". Na 1430-1432. aus: D´Ayala Valva, M: Gold-Ground: Malarstwo włoskie od średniowiecza do renesansu, S.226.

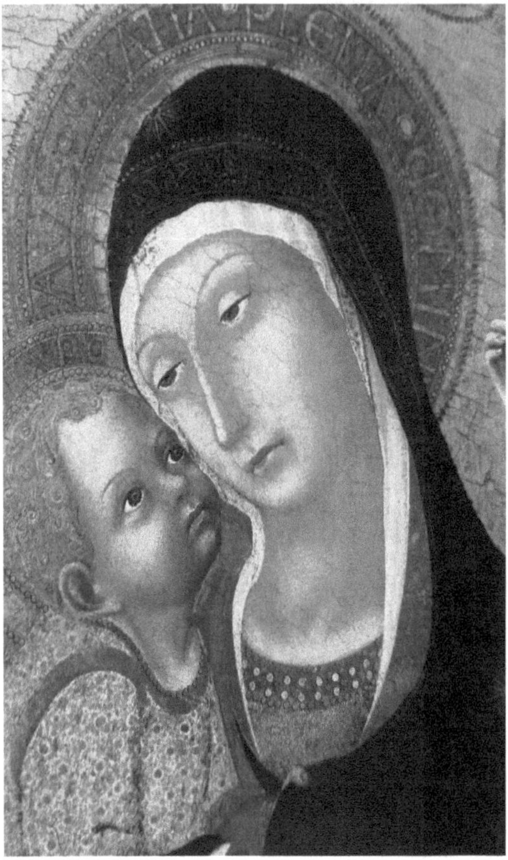

Rys.30: Sano di Pietro, "Maryja z Dzieciątkiem i św. Jan Chrzciciel, Hieronim, Piotr Męczennik, św. Bernardyn i cztery anioły". Szczegół, około 1450.

aus: D'Ayala Valva, M: Gold-Ground: Malarstwo włoskie od średniowiecza do renesansu, S.233.

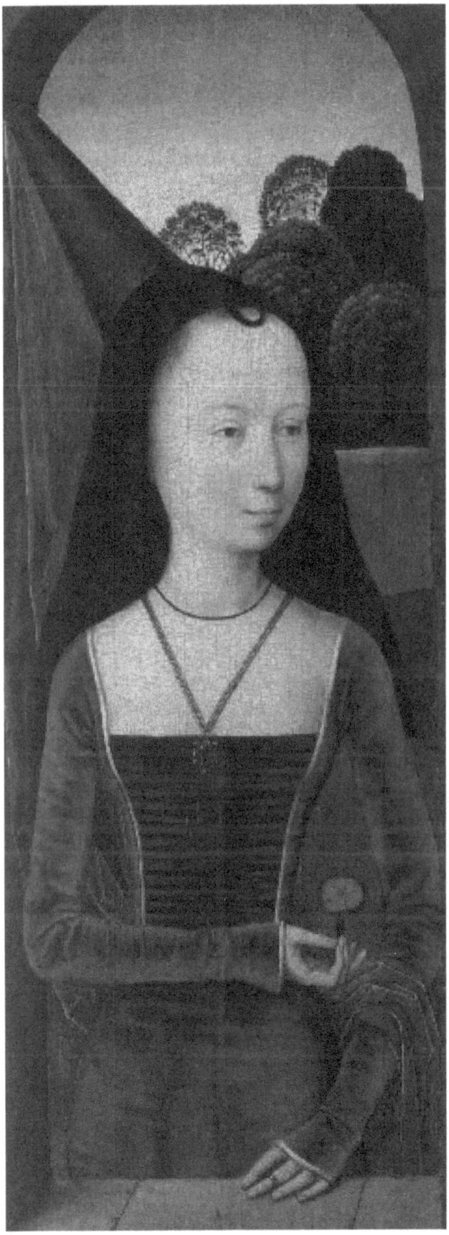

Rys.31: Hans Memling, "Młoda kobieta z goździkiem". Około 1465-1494.

aus: Brązowy, prokurator okręgowy. (Hrsg.) Cnota i piękno: Leonarda "Ginevra de'Benci" i renesansowe portrety kobiet, S.141.

Obraz "Młoda kobieta z goździkiem" został namalowany w późnym średniowieczu. Memling, niemiecki malarz, który należał do holenderskiej szkoły, sportretował tu młodą kobietę, o niezwykle wysokim czole. Golenie włosów na czole było modą późnego średniowiecza. Również na obrazie widać, że brwi są tylko bardzo cienkie i niezbyt wyraźne, rzęsy są mało widoczne. Kształt twarzy jest raczej okrągły, z wydłużonym i wąskim nosem i wąskimi ustami. Górna część ciała wydaje się (w przeciwieństwie do portretów z późniejszego renesansu z ich pełnymi proporcjami) szczupła i chuda, nie tyle kobieca i erotyczna, co dziewczęca.

Renesans rozpoczął się we Włoszech już pod koniec XIV wieku, a jego szczyt nastąpił w XV i XVI wieku, podczas gdy w innych krajach przełom nastąpił dopiero później. W północnej Europie renesans nakładał się również na reformację, tak więc i w sztuce było tam inaczej. W północnoeuropejskim renesansie, w przeciwieństwie do renesansu włoskiego, gotyk i elementy średniowieczne przetrwały znacznie dłużej. Portrety były zazwyczaj bardziej realistyczne i mniej wyidealizowane niż portrety włoskich artystów renesansu.

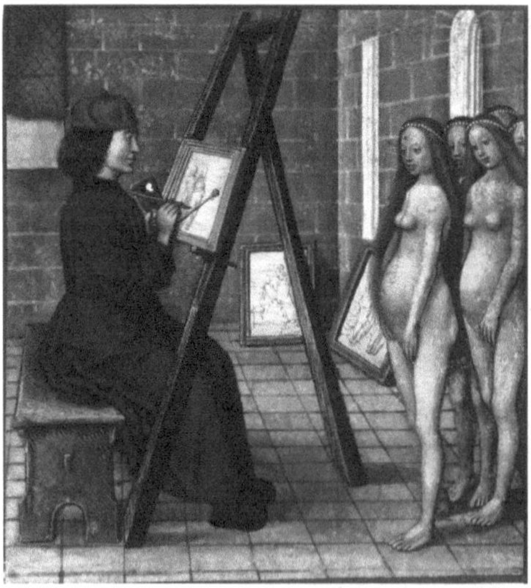

Rys.32: "Zeuxis i jego modele", Le Roman de la Rose (Angielska powieść różana). Około 1490-1500.

aus: Ribeiro, A: Stawianie czoła pięknu: kobiety malowane i sztuka kosmetyczna, S.27.

Na ilustracji ze średniowiecznej Powieści Różanej (pokazany obraz jest kopią powieści napisanej w XIII wieku) można zobaczyć scenę z narracji Zeuxis. Zeuxis nie mógł znaleźć modela do portretu pięknej Heleny, który spełniałby jego wymagania. Więc zestawił idealne piękno z kilku modeli.

W przedstawieniu widzimy średniowieczny, dziewczęcy ideał urody z wystającym brzuchem i ponad długimi kończynami. Na twarzy szczególnie uderzające jest wysokie czoło, które zajmuje proporcjonalnie więcej miejsca.

W przeciwieństwie do tego obrazu z Powieści Różanej, przedstawiona poniżej Wenus Lorenzo di Credis (Rys. 33) przedstawia idealną bryłę renesansu. Silne biodra i uda, trochę u podstawy brzucha, ale z niewielkimi dodatkami mięśni (w przeciwieństwie do ilustracji z rzymskiego "de la Rose"), jeszcze małe piersi i wiszące ramiona.

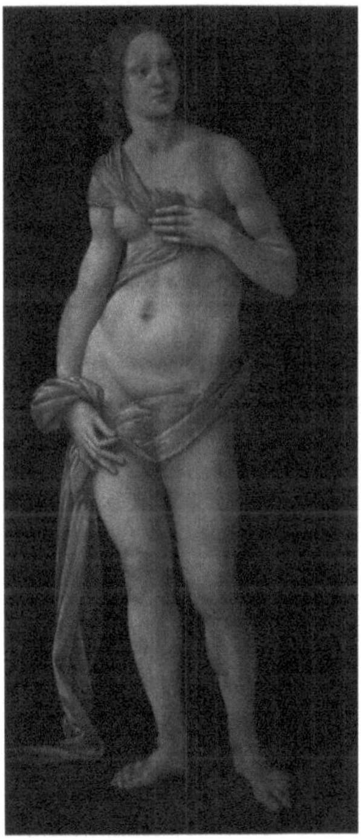

Rys.33: Lorenzo di Credi, "Wenus". Około 1490 roku.

z: http://www.virtualuffizi.com/uffizi1/Uffizi_Pictures.asp?Contatore=13

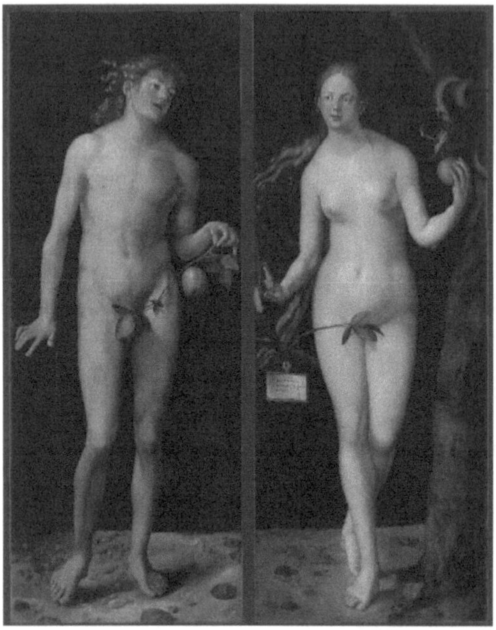

Rys.34: Albrecht Dürer, "Adam i Ewa". 1507.

z: http://picasaweb.google.com/lh/photo/OQG_kUA3qjg-XTXGQxacxw

Albrecht Dürer był znany z nadawania swoim malowanym ciałom idealnych wymiarów części ciała różnych modeli. Przedstawienie nagości było w tym czasie nowością, zwłaszcza poza granicami Włoch. Jednak taki obraz, wpleciony w biblijną opowieść o Adamie i Ewie, był nadal akceptowalny, ponieważ przedstawiał nagość w związku z naganką Ewy jako przyczyny grzechu.

Eva ma typową budowę ciała, która w tamtych czasach uważana była za piękną: długie kończyny, małe piersi, podstawę brzucha, która mimo zmagazynowanego tłuszczu jest nadal muskularnie określona, wiszące ramiona i długą szyję. Twarz ma okrągły kształt z większymi oczami i małymi ustami.

Obraz jego konkurenta, Lucasa Cranachsa Starszego, który był jednym z najważniejszych niemieckich malarzy renesansu, przedstawia również Adama i Ewę (ryc. 35). Cranachs Eva jest szczuplejsza, ale ma takie same proporcje budowy z mocnymi udami. Twarz pokazuje zmysłowość typową dla stylu malarskiego Cranacha, wygląd Ewy jest uwodzicielski. Widzimy tu również dość okrągłą twarz z wysokim czołem, małymi ustami i lekką podwójną brodą. W kompozycji twarzy jeszcze bardziej przypomina ona gotyckie elementy późnego średniowiecza niż obraz Dürera.

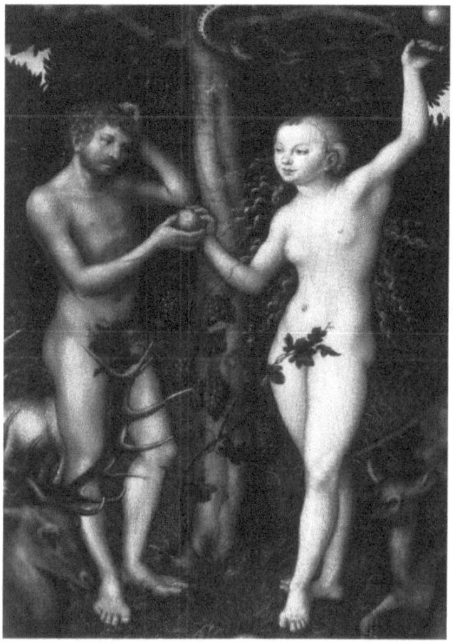

Rys.35: Lucas Cranach Starszy, "Adam i Ewa". 1526.
aus: Ribeiro, A: Stawianie czoła pięknu: kobiety malowane i sztuka kosmetyczna, S.18.

4.3 Renesans

Dwa przedstawione poniżej portrety braci Antonio i Piero del Pollaiuolo (rysunki 37 i 38), a także poniższe popiersie (rys. 36) uosabiają idealne kobiece piękno[293] renesansu. Widzimy twarze dwóch portretowanych pań z profilu: wysokie, okrągłe czoło, długi nos, wąskie usta z pięknym ideałem overbite (górna warga wystaje nad dolną wargę) typowym dla renesansu, biała skóra, cienkie brwi, nadłużna szyja, biały kolor skóry.

Popiersie wychwalane już przez Giorgio Vasari (Ryc. 36) przedstawia prawdopodobnie Marietta di Lorenzo Strozzi, "piękno śpiewane"[294]. Kroniki chwalą jej obiecującą urodę i

[293]Christiansen, K i Weppelmann, S (red.): Twarze renesansu. Arcydzieła włoskiej sztuki portretowej. Katalog wystaw Gemäldegalerie - National Museums w Berlinie i Metropolitan Museum of Art w Nowym Jorku. Monachium: Wydawnictwo Hirmer (2011) 101
[294]Por. Ibid., str. 107.

"fascynującą charyzmę"[295]. W trzech wymiarach, biust pozwala nam obserwować dominujący ideał piękna: długą szyję, wysokie, bardzo okrągłe czoło z linią włosów, która zaczyna się daleko do tyłu, bardzo małe usta z nadgryzionym, jak na dwóch obrazach o tej samej nazwie "Portret damy" braci Pollaiuolo (rys. 37 i 38), wydłużony, prosty nos i duże, lekko wystające oczy. Kości policzkowe są tylko słabo rozwinięte.

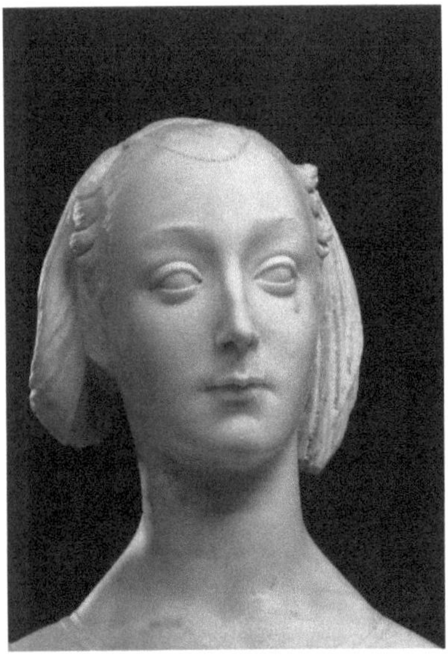

Rys.36: Desiderio da Settignano, popiersie młodej kobiety (Marietta di Lorenzo Strozzi?). W 1462 roku.

Na zewnątrz: Christiansen, K i Weppelmann, S (Ed.): Twarze renesansu. Arcydzieła włoskiej sztuki portretu, s. 108.

[295]Por. Ibid., str. 109.

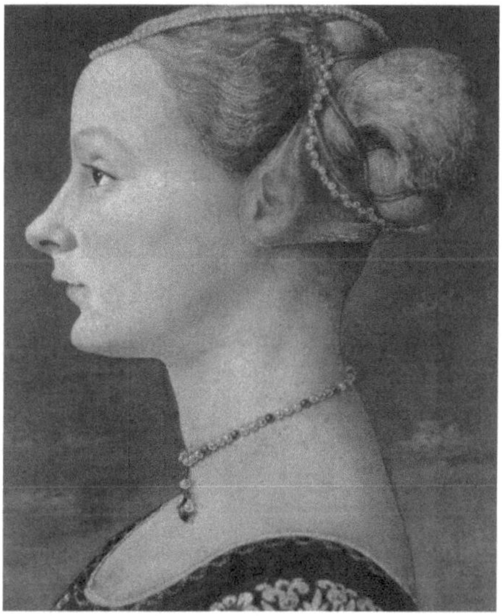

Rys.37: Antonio i Piero del Pollaiuolo, "Portret damy". Około 1460-1465.

Na zewnątrz: Christiansen, K i Weppelmann, S (red.): Twarze renesansu. Arcydzieła włoskiej sztuki portretu, s. 103.

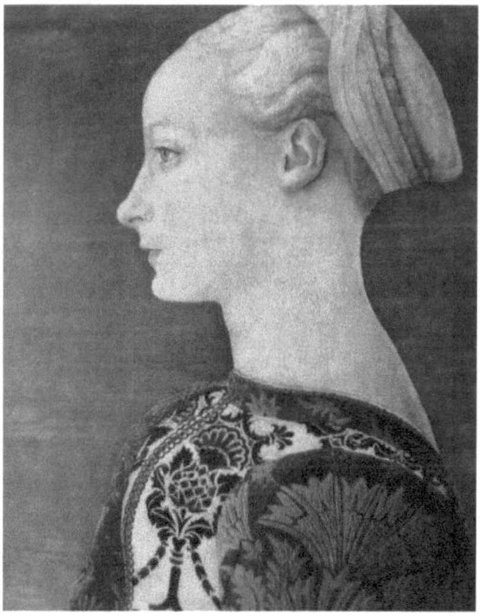

Rys.38: Antonio i Piero del Pollaiuolo, "Portret damy". Około 1460-1465.

Na zewnątrz: Christiansen, K i Weppelmann, S (red.): Twarze renesansu. Arcydzieła włoskiej sztuki portretu, s. 102.

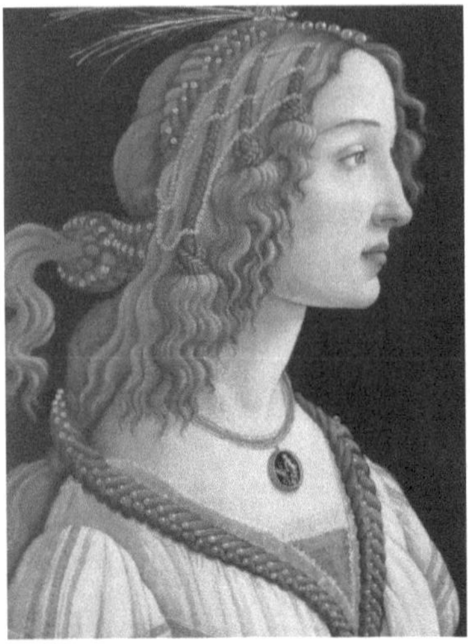

Rys.39: Sandro Botticelli, "Portret damy (>>Simonetta Vespucci<<)". Na 1475-1480.

Na zewnątrz: Christiansen, K i Weppelmann, S (red.): Twarze renesansu. Arcydzieła włoskiej sztuki portretu, s. 122.

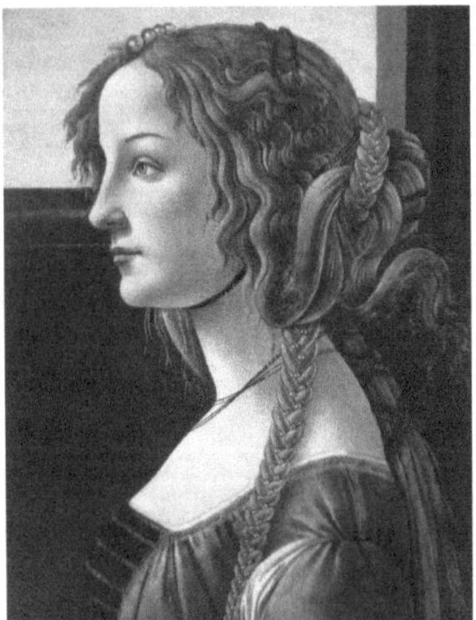

Rys.40: Sandro Botticelli, "Portret damy" (>>Simonetta Vespucci<<). Na 1475-1480.

Na zewnątrz: Christiansen, K i Weppelmann, S (red.): Twarze renesansu. Arcydzieła włoskiej sztuki portretu, s. 121.

Simonetta Vespucci (rysunki 39 i 40) przedstawiona na obu portretach była uważana za najpiękniejszą kobietę swoich czasów, ale zmarła na gruźlicę bardzo wcześnie w wieku 23 lat. W tych dwóch portretach jako "idealne uosobienie [...] cnotliwego piękna" i "wizualny odpowiednik humanistycznych formuł idealnego piękna"[296] rozpoznajemy typowe renesansowe rysy twarzy: przedłużoną szyję, białą skórę, wysokie, okrągłe czoło, oczy z drobnymi brwiami, wydłużony, wąski nos i małe usta w stosunku do ogólnej proporcji twarzy. Giuliano de Medici nosił na turnieju rycerskim lancę z jej portretem jako Pallas Athena, namalowanym przez Botticellego, z napisem "La Sans Pareille" (po niemiecku: "Die Ohnegleichen"). W trakcie tego turnieju została wybrana "regina della bellezza" (po niemiecku: "Królowa Piękna"). Botticelli malował ją kilkakrotnie, między innymi jako Wenus (znany obraz "Narodziny Wenus").

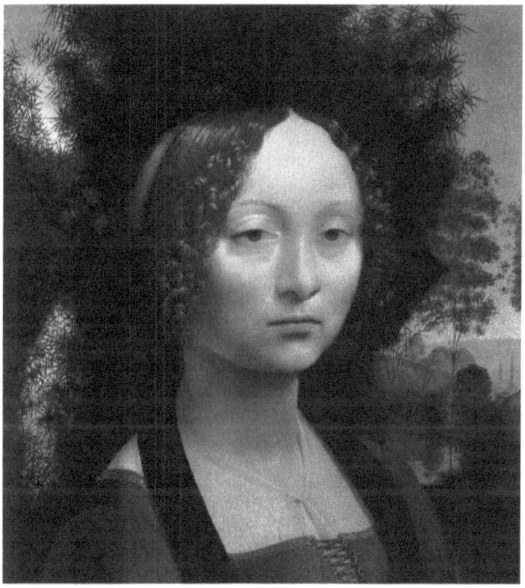

Rys.41: Leonardo da Vinci, "Ginevra de'Benci". O godzinie 1474/1478.
aus: Brązowy, prokurator okręgowy. (Hrsg.) Cnota i piękno: Leonarda "Ginevra de′Benci" i renesansowe portrety kobiet, S.143.

[296]Christiansen, K i Weppelmann, S (red.): Twarze renesansu. Arcydzieła włoskiej sztuki portretowej. Katalog wystaw Gemäldegalerie - National Museums w Berlinie i Metropolitan Museum of Art w Nowym Jorku. Monachium: Wydawnictwo Hirmer (2011) 123

Ginevra de'Benci i jej wielbiciel Bernardo Bembo, który poświęcił się jej w platonicznej miłości, są tematem licznych wierszy Petrarchy, w których chwalone są piękno i cnota Ginevry. Prawdopodobnie Bernado Bembo również zlecił wykonanie pokazanego tu obrazu (Rys. 41).[297] Na zdjęciu widzimy zaokrągloną twarz z wysokim, okrągłym czołem i linią włosów zaczynającą się daleko do tyłu. Brwi i rzęsy są tylko bardzo wyraźnie zaznaczone, w przeciwieństwie do późniejszych epok, kiedy to brwi i rzęsy były silniej podkreślone (XVIII wiek). Nadaje to oczom dwuwymiarowy wygląd, wystający tylko przez powieki. Nos i usta wydają się być normalnej wielkości, kości policzkowe są bardzo mało wyraziste.

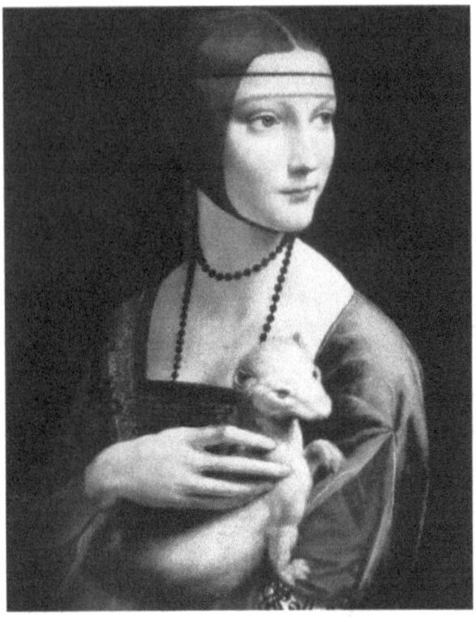

Rys.42: Leonardo da Vinci, dama z gronostajem. 1489/90.

Na zewnątrz: Christiansen, K i Weppelmann, S (red.): Twarze renesansu. Arcydzieła włoskiej sztuki portretu, s.71.

Dama z gronostajem to Cecilia Gallerani, miłośniczka Signore Ludovico Sforza ("il Moro"). W portrecie namalowanym przez Leonarda da Vinci widzimy młodą dziewczynę, o której Sforza "kilka lat po ukończeniu obrazu mówi, że nie jest już do niej podobna, bo pokazuje ją w zbyt młodym wieku, a więc tylko >> niedoskonałą <<". Weppelmann jest zdania, że gronostaj jest wewnętrznym pięknem opiekunki. gronostaj oznacza cnotę i poczucie honoru, które portretowana osoba alegorycznie trzyma w ramionach w postaci gronostaja: "w istocie wewnętrznej gronostajowej Cecylii jest wcielona, którą oprócz urody nosi również >> << i

[297]Brown, prokurator okręgowy: Cnota i piękno: Leonarda "Ginevra de´Benci" i renesansowe portrety kobiet. National Gallery of Art, Washington. Princeton: Princeton University Press (2001) 142

wyraża (pokazuje)". Możliwa, inna interpretacja jest taka, że gronostaj oznacza samego Ludovico Sforzę, który został opisany przez nadwornego poetę Bellincioniego jako "biała gronostaj"[298] w aluzji do cnót przypisywanych zwierzęciu. Tak więc Sforza w kształcie zwierzęcia i przedstawiony kochanek są blisko siebie.

Skóra pani jest bardzo biała, rzęsy i brwi są prawie niewidoczne, dzięki czemu tworzy się wyraz delikatności. Czoło jest wysokie i zaokrąglone. Usta są małe, nos w połowie profilu długi i prosty, oczy duże. Długa szyja jest typowa dla sceny renesansowej. Nawet naddługie palce natychmiast wpadają w oko widzowi.

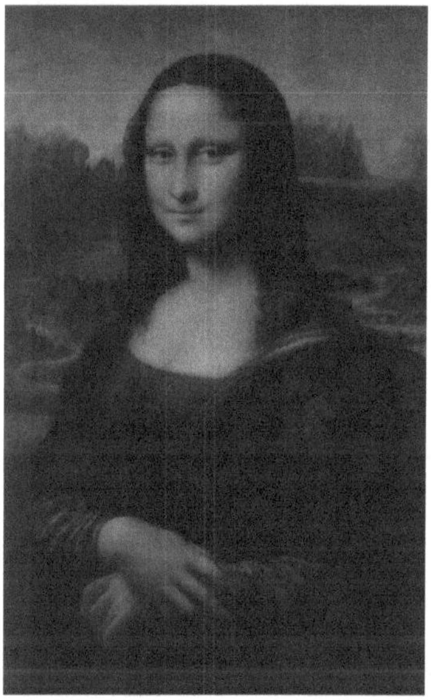

Rys.43: Leonardo da Vinci, "Mona Lisa". 1510-1515.

Na zewnątrz: Prettejohn, E: Beauty and art 1750-2000, s. 150.

Tajemniczy uśmiech Mony Lisy jest sławny, być może obraz Leonarda da Vinci jest najbardziej znany na świecie. Choć twarz jako taka nie wydaje nam się już dziś tak piękna i jesteśmy raczej zafascynowani charyzmą portretowanych osób, Mona Lisa ucieleśniała ideał piękna renesansu. Owalna, dobrze wyprofilowana twarz z lekką podwójną brodą, bladą skórą, wąskimi ustami, ledwo widocznymi brwiami i rzęsami. Oczy są blisko siebie, nos jest długi i prosty.

Walter Horatio Pater schreibt über die Mona Lisa: "Obecność, która tak dziwnie wzniosła się nad wodą, jest wyrazem tego, co w ciągu tysiąca lat ludzie zapragnęli. Jest głową, na którą

[298]Ibidem.

przychodzą wszystkie "końce świata", a powieki są trochę zmęczone. Jest to piękno wykute od wewnątrz na ciele, osad, komórka po komórce, dziwne myśli i fantastyczne zadumy i wspaniałe pasje. Połóżcie ją na chwilę obok jednej z tych białych greckich bogiń lub pięknych kobiet starożytnych, i jakże by ich niepokoiło to piękno, w które przeszła dusza ze wszystkimi swoimi dolegliwościami! [...] Wyobraźnia życia wiecznego, obejmująca dziesięć tysięcy doświadczeń, jest stara, a filozofia współczesna pojmowała ideę ludzkości jako wymyśloną przez, podsumowując w sobie, wszystkie sposoby myślenia i życia. Lady Lisa może stać się ucieleśnieniem starej fantazji, symbolem nowoczesnej idei".[299]

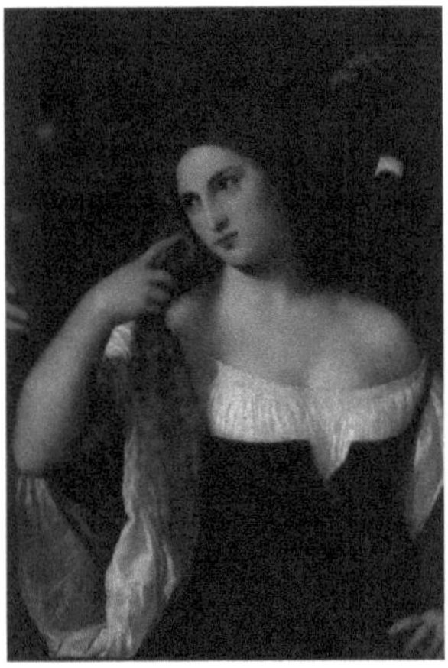

Rys.44: Tycjan, "Kobieta przed lustrem". 1514/15.

Na zewnątrz: Prettejohn, E: Piękno i sztuka 1750-2000, str.118.

Tycjan, jeden z najsłynniejszych malarzy wysokiego renesansu, znany był z wrażliwości, z jaką przynosił na płótno swoje modele. Portretowana kobieta (ryc. 44) posiada ówczesne atrybuty urody: mlecznobiałą skórę, owalną, dobrze odżywioną twarz, małe usta w przeciwieństwie do innych rysów twarzy. Nos natomiast jest znowu długi i lekko zakrzywiony z nieco wyraźnym korzeniem nosowym. Widać jednak, że w portretach Tycjana czoło jest pokazane dość krótko. Na "Wenus z Urbino" (Fot. 45), namalowanej przez Tycjana w sposób wyidealizowany, widać, że były to idealne proporcje twarzy.

Również ideał ciała był dość mięsisty, kość obojczyka "kobiety przed lustrem" nie jest wyraźnie widoczna, a także z tyłu jej dłoni nie widać ścięgien rąk z powodu tkanki tłuszczowej. Wenus wykazuje wyraźną podstawę brzuszną i silne ramiona górne i uda, podczas gdy piersi

[299]Prettejohn E: Beauty and art 1750-2000. Oxford: Oxford University Press (2005) 150/151

są małe. Na próżno szuka się wyraźnej reprezentacji mięśni, wszystko wydaje się miękkie i niezbyt jędrne.

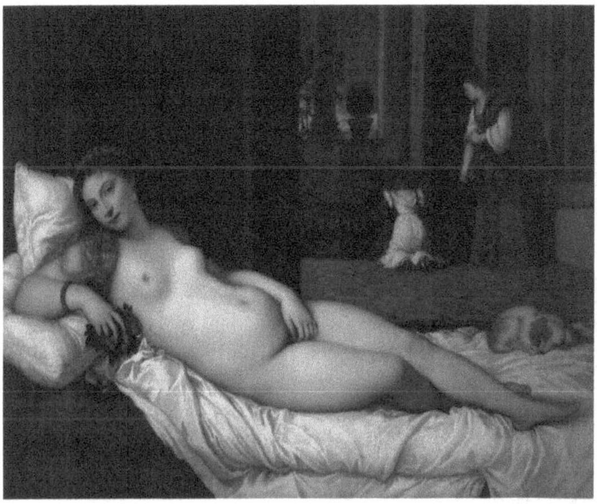

Rys.45: Tycjan, "Wenus z Urbino". 1538.

aus: Ribeiro, A: Stawianie czoła pięknu: kobiety malowane i sztuka kosmetyczna, S.56.

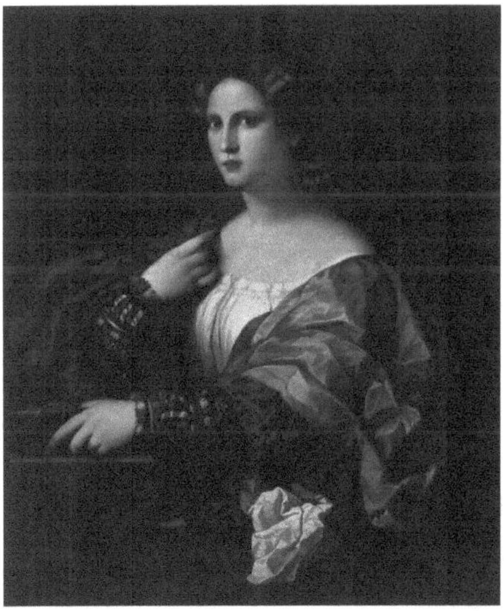

Rys.46: Palma Vecchio, "La Bella". Około 1520 roku.

aus: Ribeiro, A: Stawianie czoła pięknu: kobiety malowane i sztuka kosmetyczna, S.61.

Portret Vecchio nosi tytuł "La Bella" (ang.: piękna), jak wiele portretów o idealnej urodzie[300], gdy portretowana osoba nie była znana. Kobieta na zdjęciu ma owalną twarz, wysokie czoło, długi "klasyczny" nos, wąskie usta, okrągły podbródek z zagłębieniami, skóra wydaje się mlecznobiała i miękka - renesansowy ideał z początku XVI wieku.

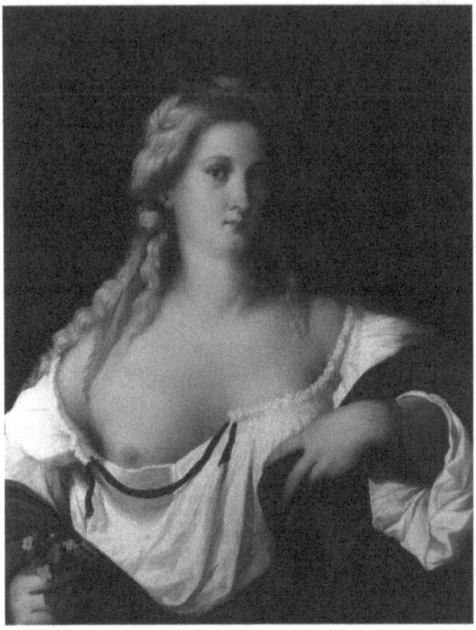

Rys.47: Palma Vecchio, "Blondynka". Około 1520 roku.
aus: Ribeiro, A: Stawianie czoła pięknu: kobiety malowane i sztuka kosmetyczna, S.65.

Obraz "Blondynka" nawiązuje do słynnego obrazu Tycjana "Flora", który ukazuje idealnie piękną kobietę, którą Tycjan uchwycił dla potomności na kilku obrazach, w tym na omawianym już "Kobiecie przed lustrem" (Rys.44).
Wersja Vecchio (Ryc. 47) przedstawia bardzo pulchną kobietę z dość małą (w porównaniu z innymi rozmiarami ciała) wyszczerbioną piersią, blond włosami, twarzą w kształcie serca, długim nosem, wąskimi ustami i okrągłą brodą z wgłębieniami. Szyja nie jest dobrze zdefiniowana przez lekki podwójny podbródek. Trzyma w dłoni kwiat, być może jako nawiązanie do bogini Flory. Flora była jednak również popularną nazwą dla kurtyzany, która ze względu na swoje piękno pozowała znanym malarzom.

---

[300]Ribeiro A: Zmierzyć się z pięknem: kobiety malowane i sztuka kosmetyczna. New Haven, Conn.: Yale University Press (2011) 60

4.4 Manieryzm

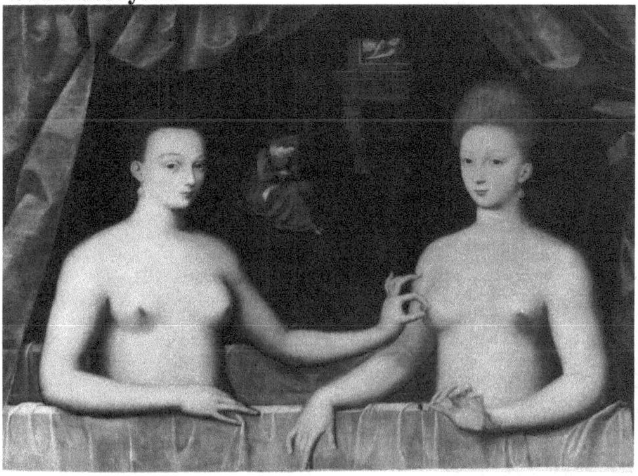

Rys.48: Szkoła Fontainebleau, "Dwie panie w wannie" (pokazuje Gabrielle d'Estrées (po prawej) i jej siostrę). Około 1590 roku.

aus: Marwick, A: Piękno w historii: społeczeństwo, polityka i wygląd osobisty. 1500 do chwili obecnej, S.91.

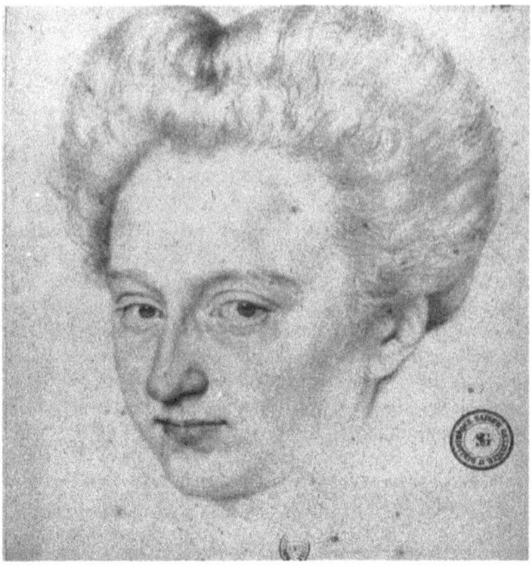

Rys.49: Anonimowa, "Gabrielle d'Estrées". 1592.

aus: Marwick, A: Piękno w historii: społeczeństwo, polityka i wygląd osobisty. 1500 do chwili obecnej, S.92.

Gabrielle d'Estrées (ok. 1570-1599) była kochanką króla Francji Henryka IV i dwoje z nich miało troje dzieci. Była uważana za bardzo piękną,[301]dlatego też król wziął ją za swoją kochankę, gdy był żonaty z Małgorzatą z Valois. Na tych dwóch zdjęciach Gabrielle miała około 20 lat. Portret (Ryc. 48) przedstawia ją z dużymi, lekko wystającymi oczami, wąskimi ustami i lekkim podwójnym podbródkiem. W stosunku do ogólnej proporcji twarzy owalnej ma wysokie czoło, równie długi nos, który nie jest wąski i prosty, oraz stosunkowo krótkie usta/bródek.
Te proporcje twarzy widoczne są również na portrecie w wannie (Ryc. 49): wysokie czoło, długi nos, krótka dolna część twarzy z wąskimi, małymi ustami. Kształt twarzy jest wydłużony-owalny.

4.5 Rococo

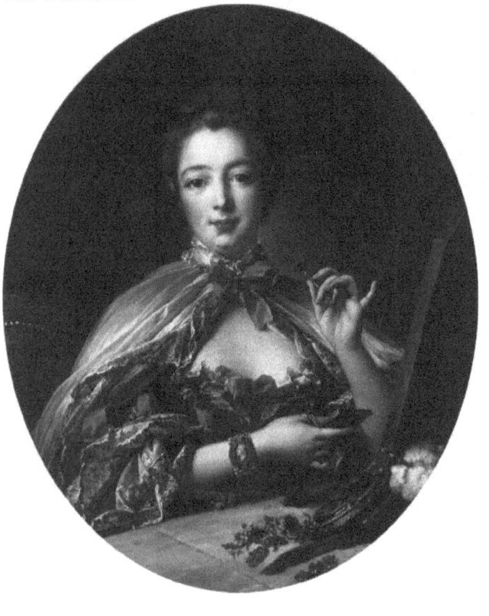

Rys.50: François Boucher, "Madame de Pompadour w swojej toalecie". 1750 do około 1760.

aus: Ribeiro, A: Stawianie czoła pięknu: kobiety malowane i sztuka kosmetyczna, S.173.

[301]Marwick A: Piękno w historii: społeczeństwo, polityka i wygląd osobisty. 1500 do chwili obecnej. Londyn: Tamiza i Hudson (1988) 91/92

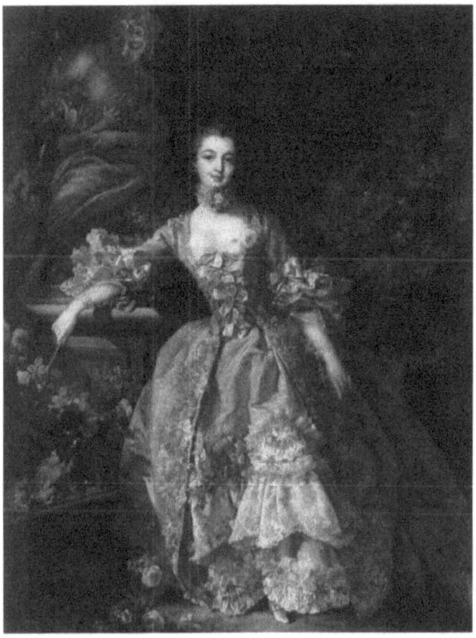

Rys.51: François Boucher, "Madame de Pompadour". 1750.
aus: Marwick, A: Piękno w historii: społeczeństwo, polityka i wygląd osobisty. 1500 do chwili obecnej, S.114.

Madame de Pompadour (1721-1764) była kochanką Ludwika XV Francji. François Boucher namalował Madame de Pompadour kilka razy. Na dwóch przedstawionych zdjęciach (rysunki 50 i 51) widać owalną twarz z dużymi, lekko wystającymi oczami, lekko zgięty nos, nie szerokie usta z pełną dolną wargą i podwójną brodą. Uznano ją za "współczesny ideał urody"[302] również ze względu na jej bladą skórę i nieokreślony kolor oczu. Jean-Nicolas Dufort de Cheverny pisał o niej w swoich wspomnieniach: "miała regularne rysy, wspaniałą cerę, wspaniałe ręce i ramiona, oczy ładne, ale nie duże, ale z ogniem, inteligencją i błyskotliwością, której nigdy nie widziałem u żadnej innej kobiety.[303] Ponieważ jednak malowana wersja Madame de Pompadour ma niewątpliwie duże oczy i owalną twarz zamiast "visage rond" opisanej we wspomnieniach pana Duforta de Cheverny, można przypuszczać, że Boucher trochę pomógł i nadał portretowi cechy ideału współczesnego: nawet Wenus malowanej przez

[302]Marwick A: Piękno w historii: społeczeństwo, polityka i wygląd osobisty. 1500 do chwili obecnej. Londyn: Tamiza i Hudson (1988) 114
[303]Ribeiro A: Zmierzyć się z pięknem: kobiety malowane i sztuka kosmetyczna. New Haven, Conn.: Yale University Press (2011) 172

Bouchera (Rys. 52), uosobienie piękna, wygląda podobnie jak Madame de Pompadour w strukturach twarzy: owalna, dość mięsista twarz z podwójną brodą, duże, wystające oczy, małe usta.

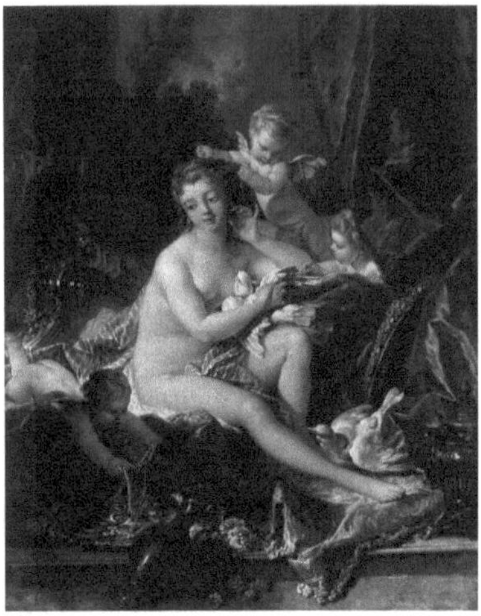

Rys.52: François Boucher, "Wenus". 1750.

aus: Marwick, A: Piękno w historii: społeczeństwo, polityka i wygląd osobisty. 1500 do chwili obecnej, S.115.

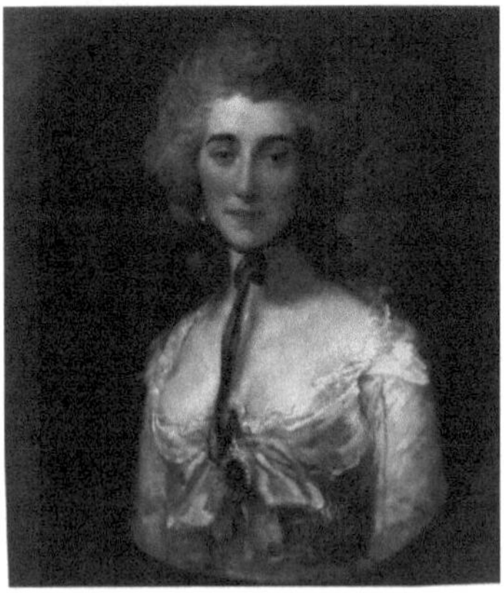

Rys.53: Thomas Gainsborough, "Grace Dalrymple Elliott". 1782.

aus: Ribeiro, A: Stawianie czoła pięknu: kobiety malowane i sztuka kosmetyczna, S.195.

Grace Dalrymple Elliott była znana ze swojej urody[304], ze względu na swój rozmiar nazywano ją "Dally the Tall". Książę Walii był jednym z jej wielu znanych kochanków, z którymi prawdopodobnie miała córkę. Zdjęcie przedstawia smukłą osobę o wyraźnie wydłużonej twarzy, w której znajduje się wydłużony nos. Oczy są normalnej wielkości i nieco wąskie, z wyraźnymi brwiami powyżej, a usta nie są zbyt małe. Skóra jest biała, pudrowana z różem na policzkach, włosy są siwe, jak to było modne: jest całkiem możliwe, że nosi perukę. Na lewym policzku nosi modny dodatek do przyklejania się do lewego policzka: "plamę piękności".

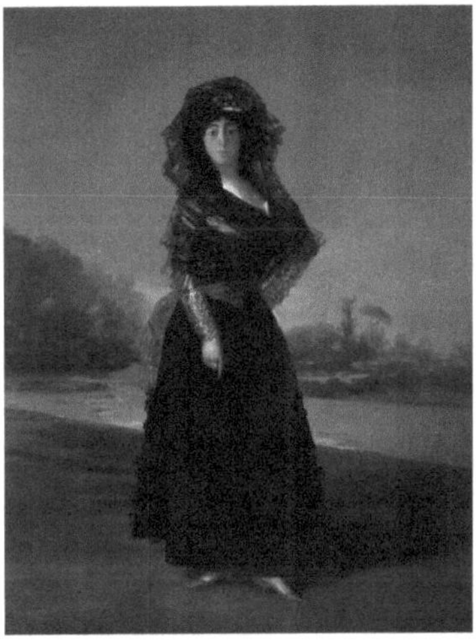

Rys.54: Francisco Goya, "Księżna Alba". 1797.
aus: Ribeiro, A: Stawianie czoła pięknu: kobiety malowane i sztuka kosmetyczna, S.196.

O księżnej Albie francuski gość pisze: "Księżna Alba nie ma ani jednego włosa, który nie budzi pożądania. Nic na świecie nie jest tak piękne jak ona... Kiedy przechodzi obok, cały świat stoi przy oknie."[305] Goya poznał je więc i namalował kilka razy, jak na obrazie pokazanym tutaj w typowym hiszpańskim stroju. Patrzymy na dumną kobietę, której owalna twarz jest zdominowana przez uderzające brwi i długi nos. Usta są wąskie, pełne czarne włosy pokryte są welonem.

[304]Ribeiro A: Zmierzyć się z pięknem: kobiety malowane i sztuka kosmetyczna. New Haven, Conn.: Yale University Press (2011) 195
[305]Ribeiro A: Zmierzyć się z pięknem: kobiety malowane i sztuka kosmetyczna. New Haven, Conn.: Yale University Press (2011) 197

4.6 Neoklasycyzm i klasycyzm

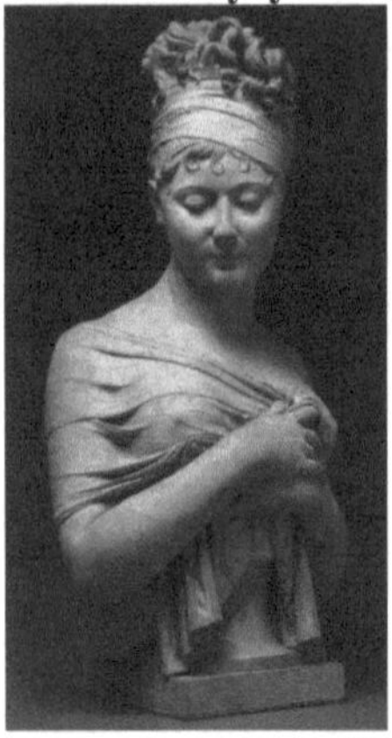

Rys.55: Joseph Chinard, "Juliette Récamier". Około 1801/1802 roku.
aus: Ribeiro, A: Stawianie czoła pięknu: kobiety malowane i sztuka kosmetyczna, S.215.

Juliette Récamier była jedną z najpiękniejszych kobiet swoich czasów. Na podstawie biustu możemy uzyskać trójwymiarowe wyobrażenie o jej twarzy, która miała dość okrągły kształt. Policzki są lekko pulchne, broda zaokrąglona. Usta nie są szerokie, ale pełne, nos jest normalnej wielkości i okrągły na końcu. Oczy są duże i stoją dość wąsko. Ogólnie rzecz biorąc, twarz oddaje miękkie, zaokrąglone wrażenie.

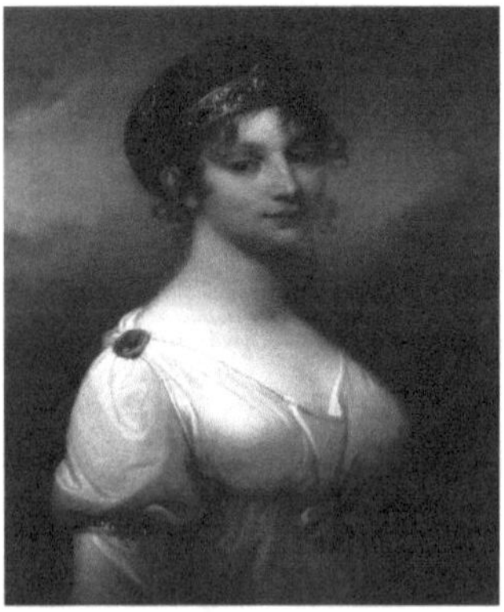

Rys.56: Josef Grassi, "Królowa Luiza Pruska". 1804.
aus: Ribeiro, A: Stawianie czoła pięknu: kobiety malowane i sztuka kosmetyczna, S.212.

Królowa Luiza Pruska, podobnie jak jej siostra Friederike, była uważana za bardzo piękną, dzięki czemu wokół niej rozwinął się prawdziwy kult. Hrabina Voss odnotowała w swoim dzienniku: "księżniczka koronna miała piękny wzrost, jej wygląd był zarówno szlachetny, jak i uroczy, każdy, kto ją widział, czuł się nieodparcie pociągnięty i urzeczony.[306] Na zdjęciu (Ryc. 56) duże oczy patrzą na nas w twarz w kształcie serca, dobrze wyściełaną. Nos ma końcówkę skierowaną ku górze, usta są w kształcie serca, broda jest spiczasta.

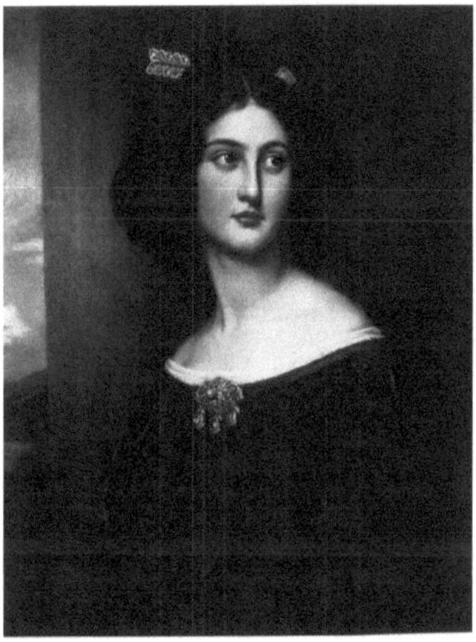

Rys.57: Joseph Stieler, "Nanette Heine". 1829.
aus: Ribeiro, A: Stawianie czoła pięknu: kobiety malowane i sztuka kosmetyczna, S.231.

Portret Nanette Heine (z domu Kaula, chora. 57) jest również częścią słynnej galerii piękności w pałacu Nymphenburg w Monachium. Ludwig I zlecił malarzowi Josephowi Stielerowi wykonanie portretów 36 pięknych kobiet.
Siedząca ma idealnie owalną twarz, co skutkuje dość krótkim czołem i dłuższą brodą. Punktem centralnym są duże oczy i wydłużony wąski nos, usta są dość małe. Ze względu na absolutnie owalny kształt twarzy, kości policzkowe są prawie niewidoczne, a więc środkowa część twarzy wydaje się płaska po bokach. Ramiona wydają się zwisające, skóra jest wyraźnie blada.

[306]www.koenigin-luise.com

4.7 Realizm

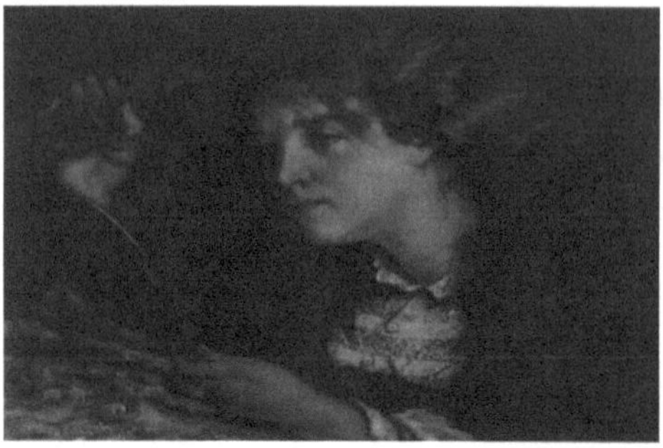

Rys.58: Gustave Courbet, "Portret Jo (La belle Irlandaise)". 1866.
aus: Ribeiro, A: Stawianie czoła pięknu: kobiety malowane i sztuka kosmetyczna, S.247.

Piękna Irlandka z Courbet, przedstawiona na rysunku 58, reprezentuje Jo Hiffernana, kochanka Jamesa McNeilla Whistlera[307]. W półokrągłym profilu widzimy ogólne średnie rysy twarzy (wąski, średniej wielkości nos, średniej wielkości oczy i usta), na które Jo patrzy w lustrze. Skóra wydaje się bardzo biała w przeciwieństwie do rudych włosów.

4.8 Prerafaelity

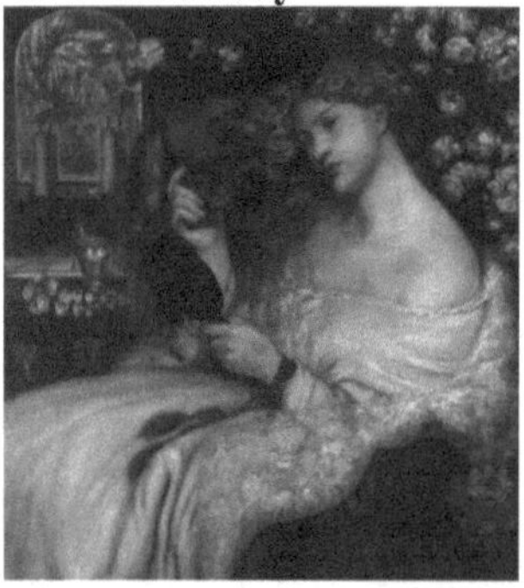

Rys.59: Dante Gabriel Rossetti, "Lilith". 1867.
aus: Ribeiro, A: Zmierzając się z pięknem: kobiety malowane i sztuka kosmetyczna, S.263.

---

[307]Ribeiro A: Zmierzyć się z pięknem: kobiety malowane i sztuka kosmetyczna. New Haven, Conn.: Yale University Press (2011) 247

Rossetti był malarzem, który współtworzył grupę Pre-Raphaelite. Namalowana powyżej mityczna postać "Lilith" była pierwszą kobietą Adama, która, jako symbol zmysłowości i niezależności, stoi w przeciwieństwie do Ewy. Fanny Cornforth była modelką dla obrazu. Swineburnes pisze w 1868 roku w "Notatkach z wystawy Akademii Królewskiej": "senny splendor obrazu jest szatą graficzną pasującą do idei wcielonej w bezbłędną cielistą urodę i niebezpieczeństwo przyjemności nieuniknione".[308]
Na zdjęciu, otwarte włosy i pełne usta z bardzo szerokim i zaokrąglonym łukiem amorowym górnej wargi natychmiast przyciągają wzrok. W sumie kompozycja twarzy przypomina "La belle Irlandaise" Courbeta (Rys.58).

4.9 Symbolika

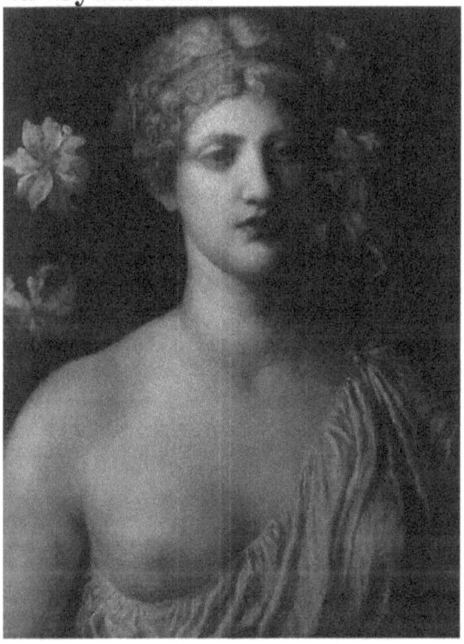

Rys.60: George Frederic Watts, "The Wife of Pygmalion". 1868.
Na zewnątrz: Prettejohn, E: Beauty and art 1750-2000, s. 141.

Obraz Wattsa, oparty na posągu, który znalazł w piwnicy Ashmolean Museum w Oxfordzie, jest[309]rzeźbą Pigmaliona. Historia z Metamorfoz Owidiusza (10. książka) mówi, że rzeźbiarz stworzył posąg, w którym się zakochał, bo był tak piękny. Wenus następnie przekształciła ten

[308]Ribeiro A: Stawianie czoła pięknościom: malowane kobiety i sztuka kosmetyczna. New Haven, Conn.: Yale University Press (2011) 262
[309]Prettejohn E: Beauty and art 1750-2000. Oxford: Oxford University Press (2005) 140/141

posąg w żywą kobietę na jego prośbę, która później otrzymała imię Galatea. Na zdjęciu widać, że starożytny posąg nie ożył jeszcze do końca: skóra jest szarawo blada, oczy nadal wyglądają trochę bezdusznie. Jednak antyczny kanon o proporcjach idealnych twarzy jest łatwo widoczny na twarzy. Nos (mierzony w nozdrzach) jest tak szeroki, jak odległość między dwoma wewnętrznymi kącikami oczu, usta są około półtora raza szersze od nosa. Dolna połowa twarzy może być podzielona na trzy równe części (część nosowa od dołu do ust, część ustna do górnej strony wgłębienia, wgłębienia do brody). Całą twarz można podzielić na cztery równe części (pierwsza część: podbródek do spodniej części nosa, druga część: Dolna część nosa do poziomej linii oczu, mierzona u nasady nosa, sekcja trzecia: pozioma linia między oczami (mierzona u nasady nosa) a czołem na linii włosów, sekcja czwarta: czoło do korony). Proporcje te znajdują się również na Wenus de Milo (rysunki 2 i 15).
Ze względu na sztywne proporcje, czoło wydaje się bardzo krótkie w dzisiejszych standardach, a nos dość duży. Również okolice podbródka wydają się nieproporcjonalne, twarz i szyja są mięsiste.

4.10 Nowoczesność i postmodernizm

Ponieważ od tej pory style takie jak ekspresjonizm, kubizm, futuryzm, sztuka abstrakcyjna, dadaizm i surrealizm rozwinęły się w historii sztuki i nie możemy już dłużej opierać się na łatwo rozpoznawalnych portretach dla naszych celów, będziemy odtąd korzystać z medium fotografii.

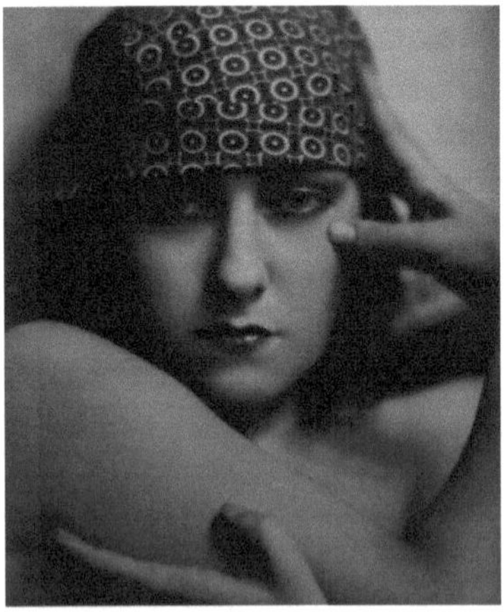

Rys.61: Gloria Swanson, lata dwudzieste.

aus: Carbone, TA (Hrsg.): Młodzież i piękno: sztuka amerykańskich lat dwudziestych. Ausstellungskatalog des Brooklyn Museum, New York, Umschlagbild innen.

Gloria Swanson (rys. 61) była jedną z najsłynniejszych i najbardziej zasłużonych gwiazd kina niemego lat dwudziestych XX wieku, ale potrafiła się też zaznaczyć później w filmie dźwiękowym. Jednak bez dźwięku twarze gwiazd musiały być bardzo wyraziste, aby móc w ogóle reprezentować jakiekolwiek uczucia.

Odpowiadała ona ideałowi lat 20-tych: charakterystyczne dla niej są przede wszystkim usta w kształcie małego serca, które zostały podkreślone przez szminkę jeszcze w swojej formie. Nos był raczej okrągły, a oczy nie były tak duże w stosunku do reszty twarzy, jak w starożytności i renesansie. Krótko ścięte włosy i sukienki, które nie podkreślały talii, były również cechą charakterystyczną "Ryczących lat dwudziestych", które chciały zerwać z konwencjami i tradycjami.

W zdecydowanym przeciwieństwie do tego były lata 50. Po wojnach światowych ludzie chcieli wrócić do normalności, lata dwudzieste z ich nowoczesnością i wszystkimi swoimi dziwnymi jazzowymi tonami zostały zapomniane. Ideałem piękna była oczywiście kobieta: okrągłe kształty ciała, dłuższe włosy.

Twarz ówczesnych ikon piękności, takich jak Marilyn Monroe (rysunki 62 do 64) czy Doris Day, ma cechy, które są dziecięce dla dzisiejszego języka: duże oczy, mały nos, pełne usta.

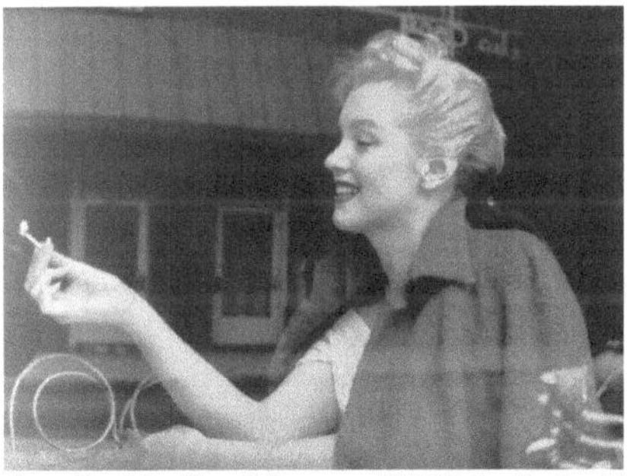

Rys.62: Marilyn Monroe, "W Salonie Lodów". 1950s.

Na zewnątrz: De Dienes, A: Marilyn str.165.

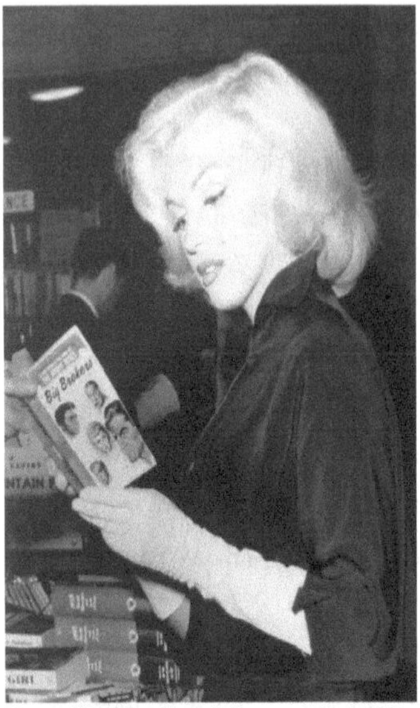

Rys. 63: Marilyn Monroe, lata 50.

Na zewnątrz: De Dienes, A: Marilyn, str.168.

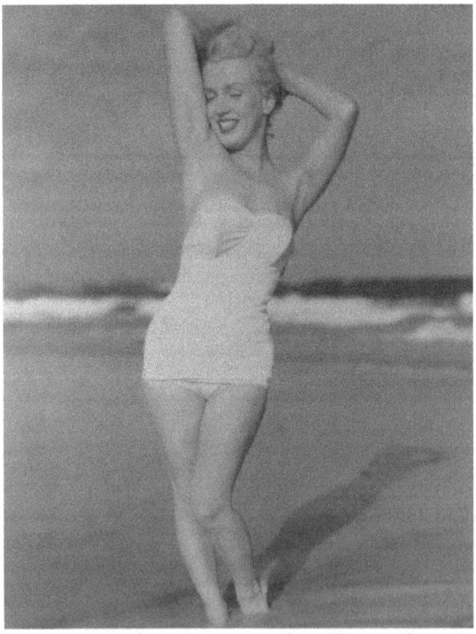

Rys.64: Marilyn Monroe, "At Tobey Beach, Long Island". 1949.

Na zewnątrz: De Dienes, A: Marilyn, str.157.

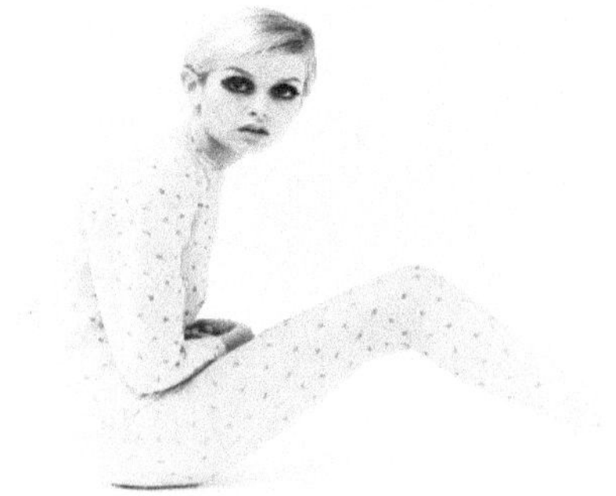

Rys.65: Twiggy, lata sześćdziesiąte.

z: http://www.allposters.de/-sp/Twiggy-Famous-Model-of-the-Sixties-Turned-Actress-Poster_i3720098_.htm

Twiggy weszła w nową erę: z androgyniczną, kręconą sylwetką i krótkimi włosami, wyglądała mniej kobieco niż Marilyn Monroe (patrz rys. 64), ale raczej chłopięco. Duże oczy, które nadal są podkreślone w swojej wielkości przez makijaż, bardzo mały nos, blade, niepozorne usta i krótki podbródek tworzą jej rysy twarzy.

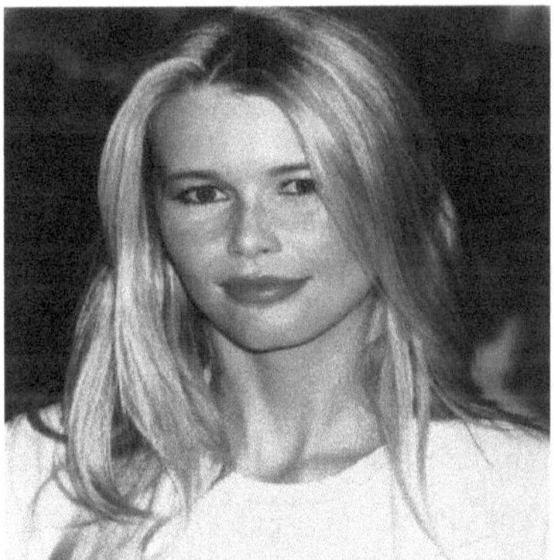

Rys.66: Claudia Schiffer, top model z początku lat 90.

z: http://www.allposters.de/-sp/Claudia-Schiffer-Poster_i990161_.htm

Twarz Claudii Schiffer wydaje się być bardzo dziecinna. Patrząc na rysy twarzy, oczy, nos, usta, szczególnie zauważalne jest to, że duże usta dominują na twarzy. W związku z tym, twarz nie ma bardzo dużych oczu, nos jest bardzo mały (i dlatego jest jedyną naprawdę "dziecinną" cechą). Czoło nie jest okrągłe, ale proste, podbródek lekko kątowy.

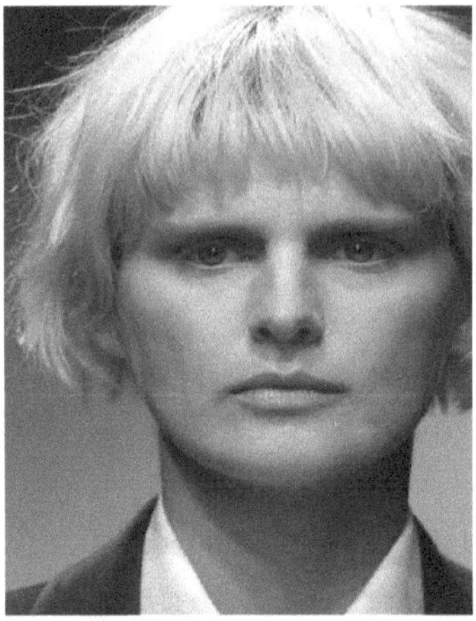

Rys.67: Stella Tennant, top model z końca lat dziewięćdziesiątych.

z: http://dressme-models.blogspot.de/2011/12/stella-tennant.html

iStockphotos.com

Twarz Stelli Tennant wydaje się bardzo androgyniczna. Nos zwęża się ku górze, aż do korzenia nosa prawie na całej szerokości, tak że oczy wydają się głęboko osadzone i wąskie. Brwi nie są wygięte w łuk, ale proste i wystające ponad oczodoły. Nadaje to twarzy męski wyraz, ponieważ wyraźne wybrzuszenia brwi są męskim rysem twarzy. Tylko usta z zakrzywionym łukiem amorowym górnej wargi wydają się kobiece. Sama twarz ma dość kątowy kształt z wyraźnymi kośćmi policzkowymi. Kształty ciała Stelli Tennant na Rysunku 68 są niezwykle chude. W przeciwieństwie do bardziej kobiecych form Claudii Schiffer, przypominają one Twiggy. Stella Tennant (1,80m) jest jednak znacznie wyższa od Twiggy (1,68m), więc proporcje są jeszcze bardziej nietypowe: Żebra i kości miednicy są wyraźnie widoczne, piersi są dziewczęco małe, stawy łokciowe są grubsze niż obwód ramienia.

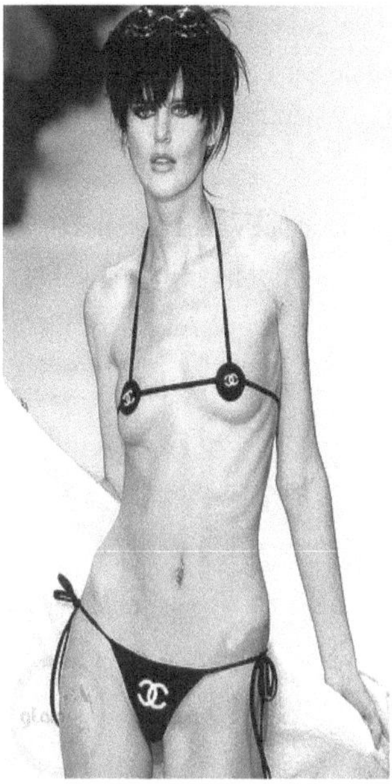

Rys.68: Stella Tennant, top model z lat 90-tych.

z: http://dressme-models.blogspot.de/2011/12/stella-tennant.html

iStockphotos.com

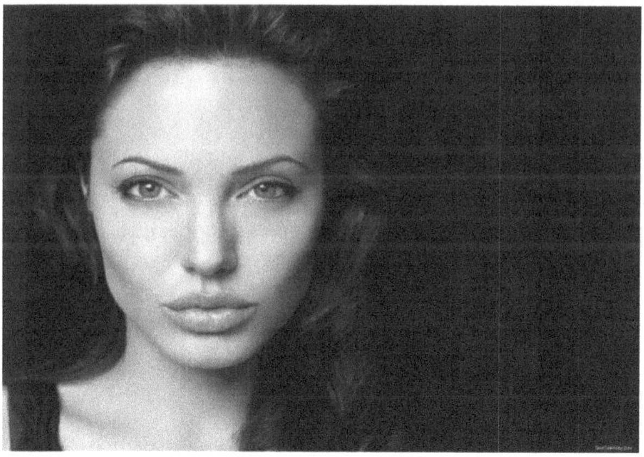

Rys.69: Angelina Jolie, gwiazda filmowa.

z: http://3.bp.blogspot.com/-GHmZjCJszMU/T7fApK3wAPI/AAAAAAAAFjM/xjOSKG2-zTc/s1600/angelina_jolie_+taking+lives.jpg

Angelina Jolie, uznana przez magazyn Forbes za najważniejszą gwiazdę na świecie w 2009 roku, ma twarz z bardzo wysokimi kośćmi policzkowymi i małym, kanciastym podbródkiem z kanciastą częścią szczękową. Oczy, a w szczególności usta (buziaki dolnej wargi) są przewymiarowane, również nos jest dość wydatny.

Podobne cechy znajdują się również w przedstawionych poniżej modelach Luca Gadjusa (Ryc. 70) i Julii Stegner. Dominujący ideał ciała wyraźnie widać na fotografii Julii Stegner (Ryc. 71): bardzo wysoki i bardzo cienki.

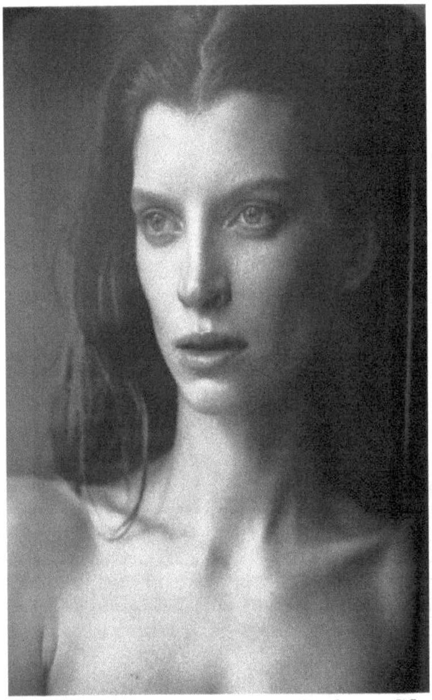

Rys.70: Luca Gadjus, model górny. Sfotografowany przez Petera Lindbergha.

Na zewnątrz: Vogue Niemcy, numer 6/2012, s.134.

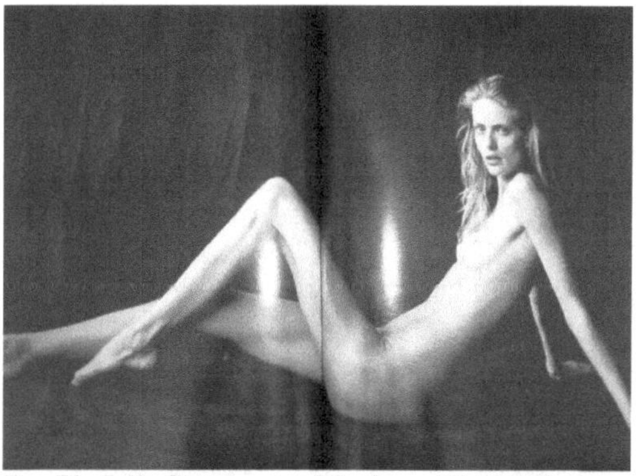

Rys.71: Julia Stegner, model górny. Sfotografowany przez Petera Lindbergha.

Na zewnątrz: Vogue Niemcy, numer 6/2012, s. 146/147.

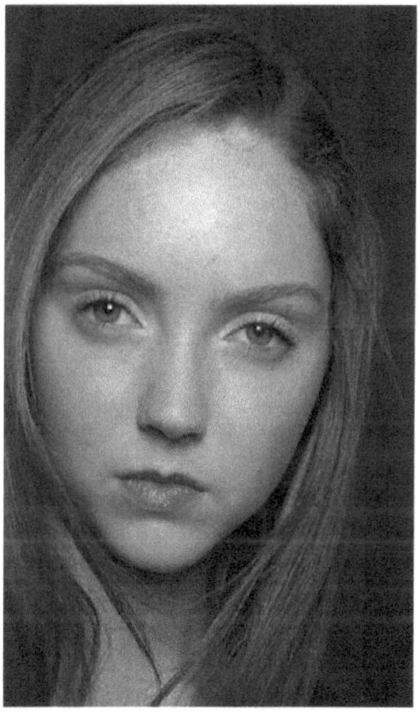

Rys.72: Lily Cole, model górny.

aus: http://fashionista.com/2007/07/lily-cole-fashion-critic/

Ostatnio można było zaobserwować zmianę na płaskie twarze, których centrum wzroku znajduje się niezwykle daleko od oczu, a nos i usta są niezwykle małe. Dobrze widzimy tę konfigurację funkcji w obliczu Lily Cole (Rys. 72).

Kate Moss (rysunki 73 i 74) również ma podobną kompozycję twarzy: mały nos, małe usta, oczy szeroko rozstawione i w jej przypadku lekko pochylone. Jednak Kate Moss stała się sławna dzięki swojej chudej, androgynicznej budowie ciała, gdy odkryto ją w wieku 14 lat. Mimo stosunkowo niskiego wzrostu (1,70 m) weszła więc do ligi supermodelek.

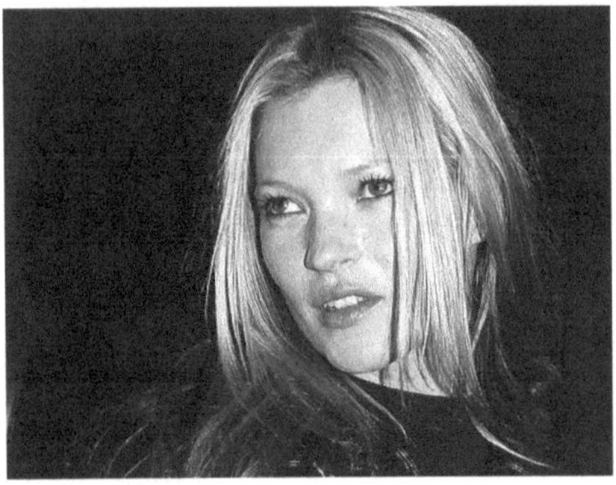

Rys.73: Kate Moss, super model.

z: http://origin.www.mtv.ch/news/kate-moss-abschied-vom-single-dasein-24106/

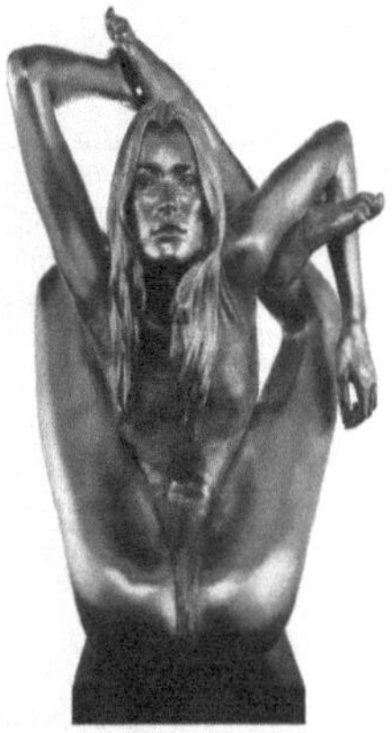

13 Marc Quinn, *Siren*, 2008.
Private collection, © Marc Quinn

Rys.74: Marc Quinn, "Syrena". Naturalnej wielkości figurka Kate-Moss w 18-karatowym złocie.

aus: Ribeiro, A: Stawianie czoła pięknu: kobiety malowane i sztuka kosmetyczna, S.19.

Żywy posąg Kate Moss (Rys. 74) składa się z około 50 kilogramów 18-karatowego złota, co czyni go największym złotym posągiem od czasów starożytnego Egiptu. Przedstawia ona Kate Moss wykonującą ćwiczenia jogi i została zaprezentowana na otwarciu wystawy w British Museum. Artysta, Marc Quinn, chciał[310] stworzyć "rzeźbę osoby, która jest idealnym pięknem chwili".

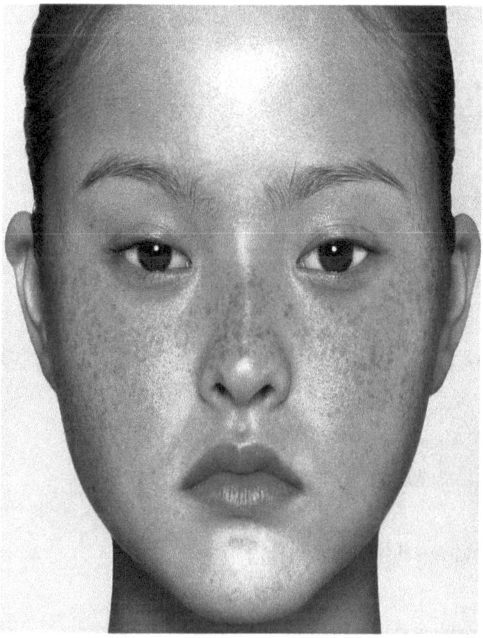

Rys.75: Devon Aoki, model górny.

z: http://2.bp.blogspot.com/_JGL1d34UldU/SxMHSB6w-FI/AAAAAAAABy4/Y0MfuQ0LtWc/s1600/Devon+Aoki+1.jpg

Devon Aoki ma podobne rysy twarzy jak Lily Cole i Kate Moss: okrągła twarz z niezwykle szerokimi oczami (odległość między wewnętrznymi kącikami oczu jest większa niż odległość między dwoma nozdrzami), bardzo mały nos i małe usta. Devon Aoki jest półazjatycki, więc tak jak Kate Moss przy okazji (choć kaukaska), oczy są lekko pochylone, epicanthus medialis (wewnętrzna zmarszczka oka) typowa dla Azjatów jest tylko nieznacznie zaznaczona. Ma typowe dla Azjatek powieki, które mają również Kate Moss i Claudia Schiffer, choć żadna z nich nie jest Azjatką. Opadające powieki nie są uważane za szczególnie piękne, ponieważ

[310]http://www.people.com/people/article/0,,20222188,00.html

wizualnie zmniejszają rozmiar oka. Usta Aoki są lekko wygięte w dół, nadając twarzy lekko pogardliwy, arogancki wyraz. Co więcej, model ten ma piegi, których za wszelką cenę unika się w krajach azjatyckich.

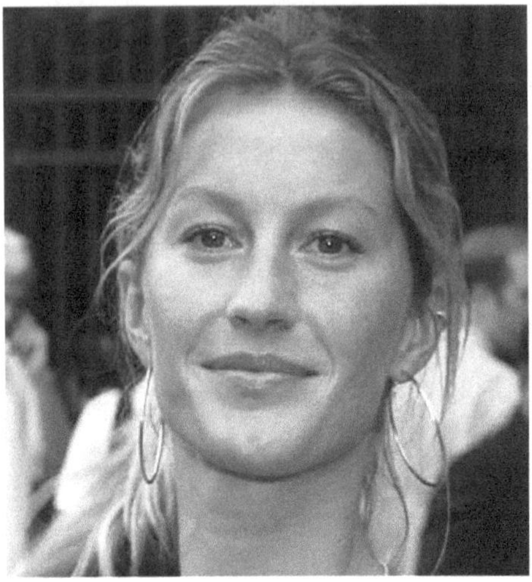

Rys.76: Mankiet Gisele, model górny.
z: http://shambossy.com/wp-content/uploads/gisele-buendchen.jpg

Gisele Bündchen, z rocznymi zarobkami w wysokości 45 milionów dolarów (źródło: magazyn Forbes), jest obecnie zdecydowanie najlepiej zarabiającym modelem. Ma również lekko opadające powieki, ale w przeciwieństwie do twarzy Kate Moss, Devon Aoki i Lily Cole jej oczy są dość wąskie (odległość między wewnętrznymi kącikami oczu jest mniejsza niż odległość między dwoma nozdrzami), same oczy nie są zbyt duże. Nos nie jest mały i również lekko zakrzywiony, ale usta są bardzo duże i szerokie w stosunku do oczu i nosa. Kształt twarzy jest owalny, jak w przypadku Karoliny Kurkovej pokazanej na ryc. 77.

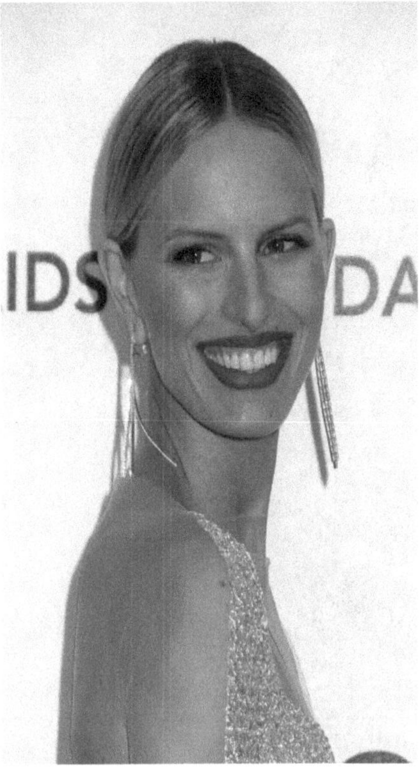

Rys.77: Karolina Kurkova, model górny.

Z: http://gogirlblog.de/blog/heidi-klum/heidi-klum-gegen-karolina-kurkova-hat-sie-uberhaupt-eine-chance/

Karolina Kurkova (Ryc. 77) ma również, podobnie jak Gisele Bündchen (Ryc. 76), dość wąskie oczy, większy, lekko zakrzywiony nos i proporcjonalnie bardzo duże, widoczne usta. Proporcje twarzy Gisele Bündchen i Karoliny Kurkovej są w dokładnie odwrotnej relacji do standardów piękna renesansu z ideałem dużych oczu i małych ust. Idealnie wyważone twarze antyku, średniowiecza, renesansu, rokoko i późniejszego klasycyzmu różnią się od twarzy takich modeli jak Kate Moss, Devon Aoki czy Lily Cole, których twarze mają duże oczy i małe usta, ale bardzo małe nosy. Ponadto, oczy Cole'a i Aoki są znacznie bardziej oddalone od siebie niż kiedykolwiek wcześniej, a twarze mają bardzo zaokrąglony (a nie owalny) kształt.

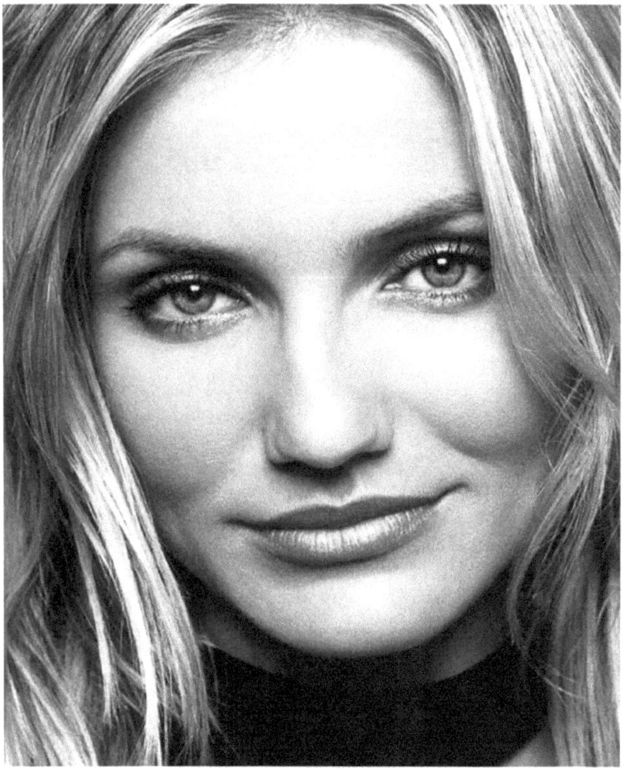

Rys.78: Cameron Diaz, najlepsza aktorka.

aus: http://beinglatino.us/mas/business-2/forbes-celebrity-100-list-features-latinos/

Cameron Diaz jest, jak wspomniano na wstępie, jedną z najwyżej opłacanych gwiazd filmowych w Hollywood. Uznawana jest za symbol płci, mimo że jej nos nie jest idealny, który jest wygięty asymetrycznie na bok ze względu na krzywiznę kości nosowej. Uderzające w jej twarzy są jej jasnoniebieskie oczy.

4.11 Dziwne piękno

Beth Ditto przez pewien czas była również muzą Karla Lagerfelda, podobnie jak modelki Claudia Schiffer i Stella Tennant. Kształt ciała, który jest całkowicie odmienny od panującego ideału urody, przynajmniej powoduje, że człowiek wygląda. Dwa pokazane zdjęcia (rys. 79 i 80) pochodzą z Vogue'a, jednego z wiodących światowych magazynów mody.

W magazynie, w którym normalnie można by się spodziewać ekskluzywnej mody dla bardzo szczupłych osób, ich wzrok wydaje się zaskakujący i niemal groteskowy. Zajmuje pozycję jak nowoczesna "Wenus von Willendorf".

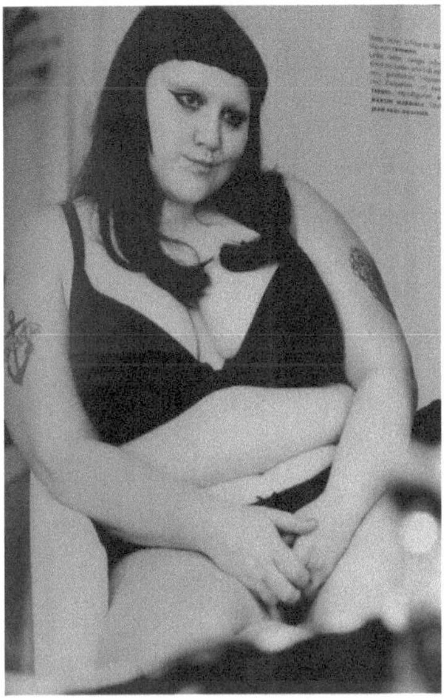

Rys.79: Beth Ditto. Główny wokalista zespołu Gossip.

Na zewnątrz: Vogue Niemcy, numer 6/2012, s.173.

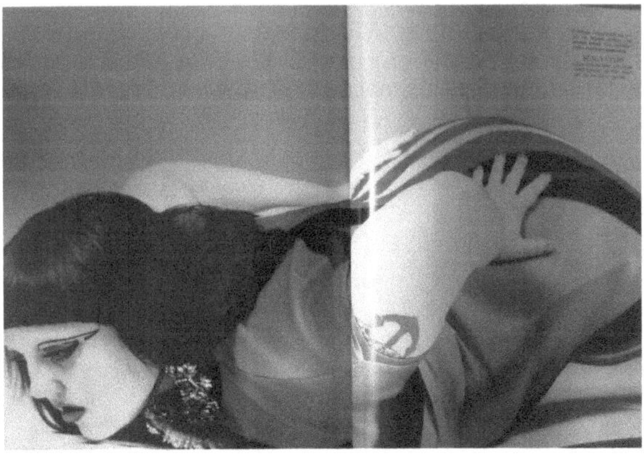

Rys.80: Beth Ditto. Główny wokalista zespołu Gossip.

Na zewnątrz: Vogue Niemcy, wydanie 6/2012, s. 174/175.

Ideał piękna zawsze miał dziwne kwiaty. Stopy Chińczyków były jeszcze związane w ubiegłym wieku (tzw. "stopy lotosu"). Wszystkie palce u rąk i nóg, z wyjątkiem dużego palca, muszą być złamane, aby doprowadzić je do pożądanego kształtu. Ponadto, stopa jest zintegrowana w taki sposób, że tworzy się stopę klubową. Ze względu na utrudnione krążenie krwi, często dochodziło do infekcji i gnicia. Z tak zdeformowanymi stopami, kobiety nie mogły już chodzić prawidłowo. W kategoriach ewolucyjnych okaleczenie to nie ma jednak żadnej wartości zdrowotnej.

Praktyka wiązania nożnego została zakazana przez prawo dopiero na początku XX wieku, aby zakończyć ten zwyczaj. Ponieważ jednak kobiety z "normalnymi" stopami były uważane za niezamężne, nadal praktykowano wiązanie. Dziś jednak zwyczaj ten (także pod wpływem zachodniego ideału piękna) należy do przeszłości.

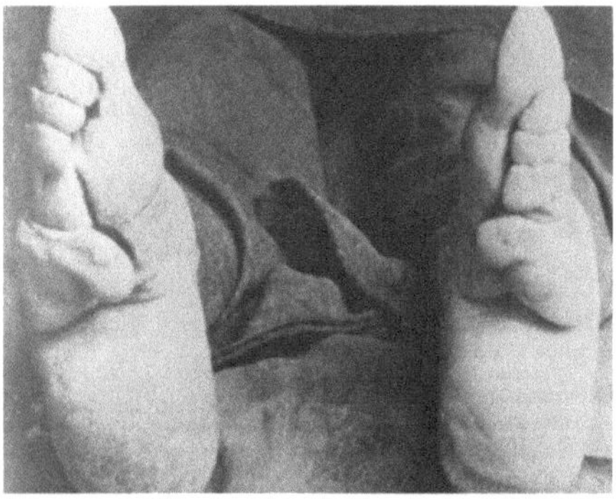

Rys.81: Związane stopy, Chiny.

aus: Hatfield, E und Sprecher, S: Mirror, mirror. The Importance of Looks in Everyday Life, S.233.

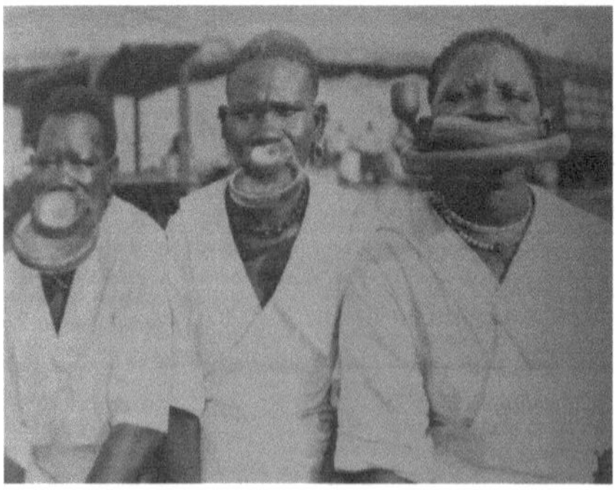

Rys.82: Kobiety z Ubangi.

aus: Hatfield, E und Sprecher, S: Mirror, mirror. The Importance of Looks in Everyday Life, S.8.

Tzw. "wargi talerzowe" afrykańskich kobiet (ilustracja 82) to także trudny do zrozumienia ideał piękna. Dla zachodniego obserwatora, karykaturalnie naciągnięte usta są dziwne, ale dla mężczyzn z plemienia, im większa płyta ust, tym piękniejsza kobieta.
Dalsze deformacje w imię piękna obejmują kształtowanie czaszki za pomocą bandaży. Ta forma "upiększania" była często praktykowana w Ameryce Południowej. Do takich zabiegów upiększających należy również biżuteria w kształcie spirali na szyi i nogach z Padaung w Azji. W kategoriach ewolucyjnych, praktyki te nie są ani szkodliwe, ani korzystne dla zdrowia jako całości. To tylko kulturowe standardy wyglądu.

4.12 Podsumowanie

W tym czwartym rozdziale widzieliśmy zmienność ideału piękna w różnych okresach od antyku do średniowiecza, renesansu, manieryzmu, rokoko, neoklasycyzmu i klasycyzmu, realizmu, prerafaelitów, symbolizmu, modernizmu i postmodernizmu. W tym rozdziale pokazano też kilka dziwnych ideałów piękna, takich jak opasanie stóp przez chińskie kobiety czy poszerzone wargi płytowe afrykańskich kobiet.
Nie tylko te cechy, które były uważane za piękne rysy twarzy, zmieniały się bardzo często, ale również idealne ciało. Raczej umięśnione, korpuśne ciało idealne w starożytności zostało zastąpione w średniowieczu przez bardziej dziewczęcy typ, który odrodził się dopiero w renesansie. W kolejnych epokach ciała kobiet były mniej pełne, ale wciąż bardzo kobiece i dopiero później zostały zastąpione przez sportowy i coraz szczuplejszy ideał. Dzięki ideałowi ekstremalnej smukłości, rozmiar ciała stawał się coraz bardziej istotny.
Ideał twarzy zmienił się kilka razy w konfiguracji funkcji. Podczas gdy w starożytności i renesansie odległości między kącikami oczu, kącikami ust i nozdrzy były w ściśle określonych proporcjach, w takich okresach jak manieryzm, rokoko i realizm ważniejszy był wyraz twarzy lub oczu. Idealna odległość oczu w starożytności i renesansie była znacznie większa niż odległość między wewnętrznymi kącikami oczu w średniowieczu, ale mniej szeroka niż można zobaczyć dzisiaj w niektórych modelach, takich jak Lily Cole. Średniowieczna idealna twarz z dość wąskimi, pozornie pozbawionymi rzęs oczami została uzupełniona wydłużonym, wąskim nosem, bardzo małymi ustami i niezwykle wysokim, zaokrąglonym czołem, które zostało częściowo ogolone. Natomiast antyczna twarz miała równie długi, ale nie wąski, "klasyczny"

nos, duże oczy, krótkie czoło i nieco mięsisty podbródek. Idealne oblicze renesansu musiało mieć lekko nadgryzioną górną wargę do dolnej, ponadto pięknie zaokrąglone czoło, prosty, nie mały nos, duże oczy i raczej wąskie usta. Owalny kształt twarzy został uznany za idealny w późniejszych epokach, takich jak klasycyzm, brwi i rzęsy zostały ponownie podkreślone. Pozostał jednak ideał o bardzo białej skórze i większych oczach.

Modernizm sprzyjał wówczas wyraźnym twarzom, takim jak Gloria Swanson z typowym serduszkowym kształtem, małymi ustami z lat 20. i wysokimi łukowato wygiętymi, oskubanymi lub pomalowanymi brwiami. W epoce postmodernistycznej popularnością cieszyły się takie twarze jak Marilyn Monroe, które dziś klasyfikowalibyśmy jako dziecko: duże oczy, mały nos i pełne usta są charakterystyczne dla nich.

Obecnie można znaleźć obok siebie kilka ideałów twarzy: klasycznie wyglądające twarze, bardzo dziecinnie wyglądające twarze i te, które mocno odbiegają od normalnych zachowań wzrokowych. Te bardzo nietypowe twarze mają cechy, które we wcześniejszych epokach można było nazwać przebarwieniami: oczy zbytnio oddalone od siebie, asymetrie, szczeliny między zębami, piegi, opadające powieki lub wystające uszy.

Ponadto można zidentyfikować nowe kombinacje cech, takie jak raczej wąskie oczy (cecha średniowiecza) w połączeniu z dużymi ustami (w przeciwieństwie do średniowiecza) lub małymi ustami (zgodnie z wymogami średniowiecza) z oczami, które są bardzo odległe. Ale znajdujemy też twarze z dużymi oczami i dużymi ustami (zob. Angelina Jolie) oraz twarze z bardzo małymi nosami (np. Kate Moss), ale także z większymi nosami (Gisele Bündchen, Karolina Kurkova). Formy twarzy sięgają od owalnych do okrągłych, raczej kątowych.

Podsumowując, można stwierdzić, że w dzisiejszych czasach istnieje kilka ideałów piękna równolegle do siebie. Poszczególne cechy, które składają się na piękną twarz, można łączyć na wiele różnych sposobów, dzięki czemu piękne twarze różnią się znacznie w swojej kompozycji w porównaniu do siebie.

5. Omówienie i wnioski

Na początku pracy zadaliśmy sobie pytanie, czym jest piękno. Doszliśmy do wniosku, że zamiast starać się znaleźć stałą definicję o wystarczających i koniecznych cechach, piękno można by znacznie lepiej opisać, stosując do niego pojęcie "rodzinnego podobieństwa" Wittgensteina. Widać, że piękne twarze mogą mieć pewne nakładające się na siebie podobieństwa: jedna twarz ma cechy A, B i C, druga ma cechy C, D i E, tak że obie mają wspólną cechę C. Ale można by też mieć piękną twarz o cechach D, E i F, która nie ma nic wspólnego z pierwszą twarzą (charakterystyka ABC), ale jest związana tylko z pierwszą twarzą przez drugą (charakterystyka CDE). Jednak obie powierzchnie z komponentami DEF i ABC same w sobie nie mają żadnej wspólnej cechy. Na przykład, jeśli cechą charakterystyczną C był mały nos, to można sobie wyobrazić, że twarz bez małego nosa mogłaby być również piękna (na przykład, kombinacja cech DEF).

Tak jak Wittgenstein zinterpretował pojęcie rodzinnego podobieństwa w grach i tym samym porzucił ideę chęci zdefiniowania wspólnej cechy wszystkich gier, tak i my możemy dobrze zastosować podobieństwo rodzinne do pojęcia piękna. W każdej kulturze składniki tego, co sprawia, że twarz jest piękna, mogą być ułożone inaczej. Dzięki teorii podobieństwa rodzinnego Wittgensteina możliwe byłoby również zintegrowanie nowych i różnych rzeczy. Jak widać na przestrzeni wieków, to, co uważane jest za bardzo piękną twarz, faktycznie się zmieniło. Takie podejście pozwala na włączenie do koncepcji także tych brzydkich ("la belle laide"), interesujących i zboczeńców.

Definiowanie pojęć estetycznych, takich jak "piękne" w taki sam sposób jak nieestetyczne wydaje się przynajmniej nie działać. Termin nieestetyczny, taki jak "dotkliwość", może być zdefiniowany przez wystarczające i konieczne cechy. Nie ma to miejsca w przypadku terminów estetycznych. Sibley[311] pisze: " >to jest X, ponieważ...< - a następnie podążać za cechami, które logicznie decydują o przypadku jednoznacznie. Coś takiego nie jest możliwe z estetycznymi terminami. Przykłady z pewnością pomagają nam w zrozumieniu tych terminów, ale nie możemy z tych przykładów czerpać warunków i zasad, niezależnie od tego, jak bardzo są one skomplikowane, które, jeśli będziemy postępować konsekwentnie, pozwolą nam na zastosowanie tych terminów nawet w kilku nowych przypadkach. Jeśli ktoś mówi mi o przedmiocie, który jest naprawdę zgrabny, zrównoważony lub ciasno zbudowany, dlaczego tak jest, jakie cechy to powodują, wciąż mogę się zastanawiać, pomimo tych cech, czy przedmiot

---

[311] Sibley F: Terminy estetyczne. W: Osąd estetyczny. Wkład w językową estetykę analityczną. Nowa biblioteka naukowa 89 (1977) 95

jest naprawdę zgrabny, zrównoważony, itp. Moje rozumowanie można poprzeć w następujący sposób. Ktoś, kto nie rozumie istoty pojęć estetycznych lub jest świadomy swojego braku wrażliwości w sprawach estetycznych, może uzyskać pewne zasady i uogólnienia poprzez wytrwałą pracowitość i ostrą obserwację; poprzez indukcję i inteligentne zgadywanie, może wtedy często powiedzieć właściwą rzecz. Ale nie mógł mieć wielkiej pewności siebie ani wielkiego bezpieczeństwa. Niewielka zmiana przedmiotu może w każdej chwili nieprzewidzianie unieważnić jego obliczenia, a on sam równie łatwo mógł napisać dobry lub zły. Bez względu na to, jak bardzo starał się wypracować szereg spójnych zasad i warunków, w swojej sytuacji będzie mógł jedynie zakładać, że jest całkiem możliwe, że obiekt jest delikatny.[312]

Według Biblii nie możemy stwierdzić, że "przedmiot z pewnością musi być z wdziękiem, jakkolwiek całkowicie mógł być opisany nam jako przedmiot o cechach łaski". [...] Nie tylko może istnieć otwarta lista odpowiednich warunków, ale również może nie być możliwe określenie, ile cech, w których kombinacjach daje zestaw wystarczających warunków. Podobnie, niemożliwe może być sformułowanie precyzyjnych zasad dotyczących stopnia i zakresu, w jakim takie właściwości muszą być realizowane w tych kombinacjach.[313] Wazon jest bladoróżowy, trochę zakrzywiony, lekko plamisty itp., wtedy jest delikatny, musi być delikatny.

Podobnie, jedna twarz może być piękna ze względu na duże oczy i duże usta, podczas gdy inna może wyglądać wulgarnie ze względu na te same cechy. Bardzo wyrównana twarz może być piękna, podczas gdy inna twarz może wydawać się nudna tylko z powodu tej ponadprzeciętnej regularności.

W drugiej zasadniczej części tej pracy zajmowaliśmy się naukowym zapisem właśnie tych cech piękna. Wyniki badań nad atrakcyjnością są z wdzięcznością przedstawiane przez środki masowego przekazu, takie jak telewizja i gazety, jako ciekawy temat mało krytyczny, ale zabawny, dotyczący wszystkich. Ponieważ w ten sposób wchodzą one do powszechnego zasobu wiedzy jako domniemane prawdy, należy dokładnie zbadać podejście i przebieg przedmiotowych badań.

Nawet trywialna literatura podejmuje temat piękna i korzysta z wyników badań naukowych. Na przykład, w bloczce do książki Ulricha Renza "Piękno - nauka sama w sobie" napisano[314]:

---

[312]Sibley F: Terminy estetyczne. W: Osąd estetyczny. Wkład w językową estetykę analityczną. Nowa biblioteka naukowa 89 (1977) 94

[313]Ibidem.

[314]Renz U: Piękno - nauka sama w sobie. (2007) 345 S.

"Dlaczego piękno ma nad nami tak wielką władzę? A jaka jest twoja obietnica? Ulrich Renz odbywa fascynującą podróż przez lśniący świat badań nad atrakcyjnością - i wyjaśnia, co Heidi Klum ma wspólnego z Platonem. Książka w zabawny sposób przedstawia większość znanych opracowań. Jednakże sprzeczności nie są ujawniane, a jedynie wymienione badania po badaniach w formie odpowiedniej do masowego stosowania. Jako przedstawiciel innych raportów tego rodzaju, po raz kolejny staje się jasne, jak bardzo polegamy na dokładności wyników badań naukowych i jak są one następnie przedstawiane szerokiej publiczności. To, co zostało "naukowo" sprawdzone, musi być prawdą. Autor Ulrich Renz pisze: "Na kolejnych stronach dowiedzą się Państwo o najważniejszych wynikach badań nad atrakcyjnością. Poprowadzę ich przez pole badań, których wyniki pomogą namalować zupełnie nowy obraz antycznej tajemnicy. [...] Odpowiedź nauki jest jasna: piękno jest czymś innym niż względnym. We wszystkich warstwach społeczeństwa, we wszystkich kulturach i na wszystkich kontynentach, niezależnie od wieku, zawodu czy płci - wszędzie te same twarze są postrzegane jako atrakcyjne. Zawierają one uniwersalny konsensus, który jednoczy wszystkie czasy i kultury."[315]

Ale jak pokazaliśmy w tej pracy, ten uniwersalny ideał jest wysoce wątpliwy.

W drugiej głównej części pokazaliśmy, że ramy dochodzenia odgrywają zasadniczą rolę w określaniu, jakich wyników można się spodziewać. W większości studiów uwzględniano tylko osoby młode (studenci), tak więc nie było dostępnej pełnej rozpiętości wiekowej do oceny. Takich wyników nie można uogólniać, ponieważ nie dostarczają one ogólnie ważnych informacji na temat preferowanego wieku, jeśli spektrum badania obejmowało tylko osoby młode, a więc i starsze, nie można było w ogóle ocenić. Ponadto organizatorzy badań dokonują preselekcji przy prezentacji twarzy. W celu zapewnienia pewnego spektrum różnych twarzy (od nieatrakcyjnych do bardzo atrakcyjnych), inicjatorzy badania muszą wcześniej wybrać zdjęcia. Istotną rolę odgrywa również rodzaj prezentacji: na ocenę ma wpływ kolejność, w jakiej oferowane są zdjęcia. Wyniki takiego badania muszą być następnie odpowiednio zinterpretowane.

Ponadto, badana w badaniach forma urody to w większości przypadków tylko atrakcyjność seksualna, inne formy urody nie są analizowane.

Nawet po wielu badaniach naukowych nie można określić stopnia, w jakim zawarte w nich cechy atrakcyjności, a mianowicie symetria, uśredniona inteligencja, ekspresja, a także dojrzałość, młodość i cechy z dzieciństwa, są nie do określenia: zbyt duża symetria nie jest

[315]Renz U: Piękno - nauka sama w sobie. (2007) 8/9

preferowana, nie ma też bardzo asymetrycznych twarzy, bardzo wyraźne cechy dojrzałości (takie jak kości policzkowe czy grzbiety brwi) są postrzegane jako brutalne, a nie atrakcyjne, a bardzo przeciętnej twarzy brakuje ekspresji właśnie z powodu tej cechy uśrednionej inteligencji. To, czy twarz, która zawiera wyżej wymienione cechy, jest uważana za bardzo piękną lub atrakcyjną, czy też wydaje się nudna lub nieatrakcyjna z tymi samymi cechami, nie może być zatem wyprowadzona schematycznie z badanych struktur twarzy jako takiej.

Aby dowiedzieć się, czy istnieje preferencja dla takich cech jak symetria czy przeciętność, twarze muszą być sztucznie stworzone, ponieważ nie istnieje 100% symetria twarzy. Twarze te, wytworzone na komputerze, często wydają się bardzo sztuczne i mimiczne, dlatego też wydaje się wątpliwe, do jakiego stopnia ocena takich rysów twarzy może być uznana za znaczącą. Preferowanie symetrii jako takiej wynika również z badań na zwierzętach, w których mierzony jest sukces reprodukcyjny lub krycia zwierząt symetrycznych (symetria oznacza na przykład symetryczne skrzydła owada lub ptaka). Ignoruje to fakt, że np. owad o symetrycznych skrzydłach lepiej radzi sobie również w locie. Dlatego też wybór symetrycznego owada nie musi spełniać kryteriów estetycznych. Meta-analizy badań symetrii, w których wyniki różnych badań są łączone, często operują różnymi wskaźnikami, które nie pozwalają na uzyskanie użytecznego standardu poprzez sumowanie tych bardzo różnych wskaźników.

W niniejszym opracowaniu wykazano, że argumentacja badań jest często niejednoznaczna. Na przykład, w badaniu badającym związek pomiędzy asymetriami a problemami psychologicznymi, początkowe pytanie nie dotyczyło faktu, że badane asymetrie mogą nie być wskaźnikiem problemów psychologicznych (taka była hipoteza kierownika badania), ale że problemy mogły się rozwinąć jedynie w wyniku istniejącej asymetrii (i związanego z nią negatywnego postrzegania przez innych). Stwierdzone w tym badaniu korelacje były często nieistotne lub wręcz sprzeczne.

Innym punktem widzenia poruszonym w tej pracy było to, że to, co jest piękne, to co ma biologiczną wartość funkcjonalną. Jeśli przyjmiemy argument, że piękno lub atrakcyjność ma charakter sygnału biologicznego dla dobrych genów, musielibyśmy założyć, że 1) Ludzie, którzy mają twarze o określonych cechach, faktycznie mają lepsze usposobienie genetyczne, 2) twarze o takich cechach są również oceniane jako ogólnie piękniejsze i 3) powodem tej oceny jest nieświadomie 1).

Nie zostało jeszcze udowodnione, że piękne osoby rzeczywiście mają lepszy makijaż genetyczny (ad 1.), a ocena ich urody opiera się nieświadomie na tych kryteriach (ad

3.)). Również 2.) wydaje się wątpliwe, ponieważ istnieją twarze odbiegające od tych cech, które mimo wszystko lub tylko z tego powodu, oceniane są jako piękne (np. Charlotte Gainsbourg, Cameron Diaz).
Można również wykazać, że tak zwane badania międzykulturowe mają znaczne braki. W badaniach ocena wyników statystycznych i korelacji została błędnie zinterpretowana (na korzyść postawionych hipotez), a stwierdzone korelacje były zwykle przeszacowane. Często badania te obejmowały narody spoza zachodniego obszaru kulturowego z prawie wszystkimi innymi narodami, więc nie można mówić o "międzykulturowym".
Wykazano również, że wrodzony ideał piękna jest wątpliwy. Badania nad niemowlętami, o których mowa w niniejszej pracy, mające na celu ustalenie, czy dzieci przez dłuższy czas patrzyły na atrakcyjne twarze (a tym samym mogły wskazać na ideał tkwiący w człowieku od urodzenia), okazały się mniej wiarygodne przy bliższym przyjrzeniu się. Kryterium wydłużenia czasu patrzenia nie jest wiarygodnym kryterium, aby niemowlęta rzeczywiście dłużej patrzyły na twarz, ponieważ jest ona piękniejsza. Innymi słowy, czas spędzony na szukaniu nie jest identyczny z uwagą, a uwaga nie jest pewnym kryterium piękna. Jest to tylko przypuszczenie badaczy.
Ogólnie rzecz biorąc, szczegółowa prezentacja badań i teorii wykazała, że gromadzenie danych i interpretacja uzyskanych wyników badań są wątpliwe i że nie ma wyraźnych dowodów na istnienie uniwersalnego i międzykulturowego ideału.

W trzeciej głównej części przedstawiliśmy krótki przegląd myśli Darwina na temat teorii ewolucji jako podstawy historycznej, ponieważ nowsze teorie są postrzegane jako przedłużenie obszernej pracy Darwina. W tym kontekście omówiono Zasadę Upośledzenia (Zahavi) oraz Teorię Inwestycji Macierzystych (Trivers).
Zasada upośledzenia Zahaviego jest rozumiana głównie jako ewolucyjne wyjaśnienie selekcji seksualnej. Cechy estetyczne są interpretowane jako utrudnienia, które sprawiają, że skład genetyczny użytkownika jest rozpoznawalny dla odbiornika sygnału. Na przykład, duże koło pawie staje się dla użytkownika utrudnieniem, ponieważ bardzo duże koło może być osiągnięte tylko przez silnego użytkownika. Jednak obliczenia matematyczne Maynarda Smitha wykluczyły, że zasada upośledzenia może funkcjonować jako model pod warunkiem dziedziczności. Ponieważ jednak na przykład pawie koło jest cechą dziedziczną, nie można tego wytłumaczyć teorią niepełnosprawności. Chociaż nie można wykluczyć, że upośledzenia niedziedziczne mogą również wskazywać na sprawność i być kryteriami wyboru przy wyborze partnera, to jednak ogromnie osłabia to argument zasady upośledzenia.

Teoria inwestycji rodzicielskich nie jest wyjaśnieniem piękna jako takiego, ponieważ rozumie, że kluczową zmienną selekcji płciowej jest wyłącznie wysiłek rodzicielski, który mężczyźni lub kobiety muszą zainwestować w swoje potomstwo. Pozostaje niejasne, w jakich warunkach estetycznych wybierana jest dokładnie ta czy inna osoba. Teoria ta została opracowana na podstawie niektórych populacji zwierząt, takich jak muchy owocowe, i dlatego nie może być łatwo przeniesiona na ludzi. Fakt ten nie jest jednak brany pod uwagę przez niektórych badaczy, np. Shackelforda, który chce wyjaśnić znaczenie męskiej symetrii jako sygnału sprawności w ramach praw rodzicielskiej teorii inwestycji.

Tak więc, jak wyjaśniono w pierwszych trzech głównych częściach, wrodzony, niezmienny i uniwersalny lub czysto biologicznie interpretowalny ideał piękna jest bardzo wątpliwy. Okazało się, że cechy pięknej twarzy nie są dokładnie określone w ich kompozycji i są częściowo sprzeczne. Nie da się ustalić "jednej" pięknej twarzy. W tej pracy chcieliśmy, oprócz tego negatywnego stwierdzenia, złożyć pozytywne oświadczenie dotyczące zmienności ideału piękna. Poprzez przegląd historyczny od antyku do średniowiecza, renesansu, manieryzmu, rokoka, neoklasycyzmu i klasycyzmu, realizmu, prerafaelitów, symbolizmu, modernizmu i postmodernizmu, mogliśmy pokazać jak bardzo ideał piękna zmienił się na przestrzeni wieków. W czwartej części wykorzystaliśmy portrety i zdjęcia, aby pokazać, że ideał był i jest bardzo zmienny.

Starożytność i renesans były bardzo przekonane o doskonałości proporcji i dlatego dokładnie regulowały stosunek odległości między kącikami oczu, kącikami ust i nozdrzy. Jednak to, co w starożytności uważano za idealną odległość między wewnętrznymi kącikami oczu, było znacznie szersze niż to, co w następnym średniowieczu uważano za piękne, tak że idealna twarz w średniowieczu charakteryzowała się bliższymi oczami. Piękna średniowieczna twarz powinna mieć również wydłużony, wąski nos, bardzo małe usta i niezwykle wysokie, zaokrąglone czoło, które w późnym średniowieczu było nawet golone przy linii włosów w tym celu. Natomiast starożytna twarz miała dość krótkie czoło, szerszy podbródek i wydłużony "klasyczny" nos, który, ponieważ u nasady nosa był ledwo zwężony, wydawał się dość szeroki. Idealne oblicze renesansu było ponownie silnie zorientowane na starożytność i przepisane proporcje twarzy, ale przyjęło również części z czasów średniowiecza, takie jak zaokrąglone, wysokie czoło i dość wąskie usta. Ponadto, renesansowe piękno powinno mieć lekko nadgryzioną wargę górną w stosunku do wargi dolnej, a ponadto prosty, nie mały nos i duże oczy.

Epoka manierystyczna, rokokowa i realistyczna natomiast przypisała najważniejszą jakość piękna przede wszystkim wyrazowi twarzy. Owalny kształt twarzy w klasycyzmie uważany był przez panie za godny pozazdroszczenia, a brwi i rzęsy znów były bardziej widoczne. Jednak bardzo biała skóra nadal była uważana za idealną.
Modernizm, również poprzez pojawienie się bardziej abstrakcyjnych stylów sztuki i filmu niemego, uczynił ze swoich ikon piękna niezwykle wyraziste twarze. Usta w kształcie serca, małe usta i dramatycznie zakrzywione, pomalowane lub oskubane w kształt cienkie brwi były znakiem rozpoznawczym lat 20-tych XX wieku.
Po drugiej wojnie światowej za Marilyn Monroe pojawiły się twarze o dużych oczach, małym nosie i pełnych ustach, które odpowiadały schematowi dziecka i ukazywały odpowiednio nieszkodliwy wzór kobiety.
Ideał ciała poddany został również silnej transformacji. W czasach starożytnych ciało było wyidealizowane muskularnie, ale z małą, jędrną podstawą brzuszną. Natomiast w średniowieczu za piękne uważano niezwykle smukłe, niemalże prepublikacyjne ciało o bardzo małych piersiach, ale wyraźnie wybrzuszonym brzuchu przypominającym brzuch ciążowy. Następnie renesans, zgodnie z nazwą, ożywił antyczny model w pełniejszej, bogatszej kobiecej formie. W kolejnych wiekach ciało kobiety pozostawało bardzo kobiece, ale nieco mniej korpulentne niż w renesansie. Mniej więcej w połowie XX wieku powstał ideał, który rozciąga się od bardzo atletycznych i wysportowanych do androgynicznych preferencji ciała bez typowych cech kobiecych, takich jak szersze biodra i większe piersi. Ekstremalnie smukły ideał spotykany dziś kojarzy się również z ponadprzeciętnym rozmiarem ciała.
Choć smukły ideał ciała wydaje się prawie bez alternatywy, to jednak jest odwrotnie w przypadku ideału twarzy: obecnie równolegle do siebie istnieje kilka ideałów twarzy. Jednocześnie obserwuje się klasycznie piękne rysy twarzy, twarze, które służą dziecięcemu schematowi rzeczy, oraz dość kontrastowe cechy, które odbiegają od normalnych nawyków wzrokowych, a tym samym przyciągają uwagę. Te różne twarze charakteryzują się takimi cechami jak asymetria, szczeliny między zębami, opadające powieki, bardzo szeroko rozstawione oczy, piegi czy wystające uszy. Dawna skaza staje się teraz szczególną cechą piękna, podobnie jak miejsce piękna czy "mouche" w XVII/18 wieku.
Istnieją również zupełnie nowe kombinacje rysów twarzy, które są mieszanką ideałów piękna z różnych epok: kształty twarzy wahają się od owalnych do okrągłych do raczej kanciastych, raczej wąskie oczy widziane są w połączeniu z dużymi ustami lub odwrotnie małe usta z bardzo szeroko rozstawionymi oczami, kształty nosa różnią się od bardzo małych do wydłużonych.

Znane układy cech, jak podane w starożytności, średniowieczu i renesansie, są na nowo aranżowane.
Pojedyncze cechy pięknej twarzy i ich kombinacje są więc dziś trudne do zdefiniowania, ponieważ nawet niegdyś nieatrakcyjne cechy i właściwości są uważane za interesujące i atrakcyjne. Pozwala to na indywidualną konstelację niestereotypowych rysów twarzy, które tylko w całości dają w efekcie piękną twarz.

Jednak pytanie o to, czym jest piękno, jest nie tylko czysto akademicko-teoretyczne, ale coraz bardziej istotne społecznie. Nie ulega wątpliwości, że piękno ma ogromne znaczenie w naszym środowisku życia. Piękno zdaje się obiecywać życie obdarzone szczęściem i sukcesem. Świadczy o tym liczba sprzedanych czasopism i magazynów, które zajmują się takimi tematami jak makijaż i kosmetyki, dieta i porady dotyczące kondycji fizycznej, które mają na celu zwiększenie własnej atrakcyjności. Pokazy telewizyjne takie jak "Plain Jane", "Extremely Beautiful", "The Model & the Freak" i "The Swan", gdzie mniej atrakcyjnym mężczyznom i kobietom pomaga się wyglądać bardziej atrakcyjnie poprzez operacje kosmetyczne i wskazówki dotyczące ubioru, lub pokazy takie jak "My beautiful face" i "Beauty & the beast", gdzie można śledzić historie życia ludzi, którzy zostali oszpeceni przez przypadek i w ten sposób okradzeni z ich piękna.
Ale chyba nie ma nikogo, kto dążyłby do piękna dla samego siebie. Wartością piękna jest możliwość dotarcia przez nie do innych dóbr. Na koniec pojawia się pragnienie prowadzenia (i są różne nazwy dla tego) "udanego" życia.
Można by twierdzić, że przyjemne życie samo w sobie stanowi udane życie. Życie poświęcone dążeniu do młodości i atrakcyjnego wyglądu będzie, przynajmniej powierzchownie, życiem oferującym wygody (więcej korzyści społecznych i zawodowych dla danej osoby oraz korzyści, które się z nimi wiążą), a zatem będzie to życie przyjemne. Ale czy naprawdę tak jest? Piękno tylko do pewnego stopnia wydaje się zapewniać w ogóle przyjemne życie. To, co jest konieczne do osiągnięcia lub utrzymania tego piękna, nie wydaje się być przyjemne, nawet jeśli na powierzchni korzyści mogą przewyższać koszty. Niemieckie przysłowie: "Kto chce być piękny, musi cierpieć" opisuje ten fakt. Wygładzanie zmarszczek oznacza cofanie śladów, nawet tych szczęśliwych chwil w życiu, a przynajmniej zmniejszanie ich widoczności. Często trzeba robić bez rzeczy, które inaczej by się chciało robić. Więc to, co obiecuje komfort, nie wydaje się być takim przyjemnym życiem.
Inny, kontrastujący pogląd byłby taki, że tylko sensowne życie może być udane. Jeśli spojrzymy na życie Matki Teresy, na pewno będziemy mogli powiedzieć, że było to życie

sensowne, a jednocześnie nie było przyjemne. W porównaniu z innymi, było to życie cenne, nie tylko dla osoby, która nim żyła. Ale ważne jest również, aby osoba, o której mowa, miała poczucie, że prowadziła udane życie. To, czy równie sensowne jest wypełnianie swojego życia poprzez utrzymywanie atrakcyjnej fizycznie powłoki ciała, jest dyskusyjne.

Z pomocą chirurgii plastycznej można osiągnąć większą pewność siebie, a tym samym pośrednio ułatwić osiągnięcie osobistych celów poprzez zewnętrzne upiększanie. Być może twoje własne talenty będą bardziej przydatne, ponieważ najpierw będziesz miał szansę pokazać je innym. Piękno nie byłoby więc już celem samym w sobie. Ale nie możesz chcieć być kimś zupełnie innym. Zbyt wiele operacji wiąże się z utratą własnej tożsamości i autentyczności. Oczywiście trudno jest powiedzieć, gdzie jest granica. Z ilu operacji i po jakich operacjach dana osoba zmienia się tak bardzo, że nie jest już "rozpoznawana" i może się nie rozpoznać? W "'I want to look like that!': Cosmetic surgery and celebrity culture"[316] Anthony Elliott opisuje kult celebrytów.[317] W jednym z badań, które przytoczył, dwie trzecie wszystkich kobiet w Wielkiej Brytanii byłoby skłonnych poddać się operacji plastycznej, aby osiągnąć pożądany przez siebie wygląd. Elliott pisze: "Prawdopodobnie dziś jednostki coraz częściej biorą celebrytów za przedmiot wiedzy zarówno dla przedstawienia, jak i prowadzenia życia społecznego. Gwiazda i wartość estetyczna idą w parze" [318]i dalej: "To, co uderza, to nie tylko to, jak gwiazdy zmieniają i na nowo kształtują swoją tożsamość, ale jak wiele z nich przyjmuje i rzeczywiście celebruje kulturę nieautentyczności. Jeśli oryginalność i autentyczność były cechami charakterystycznymi tradycyjnych pojęć sławy, to parodia, pastisz i przede wszystkim nagłe przemiany w tożsamości gwiazdy są kluczowymi wskaźnikami współczesnej sławy. (Rojek 2004)."[319]

To, czy pragnienie chirurgii estetycznej jest wywoływane wyłącznie przez media i celebrytów przez nie produkowanych, nie jest kwestią, którą należy się tutaj zająć na większą skalę. Ale to, co jest interesujące w pociągu myślowym Elliotta, to pomysł naśladowania. Zmiana wyglądu związana jest z ponownym wynalezieniem ja, które jednak często wpada w przeciwnym kierunku ze względu na orientację na gwiazdy jako obrazy idealne. Pragnienie przepracowania własnego ciała za pomocą ideałów z pewnego rodzaju hiperrzeczywistego świata, ostatecznie ujawnia własną tożsamość. Jednak nie doświadczamy już osobowości tych

[316]Elliott A: "Chcę tak wyglądać! Chirurgia kosmetyczna i kultura celebrytów. Socjologia kulturowa, opublikowana w Internecie dnia 25.3.2011, DOI: 10.1177/1749975510391583.
[317]Por. Ibid., str. 7.
[318]Por. Ibid., str. 10.
[319]Por. Ibid., str. 6.

gwiazd, a jedynie ich powierzchni. Ten obraz, który widzimy w mediach, jest ideałem piękna w kulturze zachodniej. Ale jak widzieliśmy w tej pracy, wrodzony i międzykulturowy ideał piękna jest niepotwierdzony i również wątpliwy. Ideał, jak pokazaliśmy w czwartej części tej pracy, jest zmienny. Pozytywną stroną jest to, że nie ma właściwie żadnego schematu: "*to* jest miłe", nie ma standardu wszechczasów. Jednak za często zmieniającym się ideałem kryje się jedno niebezpieczeństwo: nie można gonić za ideałem, który trzeba skorygować chirurgicznie co dziesięć lat. Tożsamości nie można zakładać i zdejmować jak przebrania, ponieważ tożsamość nie jest tożsama z fizycznością.

Jednakże, jak już wyraził to Kant formułując swoją normalną ideę, tworzymy pewną średnią z tego, co uważamy za piękne i mniej piękne poprzez porównania z naszym otoczeniem. Ta normalna idea bierze swoje obiekty z doświadczenia, co czyni je "standardem osądu estetycznego": "Ktoś widział tysiąc dorosłych postaci męskich". Jeśli teraz chce ocenić normalny rozmiar, aby oszacować go w sposób porównywalny, to... ...wyobraźnia robi dużą ilość zdjęć... spadają na siebie... a to jest postura dla przystojnego mężczyzny."[320] W ten sposób powstaje średnia wszystkich poglądów, a w niej "leży ta figura normalnej idei przystojnego mężczyzny".[321] Normalna idea to taka, zgodnie z którą tworzone są zasady oceny i standardy, a nie odwrotnie, że normalna idea składa się z wcześniej przestrzeganych zasad. "Ona jest pływającym obrazem dla całego gatunku. ... Ona jest... zasada." [322] To jest więc to, co oznacza reprezentacja przeciętnego, bo "w żadnym wypadku nie jest to cały archetyp piękna w tym gatunku".[323]

W globalnym świecie mediów jesteśmy jednak zalewani twarzami, które w zależności od mody odpowiadają dokładnie danemu ideałowi. Z tych twarzy tworzy się wówczas średnia, która nie występuje w rzeczywistości, ponieważ została już stworzona na bazie sztucznego kolektywu. Niemniej jednak, dokonuje się ukierunkowania na ten standard, co prowadzi do tego, że rzekome "wady" własnego ciała są identyfikowane jako rzekoma przyczyna osobistego nieszczęścia. Rozwiązaniem wydaje się być restrukturyzacja organu. Własna tożsamość jest utożsamiana z wyglądem fizycznym. W procesie tym dochodzi do pomieszania ciała z "ja" jako całością idei idealnego "ja". Rozpoznanie granic jaźni, takimi jakie są naprawdę, może nastąpić

[320]KdU § 17, 57
[321]Por. Ibid., §17, 58
[322]Por. Ibid., § 17, 59
[323]Ibidem.

tylko wtedy, gdy rozwija się samoświadomość. Ale ponieważ wszyscy, wyidealizowani w swojej wyobraźni, chcielibyśmy być ważniejsi, piękniejsi i bardziej inteligentni, ten proces rozpoznawania granic ja jest często wyczerpujący. Obserwując i oceniając nasze własne zachowanie i zachowanie innych wobec nas, dowiadujemy się więcej o sobie i przyczyniamy się do samowiedzy. Trudną częścią tego procesu jest samoakceptacja. Chcemy być kochani, aby uniknąć naszego podstawowego strachu przed samotnością lub wykluczeniem.

W przypadku pożądanych zmian fizycznych, nie cały wygląd gwiazdy jest ukierunkowany na części, ale idealnie tylko na te, które Elliott nazywa "częściami ciała". Idealny mężczyzna lub kobieta składa się więc z różnych części różnych gwiazd. Ale tożsamości nie da się podzielić, nie da się odtworzyć siebie w otwartej skali bez całkowitego ujawnienia własnej autentyczności.

Piękno to nie tylko suma jego części lub pewnych cech. Nie powinno się go zatem postrzegać w wąskich ramach, które dyktują jego dopasowanie. W pracy tej wykazano, że piękno jest znacznie bardziej zmienne niż sugerują to wyniki badań, a uznanie go za zjawisko, które można wyjaśnić wyłącznie biologią ewolucyjną, również nie jest wystarczające. Chcemy być piękni, bo chcemy zaprezentować nasze ego tak idealnie, jak to tylko możliwe. Chodzi o ludzkie pragnienie wyrażania siebie.

"Najlepszą częścią piękna jest to, czego obraz nie może wyrazić."

Francis Bacon

6. Bibliografia

Alvarez G, Ceballos FC, Quinteiro C: The role of inbreeding in the extinction of a european royal dynasty.(2009) PLoS ONE 4(4): e5174. doi:10.1371/journal.pone.0005174

Austin PC, Mamdani MM, Juurlink DN, Hux JE: Testowanie wielu hipotez doprowadziło do fałszywych skojarzeń: badanie objawów astrologicznych i zdrowia. Journal of Clinical Epidemiology 59 (2006) 964-969

Bashour, M.: Historia i aktualne koncepcje w analizie atrakcyjności twarzy. Chirurgia plastyczna rekonstrukcyjna 118 (2006) 741-756

Bauberger S: Co wie nauka? Filozofia nauki. Script University of Philosophy WS 2003/04 (2003) 73 s.

Berra T, Alvarez G, Ceballos FC: Czy na dynastię Darwinów/ Wedgwoodów niekorzystny wpływ miała cosanguinity? BioScience 60 (2010) 376-383

Biblia: Księga Rodzaju, Księga Rodzaju. Stuttgart: Niemieckie Towarzystwo Biblijne (1984)

Brązowy, prokurator okręgowy. (Hrsg.) Cnota i piękno: Leonarda "Ginevra de'Benci" i renesansowe portrety kobiet. National Gallery of Art, Washington. Princeton: Princeton University Press (2001) 236 S.

Burley N: Dzikie zięby zebrowate mają preferencje kolorystyczne. Journal of Animal Behaviour 36 (1988) 1235-1237

Burley N: Manipulowanie proporcjami płci i selekcja pod kątem atrakcyjności. Nauka 211 (1981) 721-722

Burley N: Selekcja płciowa dla cech estetycznych u gatunków z opieką dwupłciowych. The American Naturalist 127 (1986) 415-445

Burley N: Porównanie preferencji kolorystycznych dwóch gatunków zięby estrydowej. Zachowanie zwierząt 34 (1986) 1732-1741

Buss DM: Różnice płciowe w preferencjach ludzkich kolegów: Hipotezy ewolucyjne testowane w 37 kulturach. Nauki o zachowaniu i mózgu 12 (1989) 1-49

Christiansen, K i Weppelmann, S (red.): Twarze renesansu. Arcydzieła włoskiej sztuki portretowej. Katalog wystaw Gemäldegalerie - National Museums w Berlinie i Metropolitan Museum of Art w Nowym Jorku. Monachium: Hirmer Verlag (2011) 420 s.

Carbone, TA (Hrsg.): Młodzież i piękno: sztuka amerykańskich lat dwudziestych. Ausstellungskatalog Brooklyn Museum, Dassas Museum of Art, Cleveland Museum of Art. Nowy Jork: Muzeum Brooklyńskie (2011) 304 S.

Cohen J: Statystyczna analiza mocy dla nauk behawioralnych. Poprawione wydanie. Nowy Jork, San Francisco, Londyn: Prasa akademicka (1977) 474 S.

Krzyż JF, Krzyż J: Wiek, płeć, rasa i postrzeganie piękna twarzy. Psychologia rozwojowa 5 (1971) 433-439

Cunningham MR: Pomiar atrakcyjności fizycznej: quasi-doświadczenia w zakresie socjobiologii piękna kobiecej twarzy. Journal of Personality and Social Psychology 50 (1986) 925-935

Cunningham MR, Roberts AR, Barbee AP, Druen PB, Wu C-H: "Ich wyobrażenia o pięknie są, ogólnie rzecz biorąc, takie same jak nasze": Spójność i zmienność w międzykulturowym postrzeganiu fizycznej atrakcyjności kobiet. Journal of Personality and Social Psychology 68 (1995) 261-279

Cunningham MR, Barbee AP, Pike CL: Czego chcą kobiety? Ocena twarzowo-metryczna wielu motywów w postrzeganiu męskiej atrakcyjności fizycznej. Journal of Personality and Social Psychology 59 (1990) 61-72

D'Ayala Valva, M: Gold-ground: malarstwo od średniowiecza do renesansu = Fondo oro-Gold-ground w malarstwie włoskim od średniowiecza do renesansu Bagno a Ripoli: Scala (2011) 315 s.

Darwin CR: Pochodzenie człowieka: I wybór w odniesieniu do seksu. Londyn: John Murray 2 Bd. (1871), 898 S.

Darwin CR: Pochodzenie człowieka: Wybór w odniesieniu do płci. Londyn: Penguin Classics (2004) 791 S.

Darwin CR: O pochodzeniu gatunku. Tekst wariantowy. Peckham, M. (Hrsg.). Philadelphia: University of Pennsylvania Press (1959) 816 S.

De Dienes, A: Marilyn. Kolonia, Londyn, Los Angeles, Madryt, Paryż, Tokio: Taschen Verlag (2004) 233 s.

Dion KK, Berscheid E, Walster E: Co jest piękne, jest dobre. Journal of Personality and Social Psychology 24 (1972) 285-290

Eldredge N, Gould SJ: Equilibria punktowa: alternatywa dla fizjologicznego gradualizmu. W: Modele w paleobiologii. Schopf, T. (Hrsg.). San Francisco: Freeman, Cooper i Co. (1972) 82-115

Elliott, A: "Chcę tak wyglądać! Chirurgia kosmetyczna i kultura celebrytów, opublikowana w Internecie 25.3.2011, DOI: 10.1177/1749975510391583.

Fausto-Sterling A: Poza różnicą: Feminizm i psychologia ewolucyjna. W: Niestety, biedny Darwin. Rose, H. und S. (Hrsg.). Londyn: Jonathan Cape (2000) 174-189

Galton F: Na portretach kompozytowych, wykonanych poprzez połączenie portretów wielu różnych osób w jedną, powstałą w ten sposób postać. The Journal of the Royal Anthropological Institute 8 (1878) 132-143

Gangestad SW: Selekcja seksualna i atrakcyjność fizyczna. Implikacje dla dynamiki kojarzeń. Natura ludzka 4 (1993) 205-235

Gangestad SW, Thornhill R: Atrakcyjność twarzy, stabilność rozwoju i asymetria wahań. Etyka i socjobiologia 15 (1994) 73-85

Ghirlanda S, Jansson L, Enquist M: Kurczaki wolą pięknych ludzi. Natura ludzka 13 (2002) 383-389

Gould SJ: Wyjątkowa doskonałość spandreli jako terminu i prototypu. Postępowanie Narodowej Akademii Nauk USA 94 (1997) 10750-10755

Grammer K, Fink B, Møller AP, Thornhill R: Darwinian Aesthetics: Selekcja seksualna i biologia piękna. Przegląd biologiczny 78 (2003) 385-407

Hassebrauck M: Ocena atrakcyjności fizycznej. W: Atrakcyjność fizyczna. Hassebrauck, M. i Niketta R. (ed.). Getyngia, Berno, Toronto, Seattle: Hogrefe-Verlag (1993) 29-59

Hassebrauck M: Ocena atrakcyjności fizycznej: Konsensus wśród sędziów? Journal of Social Psychology 14 (1983) 152-161

Hatfield E, Sprecher S: Lustro, mr... Znaczenie spojrzeń w życiu codziennym. Nowy Jork: State University of New York Press (1986) 446 S.

Henss R: Efekty kontekstowe w ocenie atrakcyjności fizycznej. W: Atrakcyjność fizyczna. Hassebrauck, M. i Niketta, R. (eds.) Getyngia, Berno, Toronto, Seattle: Hogrefe-Verlag (1993) 61-94

Iliffe AH: Badanie preferencji w zakresie kobiecego piękna. British Journal of Psychology 51 (1960) 267-273

Jann R: Darwin i antropologowie: selekcja seksualna i jej brak. Badania wiktoriańskie 37 (1994) 287-306

Jones D, Hill K: Kryteria atrakcyjności twarzy w pięciu populacjach. Natura ludzka 4 (1993) 271-296

Kant I: Krytyka mocy osądu. Edition Volume X, W. Weischedel (red.), Frankfurt nad Menem: Suhrkamp Taschenbuch Verlag (1974) 461 s.

Keating CF: Płeć i fizjonomia dominacji i atrakcyjności. Kwartalnik Psychologii Społecznej 48 (1985) 61-70

Kimura M: Neutralna teoria ewolucji molekularnej. Cambridge: Cambridge University Press, (1983) 367 S.

Kottler MJ: Charles Darwin i Alfred Russel Wallace: Dwie dekady debaty na temat selekcji naturalnej. W: Darwinowskie dziedzictwo. W tym obrady Konferencji Stulecia Karola Darwina, Florenckie Centrum Historii i Filozofii Nauki, czerwiec 1982. Kohn, D. (Hrsg.), Princeton NJ: Princeton University Press (1985) 367 - 432

Właściciel R: Asymetria twarzy i ocena atrakcyjności w perspektywie rozwojowej. Journal of Experimental Psychology: Human Perception and Performance 22 (1996) 662-675

Langlois JH, Roggman LA, Casey RJ, Ritter JM, Rieser-Danner LA, Jenkins VY: Preferencje dla niemowląt dla atrakcyjnych twarzy: rudimenty czy stereotyp? Psychologia rozwojowa 23 (1987) 363-369

Langlois JH, Roggman LA: Atrakcyjne twarze są tylko przeciętne. Nauki psychologiczne 1 (1990) 115-121

Langlois JH, Roggman LA, Musselman L: Co jest przeciętne, a co nie jest przeciętne w atrakcyjnych twarzach. Nauki psychologiczne 5 (1994) 214- 220

Markow TA, Clarke GM: Meta-analiza dziedziczności stabilności rozwoju: gigantyczny krok do tyłu. Journal of Evolutionary Biology 10 (1997) 31-37

Marwick, Arthur: Piękno w historii: społeczeństwo, polityka i wygląd osobisty od ok. 1500 roku do chwili obecnej. Londyn: Thames and Hudson (1988) 480 S.

Møller P, Thornhill R: Meta-analiza dziedziczności stabilności rozwojowej. Journal of Evolutionary Biology 10 (1997) 1-16

Møller AP: Preferencje kobiet w zakresie połykania symetrycznych męskich ornamentów płciowych. Przyroda 357 (1992) 238-240

Møller AP: Kobieta preferuje pozornie symetryczne męskie ornamenty w stodole jaskółki Hirundo rustica. Ekologia behawioralna i socjobiologia 32 (1993) 371-376

Palmer AR, Strobeck C: Wahająca się asymetria i stabilność rozwojowa: dziedziczność obserwowalnej zmienności a dziedziczność wnioskowanej przyczyny. Journal of Evolutionary Biology 10 (1997) 39-49

Perrett DI, May KA, Yoshikawa S: Kształt twarzy i oceny atrakcyjności kobiecej. Przyroda 368 (1994) 239-242

Perrett DI, Burt DM, Penton-Voak IS, Lee KJ, Rowland DA, Edwards, R: Symetria i atrakcyjność ludzkiej twarzy. Przyroda 368 (1994) 239-242

Prettejohn, E: Beauty and art 1750-2000. Oxford: Oxford University Press (2005) 224 str.

Renz U: Piękno - nauka sama w sobie. Berlin: Berlin Paperback Publisher (2007) 345 s.

Rhodes G, Sumich A, Byatt G: Czy przeciętne konfiguracje twarzy są atrakcyjne tylko ze względu na ich symetrię? Nauki psychologiczne 10 (1999) 52-58

Rhodes G, Zebrowitz LA, Clark A, Kalick SM, Hightower A, McKay R: Czy przeciętność twarzy i symetria sygnalizują zdrowie? Ewolucja i ludzkie zachowanie 22 (2001) 31-46

Rhodes G, Proffitt F, Grady JM, Sumich A: Symetria twarzy i postrzeganie piękna. Biuletyn i przegląd psychonomiczny 5 (1998) 659-669

Ribeiro, A: Zmierzyć się z pięknem: malowane kobiety i sztuka kosmetyczna. New Haven, Conn.: Yale University Press (2011) 371 S.

Rose S: Escaping Evolutionary Psychology. W: Niestety, biedny Darwin. Rose, H. und S. (Hrsg.), Londyn: Jonathan Cape (2000) 247-265

Samuels CA, Butterworth G, Roberts T, Graupner L, Hole G: Estetyka twarzy: Dzieci wolą atrakcyjność od symetrii. Postrzeganie 23 (1994) 823-831

Shackelford TK, Larsen RJ: Asymetria twarzy jako wskaźnik zaburzeń psychicznych, emocjonalnych i fizjologicznych. Journal of Personality and Social Psychology 72 (1997) 456-466

Sibley, F: Estetyczne terminy. W: Osąd estetyczny. Wkład w językową estetykę analityczną. Nowa biblioteka naukowa 89. Bittner, R. i Pfaff, P (red.). Kolonia: Kiepenheuer & Witsch (1977) 87-110

Simpson JA, Gangestad SW, Lerma M: Postrzeganie atrakcyjności fizycznej: Mechanizmy związane z utrzymaniem relacji romatycznych. Journal of Personality and Social Psychology 59 (1990) 1192-1201

Smith JM: Selekcja seksualna i zasada upośledzenia. Journal of Theoretical Biology 57 (1976) 239-242

Swaddle JP, Cuthill IC: Preferencja dla symetrycznych samców przez samice zięby zebrowatej Natura 367 (1994) 165-166

Swaddle JP, Cuthill IC: Asymetria i atrakcyjność ludzkiej twarzy: symetria nie zawsze może być piękna. Postępowanie Royal Society of London: Seria B, 261 (1995) 111-116

Thornhill R, Gangestad SW: Atrakcyjność twarzy. Trendy w naukach poznawczych 3 (1999) 452-460

Thornhill R, Gangestad SW: Human facial beauty: Średnia, symetria i odporność na pasożyty. Natura ludzka 4 (1993) 237-269

Thornhill R: Samice preferują feromon samców o niskiej asymetrii wahań u skorpiona japońskiego (Panorpa japonica: Mecoptera). Ekologia behawioralna 3 (1992) 277-282

Trivers R: Inwestycje rodzicielskie i selekcja seksualna. W: Selekcja seksualna i pochodzenie człowieka. Campbell, B. (Hrsg.), Chicago: Aldine Press (1972) 136-179

Uniwersytet Massachusetts, Amherst: Jaszczurki przechodzą szybką ewolucję po wprowadzeniu do nowego domu. ScienceDaily 18.04.2008, stoisko: 23.07.2012 unter http://www.sciencedaily.com /release/2008/04/080417112433.htm

Van Fraassen B: Pragmatyka wyjaśnienia. Dlaczego pytania i ich odpowiedzi. W: Wyjaśnienie i zrozumienie w nauce. Fartuch, G. (Eds.) Monachium: Wydawnictwo Oldenbourg (1990) 31-90

Vogue Niemcy, wydanie czerwcowe. Monachium: Condé Nast Publisher 6 (2012) 236 s.

Wilde O: Zdjęcie Doriana Gray.Oxford: Oxford University Press (2006) 229 S.

Wittgenstein L: Studia filozoficzne. Oxford: Blackwell (1967) 232 s.

Zahavi A, Zahavi A: Zasada Ułomności: Brakujący kawałek układanki Darwina. Nowy Jork, Oxford: Oxford University Press (1997) 286 S.

Zahavi A: Mate selection- a selection for a handicap, Journal of Theoretical Biology 53 (1975) 205-214

7. Uznanie

Moje największe podziękowania kieruję do prof. D.Phila. Michael Bordt SJ za jego przyjazną i kompetentną obsługę. Realizacja tej interdyscyplinarnej pracy na Wydziale Filozoficznym była możliwa tylko dzięki jego entuzjazmowi dla tego projektu i energicznemu wsparciu.

Wielkie podziękowania kieruję również do PD Dr. Stefana Baubergera SJ, który z wielkim zaangażowaniem i energią wspierał ukończenie tej pracy i towarzyszył jej do końca.

Wielkie podziękowania należą się prof. dr Raymondowi Geussowi, który podczas mojego pobytu w Cambridge pomógł mi z nowymi pomysłami i swoją ogromną wiedzą.

Podziękowania kierujemy również do dr Jamesa Moore'a z Open University w Cambridge, który w wielu rozmowach i mailach rzucił światło na trudny temat "Charlesa Darwina i teorii ewolucji".

Pragnę wyrazić szczególne podziękowania moim wspaniałym rodzicom i bratu Johannesowi za to, że zawsze byli przy mnie i przez cały czas wspierali moją pracę radami, zachęcającymi słowami i wieloma rozmowami.

Chciałbym z głębi serca podziękować mojej kochającej rodzinie Hubert i Vincenz za ich troskliwe wsparcie i zachętę w trudnych fazach procesu rozwoju tego doktoratu.

Jeszcze raz dziękuję moim wspaniałym przyjaciołom za ich otwarte uszy i cierpliwość w realizacji projektu.

Szczególne podziękowania dla Sebastiana Mudera, Martina Paleceka i Cristiny Travanini za ich konstruktywną pomoc i zawsze pomocne wsparcie.

Kolibri 360 GmbH
Ferdinand-Jühlke-Straße 7
99095 Erfurt, Deutschland
produktsicherheit@kolibri360.de

Druck:
CPI Druckdienstleistungen GmbH
im Auftrag der
Kolibri 360 GmbH
Ferdinand-Jühlke-Str. 7
99095 Erfurt